腹部外科疾病代谢与营养支持治疗

Abdominal Surgery Disease Metabolism and

Nutritional Support Treatment

李　亮　谢肖俊　主编

SPM 南方传媒　广东科技出版社 全国优秀出版社

· 广　州 ·

图书在版编目（CIP）数据

腹部外科疾病代谢与营养支持治疗 / 李亮，谢肖俊主编. —广州：广东科技出版社，2022.9

ISBN 978-7-5359-7897-4

Ⅰ.①腹… Ⅱ.①李… ②谢… Ⅲ.①腹腔疾病—临床营养—营养支持 Ⅳ.①R656②R459.3

中国版本图书馆CIP数据核字（2022）第114340号

腹部外科疾病代谢与营养支持治疗
Fubu Waike Jibing Daixie yu Yingyang Zhichi Zhiliao

出 版 人：严奉强
责任编辑：黎青青　方　敏
封面设计：彭　力
责任校对：李云柯　于强强
责任印制：彭海波
出版发行：广东科技出版社
　　　　　（广州市环市东路水荫路 11 号　邮政编码：510075）
销售热线：020-37607413
http://www.gdstp.com.cn
E-mail：gdkjbw@nfcb.com.cn
经　　销：广东新华发行集团股份有限公司
排　　版：创溢文化
印　　刷：广州市彩源印刷有限公司
　　　　　（广州市黄埔区百合三路 8 号）
规　　格：787 mm×1 092 mm　1/16　印张 16　字数 320 千
版　　次：2022 年 9 月第 1 版
　　　　　2022 年 9 月第 1 次印刷
定　　价：98.00 元

《腹部外科疾病代谢与营养支持治疗》编委会

李亮 副主任医师

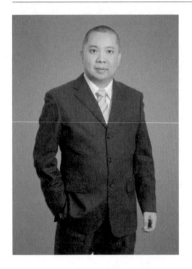

就职于中山大学附属第七医院消化医学中心。主编专著《实用腹股沟疝外科学》《实用腹股沟疝外科学（第2版）》《腹痛原理与诊断》，发表论文20余篇。学术任职：广东省医学肠外肠内学分会青年委员，深圳市医学会肠外肠内营养专业委员会委员，深圳市医师协会营养医师分会理事，深圳市医学会消化病专业委员会营养学组委员，广东省抗癌协会遗传性肿瘤专业委员会常务委员，广东省健康管理学会胃肠病专业委员会常务委员兼双镜联合学组委员，深圳市抗癌协会肿瘤营养与代谢专业委员会副主任委员，深圳市医学会胃肠外科专业委员会委员，国际内镜疝学会中国分会会员，中国医师协会外科医师分会疝和腹壁外科医师委员会青年委员，《中华疝和腹壁外科杂志（电子版）》通讯编委，世界内镜医师协会疝和腹壁外科协会理事，全国卫生生产业企业管理协会疝和腹壁外科产业及临床研究分会理事，广东省医师协会疝和腹壁外科医师分会委员兼青年医师专业组副组长，第一届粤港澳大湾区疝外科医师联盟委员，深圳市医师协会疝和腹壁外科医师分会副会长、胃食管反流病外科学组副组长，深圳市福田区人民法院医疗纠纷咨询专家委员会委员。

谢肖俊 副主任医师，特聘研究员，硕士研究生导师，博士后合作导师

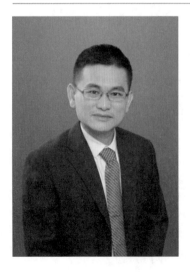

汕头大学医学院第一附属医院疝与腹壁外科主任。学术任职：《中华疝和腹壁外科杂志（电子版）》通讯编委，广东省健康管理学会外科分会常务委员，全国卫生生产业企业管理协会疝和腹壁外科产业及临床研究分会日间手术与分级诊疗学组委员，广东省医师协会疝和腹壁外科医师分会委员，广东省医师协会外科医师分会委员，广东省医师协会疝和腹壁外科医师分会青年工作组委员，广东省医师协会疝和腹壁外科医师分会胃食道反流学组委员，第一届粤港澳大湾区疝外科医师联盟委员，广东省医学教育协会普通外科学专业委员会委员，广东省基层医药学会疝和腹壁外科专业委员会常务委员会委员。

邹湘才　副主任医师，博士研究生

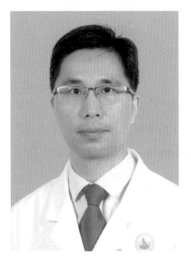

就职于广州医科大学附属第二医院胃肠外科。学术任职：广东省基层医药学会疝和腹壁外科专业委员会副主任委员，广东省医师协会疝和腹壁外科医师分会青年学组副组长，广东省医疗行业协会微创外科管理委员会常委，广州市医师协会甲状（旁）腺专业委员会常委，广东省医师协会疝和腹壁外科医师分会委员，广东省医师协会胃肠外科医师分会委员，广东省医师协会甲状腺外科医师分会委员，广东省中西医结合学会普通外科分会委员，第一届粤港澳大湾区疝外科医师联盟委员，广东省医学教育协会甲状腺专业委员会委员，广州市医学会腔镜外科分会委员，广州市医学会甲状腺疾病分会委员。

邬沁文　副主任医师，博士研究生

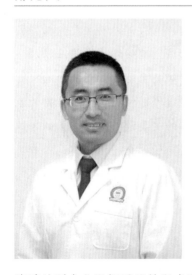

南方医科大学深圳医院普外科科室行政副主任。学术任职：深圳市医师协会疝和腹壁外科医师分会副会长兼胃食管反流病外科学组组长，中国医师协会外科医师分会疝和腹壁外科医师委员会青年委员，中国医疗保健国际交流促进会胃食管反流多学科分会青年委员，全国卫生产业企业管理协会疝和腹壁外科产业及临床研究分会理事，广东省医师协会疝和腹壁外科医师分会食管裂孔疝和胃食管反流疾病专业组秘书，广东省医师协会疝和腹壁外科医师分会青年医师专业组成员，广东省医师协会疝和腹壁外科医师分会第一届委员会青年医师专业组成员，深圳市医学会第六届外科专业委员会疝与腹壁外科专业学组委员兼学术秘书，深圳市医师协会胃肠外科医师分会常务理事，《中国内镜杂志》《中华移植杂志》《中华疝和腹壁外科杂志（电子版）》《中华胃食管反流病电子杂志》《中华肝脏外科手术学电子杂志》等多个杂志编委。

序

十余年来，经过各级学会（协会）和广大同道的共同努力，临床营养学在医疗上的应用越来越广泛，也得到了较为广泛的认可，发展形势喜人。更为可喜的是，一大批中青年临床医生对临床营养学有浓厚的兴趣，并投入精力钻研学问和开展临床实践。

迟日江山丽，春风花草香。春节刚过，在收到李亮副主任医师、谢肖俊副主任医师、邹湘才副主任医师、邰沁文副主任医师等青年临床外科专家编写的营养学专著《腹部外科疾病代谢与营养支持治疗》的书稿并通读之后，我深有感触。本书编写者以外科医生为主，从临床的角度探讨营养支持治疗的相关问题，体现了多学科结合和交叉的特点，是一本难得的营养学专著。

营养支持治疗、药物治疗和外科手术已经成为目前公认的现代医院三大治疗手段，临床营养学也是一门独立的学科，包含多个亚专科领域，内容涵盖家庭医学、专科医学等各个领域，营养支持治疗是临床营养学在外科中的具体技术手段。腹部外科主要包括胃肠外科、肝胆外科、疝和腹壁外科三个领域，有的学者也将泌尿外科纳入腹部外科领域，腹部外科与消化系统关系密切，疾病和治疗对营养代谢影响大，因此营养支持治疗在腹部外科中有更加重要的地位。营养支持治疗有时也成为某些疾病的主要治疗手段，如吻合口瘘和克罗恩病等。《腹部外科疾病代谢与营养支持治疗》这本专著从疾病的代谢角度，基于临床思维，结合营养学的知识，较为系统地介绍了腹部外科营养支持与治疗的知识。

登山凿石方逢玉，入水披沙始见金。临床营养学本质上也是临床医学的一部分，必须与临床各专科紧密结合。临床医生只有参与临床的诊治，才能得到更深入的发展。本人曾经从事内分泌科的临床工作，对这一点也深有体会。虽然国内不乏顶尖的临床营养专家，但目前临床营养的发展状况是：临床医生缺乏营养学的知识，营养医师缺乏临床的训练，两者合作的基础相对不足，因此合作和学科交叉显得非常重要。本书以疾病的代谢特点为理论，并将其作为临床处置的基础，用临床思维制订营养处方以实施治疗，这种思维也值得营养医师借鉴。

总体而言，本书特色鲜明，是一本专业性和学科交叉性较强的专著，对腹部外科临床实践有较好的指导意义。因此，我乐于向广大同道推荐，也期待更多的、不同专业领域的临床同道参与临床营养学的学术推广和临床交流。

中国医师协会营养医师专业委员会第二、第三届副主任委员
国家卫健委国家临床营养质量控制中心委员
中国肿瘤防治联盟肿瘤代谢与营养专业委员会主任委员
中华医学会肠外肠内营养分会体重管理协作组组长
广东省医学会肠外肠内营养分会副主任委员
第三届"国之名医–卓越建树"获得者
广东省医学领军人才
南方医科大学深圳医院营养科主任
朱翠凤

营养支持治疗、药物治疗、外科手术已经被公认为现代医院的三大治疗手段，但地区间、医院间，甚至同一医院不同专业之间，对营养支持治疗的意义和理论认知都存在很大差异，这与营养支持治疗在现代医学中的地位格格不入。营养支持治疗不仅可以提高治疗效果，还可以节约整体医疗资源的投入，国家的卫生政策也大力扶持营养支持治疗。在这种背景下，编写相关的专著、交流和推广营养支持治疗的相关知识很有必要。

在临床医学的各个专业中，腹部外科、重症医学和儿科等专业的医生可能是最熟悉营养学的非营养专业医生，但国内的营养学专业教育不足。腹部外科主要涉及消化系统，相对而言，腹部外科专业人员比其他专业人员更熟悉消化与吸收等相关营养问题，且腹部外科手术对消化与吸收影响大，因此腹部外科医生对营养学相关知识也相对熟悉。但实际上腹部外科医生的知识和实际能力差异很大，部分腹部外科医生的营养学知识也是碎片化的，需要进行规范和统一认识。虽然目前市面上营养学的专著不少，但多数是从专业的营养学角度编写，没有从临床实践的角度出发，不适合临床医生特别是外科医生阅读，所以急需更适合他们专业特点的营养学读物。

受过正规教育的临床医生，具有完整的医学知识框架，对于非本专业知识的理解不存在能力上的差距，作为外科医生，掌握外科营养的评估与治疗手段是学习目标，笔者认为，只需要对与营养支持治疗有关的专业问题进行介绍，引导临床医生用营养支持治疗的思维去分析临床问题，即可达到基本目标。当然，要想对临床营养学进行深入而体系化的学习，仍需要系统地学习和研究临床营养学的基础知识。本书的大部分编者都是沿着这样的路线学习并掌握临床营养学知识的，根据笔者自身在营养支持治疗上学习的体会，笔者认为需要从临床实践的角度去推动营养支持治疗的进一步发展，才能收到较好的效果，为此，笔者组织了本书的编写。

临床营养学在医疗上不仅具有补充营养底物的支持作用，还有干预代谢的治疗作用。在临床上，单纯补充营养物质的营养思维并不能让临床医生了解营养支持治疗的优势，需要从疾病代谢的角度，让临床医生理解营养支持治疗是代谢干预的一个环节，且与药物干预某些治疗靶点的治疗原理一样，才能让临床医生明白营养支持治疗的意义。

本书首先以国内规范的临床营养学名词的介绍为切入点，引导读者进入临床营养学的思维模式；然后从临床实践的角度，介绍营养筛查与评估、营养评定和营养干预的方法，重点介绍临床上如何评估患者手术的储备能力及储备能力的本质、营养处方的制订；最后介绍各种腹部外科疾病的代谢问题和营养支持治疗的要点。如何维持机体的水电解质平衡是腹部外科重要的课题之一，也与营养支持治疗有密切的关系，尤其是肠外营养支持，因此本书也对其进行了较为详细的论述。本书的编写目的是将与腹部外科有关的营养问题完整地呈现出来，但本书并未对腹部外科涉及的所有病种的营养问题做完整的介绍，而是以腹部外科的代谢改变为基础，探讨营养支持治疗的原理及方法，内容基本涵盖腹部外科领域的主要营养代谢问题。同时，为节约篇幅，对已经公认并广泛使用的临床数据和知识点，本书不再列出参考文献。

参与本书编写的编者以中青年骨干临床医生为主，他们在临床实践中对营养支持治疗有实际体会，编者们从临床医学的角度，结合营养学的知识，以临床思维为指导，结合自己的实践体会，以便编写的各个章节更加适合临床医生阅读和借鉴。营养支持治疗是一个多学科交叉的领域，临床医生编写营养学专著，既有优势，也存在不足。优势是更有临床实践意义，不足之处是缺乏系统、深入的营养学基础知识，因此难免在营养学名词使用等方面存在不完美的地方，恳请广大读者在阅读时指出不足之处并不吝赐教，以便我们进步。

本书的编写得到了著名营养学家、第三届国之名医、南方医科大学深圳医院营养科朱翠凤主任和著名胃肠外科专家、广州医科大学附属第二医院胃肠外科洪楚原主任等专家的大力支持，他们帮助解决了很多疑难问题，在此对他们认真细致的指导表示感谢！参与本书编写的临床医生、护理人员都是工作在临床一线的人员，他们在应付日常大量的临床工作之余，利用宝贵的休息时间编写书稿，付出了辛勤的努力，在此对他们的辛苦付出表示感谢！

李亮

目录

CONTENTS

第一部分

基础篇

第一章 临床营养学相关概念、营养筛查 与评估

营养支持治疗、药物治疗与外科手术已经成为现代医院的三大治疗手段，营养支持治疗的作用和地位越来越重要，尽管临床医生对药物治疗和外科手术很熟悉，但由于临床医生培养途径的问题，临床医生对临床营养学的知识不一定熟悉，作为临床医生，熟悉与了解营养学的相关概念，有利于理解临床营养学的本质问题及深化学术交流。

第一节 临床营养学相关概念

临床医生一般具有丰富的疾病相关知识，包括解剖、生理、病理生理、治疗等，有些与营养学相关的治疗措施也会在各种疾病的治疗中实施，因此临床医生对营养学方面知识的理解不存在困难，但是对营养学相关概念的不了解，导致临床医生在对问题的表述和理解上存在差异，对理解营养的本质存在偏差，也造成不同学科交流的紊乱，因此有必要对与营养学相关的概念进行梳理。本节将从临床营养学的重要概念入手，梳理其相关概念问题，但不进行深入探讨。本节的相关概念知识点主要来自全国科学技术名词审定委员会公布的《肠外肠内营养学名词》[1]。

一、营养与临床营养学

在非专业人士的概念里，"营养"是"吃什么有营养"的模糊概念，因此患者经常向医生询问的问题是："出院后应该吃什么？"而部分临床医生的理解是："补充什么营养物质有利于伤口的愈合？"这些理解都是不全面的。营养是指人体消化、吸收、利用食物或营养物质的过程，是人类从外界获取食物满足自身生理需要的过程，包括摄取、消化、吸收和体内利用等。营养学（nutrition，nutriology）是研究人体代谢与营养素之间的关系，以及营养成分在人体内分

布、运输、消化吸收代谢等方面的学科。在疾病状态下，营养的生理过程或病理生理过程出现偏差，可以用营养支持治疗的手段进行干预。临床营养学（clinical nutrition）是指根据营养学原理，研究通过肠外与肠内途径，为患者提供适当的、比较全面的营养素，为维持患者生命、治疗或缓解某些疾病，为其他治疗措施提供条件以改善临床效果，加快有适应证患者康复速度，改善临床结局，使患者受益的学科。因此在疾病的治疗过程中，临床医生需要根据疾病的病理生理不同，确定代谢特点和营养治疗目标，并进行干预。

二、不同的营养状态

临床上需要对营养障碍的程度进行分类，以指导营养支持治疗等综合措施的制订。营养不良（malnutrition）又称营养不足（undernutrition），指由于摄入不足或利用障碍引起能量或营养素缺乏的状态。通常的营养不良通过营养支持治疗很容易纠正或逆转，但当患者处于营养不良终末状态时，一般的营养支持治疗措施难以逆转营养不良的恶化，或者只能延缓或在一定程度上逆转营养不良的恶化，这种营养不良状态称为恶病质（cachexia）。恶病质又称恶液质，指由饥饿或疾病造成人体耗竭的状态。其病理生理特征是摄入食物减少、营养代谢异常和肌肉萎缩。

（一）营养不良的类型

根据病因不同，临床上通常将营养不良分为3类。

1. 能量缺乏型营养不良（energy malnutrition）

因热量摄入不足，脂肪、肌肉严重消耗，血浆白蛋白显著降低，但免疫力、伤口愈合能力及短期应激能力尚完好。

2. 蛋白质缺乏型营养不良（protein malnutrition）

因蛋白质摄入不足，脂肪储备和肌肉块在正常范围内，内脏蛋白和淋巴细胞计数显著下降，表现为机体免疫力受损、伤口愈合延迟、外周组织水肿和腹水。

3. 蛋白质–能量营养不良（protein–energy malnutrition）

因蛋白质、糖类、脂肪等营养缺乏或摄入不足、丢失过多、利用障碍等呈现出营养不良状态。常见于晚期肿瘤患者、消化道瘘患者、消化道梗阻患者、老年患者等。

在临床上，营养不良的发生通常是营养摄入不足、营养不均衡和疾病的影响等因素综合的结果，以蛋白质–能量营养不良为主。

（二）恶病质

恶病质是营养不良的终末状态，在病理生理上主要体现为肌少症，在临床症状上表现为衰弱。

1. 肌少症（sarcopenia）

肌少症是指由于进行性、广泛性骨骼肌量减少，肌力下降伴有人体功能下降的一类综合征。

2. 衰弱（frailty）

衰弱通常是指由于多系统累积损伤，储备能力显著下降，人体应激易感性增强、抗应激能力减退的一种非特异性状态。包括不明原因的体重下降、出现疲惫感、行走速度下降、躯体活动能力降低等。

临床上治疗恶病质的营养干预措施主要针对肌少症的病理生理，包括营养支持治疗和阻抗运动等综合措施。而衰弱还包括心理和社会问题，需要采取针对性的措施。

三、营养支持治疗的临床操作

在制订营养支持治疗措施前，需要对患者进行筛查和评定，筛查的目的是甄别出需要进行营养支持治疗或干预的患者，营养评定即是对患者进行全面的评估，为制订营养支持治疗措施提供依据。

1. **营养筛查**（nutritional screening）

营养筛查，即判断患者营养相关风险的过程，是营养支持的第一步。根据应用工具的不同，包括应用营养风险筛查2002（nutritional risk screening 2002，NRS 2002）工具进行的营养风险（nutritional risk）筛查和应用微型营养评定简表（MNA-SF）工具进行的营养不良风险（malnutrition risk）筛查等。需要注意的是，营养风险和营养不良风险是不同的概念，存在营养不良风险不一定会影响临床结局。

营养风险：指与营养有关的因素对患者临床结局（如感染相关并发症、理想和实际住院日、质量调整生命年、生存期等）产生不利影响的风险，不是指发生营养不良的风险。

营养不良风险：指发生营养不良的风险，不涉及临床结局。

NRS 2002是目前唯一有循证医学依据的营养风险筛查工具，与临床结局具有良好的相关性，是一个针对护理工作而开放的工具，也是临床上常用的工具，一般在患者入院时由护理人员对其进行筛查，医生或营养师将对存在营养风险的患者做进一步的评估。主观整体评估（subjective global assessment，SGA）量表虽然名为评估，也能筛查出有营养问题的患者，但是其筛查的目标是营养不良风险，而不是营养风险。

2. **营养评定**（nutritional assessment）

营养相关的问题可能进一步导致人体组成成分改变，使人体生理和精神功能下降，有可能导致不良的临床结局，需要对其进行全面的评估，这个过程为营养评定。营养评定又称营养不良评定（malnutritional assessment）或营养不足评定（undernutrition assessment），是指进一步了解有营养风险的患者营养状况的过程，目的在于开具营养用药处方、评定（诊断）营养不良及实施后的监测。营养评定包括脏器功能、代谢状态、水电解质平衡、酸碱平衡等，有时还需要对患者进行饮食调查。营养评估这个名词容易与营养评定混淆，在一些文献中也出现两者相互代替使用的问题，但两者的本质是有差异的。笔者认为，营养评估是利用各种方法（包括各种量表、体格检查、实验室检查和器械检查）对患者的营养问题进行测量；营养评定是根据营养评估的结果以综合分析、得出结论和制订营养支持治疗措施。

因此，本书将营养筛查与营养评估并提，统称为营养筛查与评估。

第二节 临床常用的营养筛查与评定量表

不同的国家、地区或专业组织开发制订了不同的营养筛查与评定量表，这些量表作为营养筛查与评估的工具，可以指导临床治疗、改善临床结局，对疾病的治疗有重要的意义。本书不对这些量表进行全面介绍，只对腹部外科最常用的工具进行简要介绍，本书介绍的关于筛查和评估工具的内容主要来自石汉平等主编的《营养筛查与评估》[2] 一书。

一、营养风险筛查2002（NRS 2002）

NRS 2002由丹麦、瑞士及ESPEN特别工作小组开放，是唯一具有循证医学依据的量表，在国际上被广泛采用，国内中华医学会肠外肠内营养学分会也推荐使用。NRS 2002是基于临床结局开发的，包括营养不良对临床结局风险、疾病和治疗导致营养不良而影响临床结局的风险，主要包括：①严重疾病合并营养需求增加的患者；②严重营养不良的患者；③严重疾病的病变程度虽然相对较轻，但合并较重程度的营养不良；④目前虽没有营养不良，但在疾病或疾病治疗（手术创伤、化疗等）的影响下容易出现营养不良的风险。主要考虑因素包括疾病的影响、体重的变化、摄食的变化和年龄。NRS 2002主要为护理人员对入院患者进行营养筛查而开发，分为初步筛查和最终筛查两步。

（一）初步筛查

初步筛查为NRS 2002筛查的第一步，可以根据以下4个问题进行判断性调查（表1-1）。

表1-1　初步营养风险筛查

序号	项目	是	否
1	身体质量指数（BMI）<18.5 kg/m²		
2	过去3个月内有体重下降吗		
3	过去1周内有摄食减少吗		
4	患者有严重的疾病吗		

如果以上4个问题中的任何一个回答为"是"，即进入最终筛查，如果4个问题的回答均为"否"，则无须进行最终筛查。需要注意的是，筛查的情况无法判定所患疾病和营养状况，是否进行营养干预需要根据病情和手术的影响预计综合考虑。

（二）最终筛查

最终筛查为筛查的第二步，需针对营养受损情况、疾病严重程度及年龄三部分进行评分，评分标准见表1-2。营养受损情况、疾病严重程度和年龄评分相加为最终筛查评分。总评分的判定标准：评分总分值≥3，患者存在营养风险，需要进行进一步营养评定和制订营养支持计划；评分总分值<3，患者无营养风险，需要每周进行营养风险筛查。

表1-2　最终营养风险筛查

项目	分值	标准
营养受损情况	0	BMI≥18.5 kg/m²； 近1～3个月体重无明显变化； 近1周摄食无变化
	1	3个月内体重丢失>5%； 或食物摄入比正常量降低25%～50%
	2	一般状态差； 或2个月内体重丢失>5%； 或食物摄入比正常量降低50%～75%
	3	BMI<18.5，且一般情况差； 或1个月内体重丢失>5%（或3个月内体重丢失>15%）； 或1周内食物摄入比正常量降低75%～100%
疾病严重程度	0	正常营养需要量
	1	营养需求量轻度增加： 髋关节骨折； 慢性疾病有急性并发症者，包括肝硬化、慢性阻塞性肺疾病（COPD）、血液透析、糖尿病、一般肿瘤

（续表）

项目	分值	标准
疾病严重程度	2	营养需求量中度增加： 腹部大手术，卒中，重度肺炎，血液恶性肿瘤
	3	营养需求量明显增加： 颅脑损伤，骨髓移植，急性生理与慢性健康评分（APACHE）>10分的ICU患者
年龄	1	≥70岁

说明：评分中的疾病严重程度主要根据蛋白质需求的增加等代谢改变和是否通过营养支持得到补充来划分，与应激程度有关。

1分：慢性疾病者因出现并发症而住院治疗，患者身体虚弱但不需要卧床；蛋白质需求略有增加，可通过口服等方法补充。

2分：患者需要卧床，如腹部大手术后；蛋白质需求相应增加，但大多数人可以通过人工营养得到恢复。

3分：患者在重症病房中靠机械通气支持，蛋白质需求增加且不能通过人工营养弥补，但是通过人工营养可以使蛋白质分解明显减少氮的丢失。

NRS 2002量表具有很好的临床适用性，在国内外被广泛采用，适用于18～90岁的住院患者，但对于长期卧床无法测量体重、受水肿和腹水等因素影响体重的患者，或者意识不清无法回答问题的患者，存在应用上的困难。需要注意的是，NRS 2002只是一个筛查工具，不能判断营养不良的程度和营养不良的风险。

二、主观整体评估

主观整体评估（subjective global assessment，SGA）是一个主要通过病史和体格检查对患者进行营养评估的工具，是目前通用的营养状况评估工具，适用于门诊、住院不同的疾病和不同年龄阶段的患者。SGA是根据量表进行详细的问诊和体格检查，具体内容见表1-3、表1-4和表1-5。

表1-3 SGA评估内容

项目	评估内容	评估结果
病史：		
（1）体重	您目前的体重	_____kg
	与您6个月前的体重相比有变化吗	A；B；C
	近2周体重变化了吗？不变/增加/减少	A；B；C
（2）进食	您的食欲：好/不好/正常/非常好	摄食变化
	您的进食量：不变/增加/减少	A；B；C
	这种情况持续多长时间	摄食变化的时间
	您的食物类型：没有变化/半流食/全流食/无法进食	A；B；C

（续表）

项目	评估内容	评估结果
（3）胃肠道症状	您2周以来经常出现以下问题吗？ 没有食欲：从不/很少/每天/每周1～2次，每周2～3次； 腹泻：从不/很少/每天/每周1～2次，每周2～3次； 恶心：从不/很少/每天/每周1～2次，每周2～3次； 呕吐：从不/很少/每天/每周1～2次，每周2～3次	A；B；C
（4）活动能力	您现在还能像以往那样完成以下事项吗？ 散步：没有/稍减少/明显减少/增多； 工作：没有/稍减少/明显减少/增多； 室内活动：没有/稍减少/明显减少/增多； 过去2周内有何变化：有所改善/无变化/恶化	A；B；C
（5）疾病和相关营养需求	疾病诊断； 代谢应激：无/轻微/中等/高度	A；B；C
体格检查：		
（1）皮下脂肪	下眼睑；二头肌/三头肌　良好/轻-中度/重度营养不良	A；B；C
（2）肌肉消耗	颞部；锁骨；肩；肩胛骨；骨间肌；膝盖；股四头肌；腓肠肌　良好/轻-中度/重度营养不良	A；B；C
（3）水肿	良好/轻-中度/重度营养不良	A；B；C
（4）腹水	良好/轻-中度/重度营养不良	A；B；C

表1-4　SGA病史评价标准

项目		评价标准
（1）体重改变	6个月内体重变化	A．体重减轻<5%，或体重减轻5%～10%但正在改善； B．体重持续减轻5%～10%，或由减轻10%升至减轻5%～10%； C．体重持续减轻>10%
	2周内体重变化	A．无变化，正常体重或体重减轻恢复到5%以内； B．稳定，但低于理想体重或平常体重，部分恢复但不完全； C．减轻

（续表）

项目	评价标准	
（2）进食	摄食变化	A. 好，无变化、短期变化； B. 正常下限，但在减少；差，但在增加；差，无变化（取决于初始状态）； C. 差，并在减少；差，无变化
	摄食变化的时间	A. <2周，变化少或无变化； B. >2周，轻-中度低于理想摄食量； C. >2周，不能进食，饥饿
（3）胃肠道症状	A. 少有，间断； B. 部分症状，>2周；严重、持续的症状，但在改善； C. 部分或所有症状，频繁或每天，>2周	
（4）活动能力	A. 无受损，力气/精力无变化；或轻-中度下降但在改善； B. 力气/精力中度下降但在改善；通常的活动部分减少；严重下降但在改善； C. 力气/精力严重下降，卧床	
（5）疾病和相关营养需求	A. 无应激； B. 低水平应激； C. 中-高度应激	

表1-5 SGA体格检查标准

皮下脂肪	检查要旨	良好	轻-中度	重度营养不良
下眼睑	—	轻度突出的脂肪垫	—	黑眼圈，眼窝凹陷，皮肤松弛
二头肌/三头肌	臂弯曲，不要绷起肌肉	大量脂肪组织	—	两指之间空隙很少，甚至紧贴
颞部	直接观察，让患者头转向一侧	看不到明显的凹陷	轻度凹陷	凹陷
锁骨	看锁骨是否突出	男性看不到锁骨凸出，女性可以看到锁骨但不凸出	部分凸出	凸出
肩	看肩峰是否凸出及肩部形状，手下垂	圆形	肩峰轻度凸出	肩锁关节呈方形，骨骼凸出
肩胛骨	患者双手前推，看骨是否凸出	不凸出，不凹陷	骨轻度凸出，肋、肩胛、肩、脊柱间轻度凹陷	骨凸出，肋、肩、脊柱间凹陷

（续表）

皮下脂肪	检查要旨	良好	轻-中度	重度营养不良
骨间肌	观察手背，前后活动拇指和食指	肌肉凸出，女性骨间肌骨肉可平坦	轻度	平坦和凹陷
膝盖	患者坐着，腿支撑在矮板凳上	肌肉凸出，骨不凸出	—	骨凸出
股四头肌	不如上肢敏感	圆形，无凹陷	轻度凹陷，瘦	大腿内部凹陷，明显消瘦
腓肠肌	—	肌肉发达	—	瘦，无肌肉轮廓
水肿/腹水	水肿一般查足踝部，活动受限的患者查骶部	无	轻-中度	明显

在体格检查中，脂肪、肌肉、水肿和腹水的ABC评价标准如下：	
项目	评价标准
脂肪变化	A. 大部分或所有部位无减少； B. 大部分或所有部位轻-中度减少，或部分部位中-重度减少； C. 大部分或所有部位中-重度减少
肌肉消耗	A. 大部分肌肉改变少或无改变； B. 大部分肌肉轻-中度改变，一些肌肉中-重度改变； C. 大部分肌肉重度改变
水肿	A. 正常或轻度； B. 轻-中度； C. 重度
腹水	A. 正常或轻度； B. 轻-中度； C. 重度
SGA评分等级	A. 营养良好（大部分是A，或明显改善）； B. 轻-中度营养不良； C. 重度营养不良（大部分是C，明显的身体症状）

SGA是一个定性及半定量的量表，实践表明，SGA可以很好地预测并发症的发生，对其进行更加精确的定量化改造一直是学者努力的方向之一。

三、患者主观整体评估量表

在SGA的基础上，针对肿瘤患者，开发了患者主观整体评估量表（patient-generated subjective global assessment，PG-SGA）。患者主观整体评估量表不仅仅为肿瘤患者而开发，从评估的内容看，也适合其他病种的患者，评估内容包括体重、进食情况、症状、活动和身体功能、疾病与营养需求的关系、代谢方面的需求和体格检查。前4个方面由患者本人评估（表1-6、表1-7），后3个方面由医务人员评估（表1-8至表1-14），综合评价包括定性评价及定量评价2个方面，具体评估内容见表1-15、表16。

（一）患者自评

表1-6　患者自评表

1. 体重（表1-7） 目前我的体重约为_____kg 目前我的身高约为_____cm 1个月前我的体重约为_____kg 6个月前我的体重约为_____kg 在过去2周，我的体重 减轻（1）　没变化（2）　增加（0） <div align="right">本项计分_____</div>
2. 进食情况 在过去1个月里，我的进食情况与平时情况相比： 没变化（0）　比以往多（0）　比以往少（1） 我目前进食： 正常饮食（0）　比正常情况少（1） 软饭（2） 流食（3） 只能进食营养制剂（3） 几乎吃不下什么（4） 只能通过管饲进食或静脉营养（0） <div align="right">本项计分_____</div>
3. 症状 近2周来，我出现以下症状，影响摄入足够的饮食： 吃饭没问题（0）　　　　没有食欲，不想吃（3） 恶心（1）　　　　　　　呕吐（3） 便秘（1）　　　　　　　腹泻（3） 口腔溃疡（2）　　　　　口干（1） 感觉食品没味，变味（1）　食品气味不好（1） 吞咽困难（2）　　　　　一下子就饱了（1） 疼痛_____（部位_____）（3） 其他_____（如抑郁、经济问题、牙齿问题）（1） <div align="right">本项计分_____</div>

（续表）

4. 活动和身体功能

在过去1个月里，我的活动：

正常，无限制（0）

不像往常，但是还能够起床进行轻微活动（1）

多数时候不想起床活动，但卧床或坐椅时间不超过半天（2）

几乎干不了什么，一天大多数时候都卧床或坐在椅子上（3）

几乎完全卧床，无法起床（3）

本项计分_____

表1-7　工作表1　体重

1个月内体重下降	评分	6个月内体重下降
≥10%	4	≥20%
5%～9.9%	3	10%～19.9%
3%～4.9%	2	6%～9.9%
2%～2.9%	1	2%～5.9%
0～1.9%	0	0～1.9%
2周内体重下降	1	—
总分		

操作说明：

1. 体重

工作表1（表1-7）以1个月内的体重变化情况评分，没有1个月内体重变化资料时，则以6个月内体重变化资料评分。2周内体重下降需另记1分，无下降为0分。两者相加为体重总分。

体重下降百分比是指下降体重占原体重的百分率。比如1个月前体重50 kg，目前体重46 kg，1个月内体重下降4 kg，则体重下降百分比为（50-46）÷50×100%=8%。

患者目前体重为实测体重。患者卧床不能自行测量时，可抱起患者一起测量，再测量并减去抱起人的体重。

1个月前的体重和6个月前的体重，患者可能记不清，可在目前的体重的基础上逐渐加量询问或减量询问，比如患者目前的体重为50 kg，患者1个月前的体重大约为51 kg、52 kg、53 kg、54 kg、55 kg，或49 kg、48 kg、47 kg、46 kg、45 kg，根据患者本人选择的近似值填写。

无法准确了解具体体重时，可根据体重下降"无/轻/中/重/极重"的程度自我评估得分，分别记"0/1/2/3/4分"。

2. 进食情况

本项可以多选，但计分不累加，以最高分选项为本项计分。

3. 症状

本项症状为近2周内经常出现的症状，偶尔一次出现的症状不能作为选择，本项多选，累计评分。

4. 活动和身体功能

本项为单选，以最高分选项为本项计分。

5. 本项评分（患者自评的总分）

A评分=体重评分+进食评分+症状评分+活动和身体功能评分。

（二）医务人员评估

医务人员评估有相应的表格和标准，其标准见表1-8至表1-14。

表1-8 医务人员评估表

5. 疾病与营养需求的关系（表1-9） 相关诊断（特定）_____ 原发疾病的分期 Ⅰ 、 Ⅱ 、 Ⅲ 、 Ⅳ；其他 年龄____岁 <div align="right">本项计分_____</div>
6. 代谢方面的需求（表1-10） 无应激　　低度应激　　中度应激　　高度应激 <div align="right">本项计分_____</div>
7. 体格检查（表1-11） <div align="right">本项计分_____</div>

表1-9 工作表2 疾病与营养需求的关系

疾病	评分
癌症	1
AIDS	1
呼吸或心脏病恶病质	1
存在开放性伤口或肠瘘或压疮	1
创伤	1
年龄超过65岁	1
总分	

操作说明：单项或多项选择，累计评分；表中没有列出的疾病，不予记分。

表1-10 工作表3 代谢方面的需求（应激评分）

应激	无（0分）	轻（1分）	中（2分）	重（3分）
发热	无	37.2～38.3℃	38.4～38.8℃	>38.8℃
发热持续时间	无	<72 h	72 h	>72 h
是否用激素 （泼尼松龙）	无 无	低剂量 <10 mg泼尼松龙或相当剂量的其他激素/天	中剂量 10～30 mg泼尼松龙或相当剂量的其他激素/天	大剂量 >30 mg泼尼松龙或相当剂量的其他激素/天
总分				

操作说明：发热指调查当时的体温升高，而不是看病历的体温单，如果调查时体温升高，需了解此前3天的体温及激素使用情况。如果调查时体温不高，即记录为无发热。发热持续时间为本次发热已经持续的时间。激素使用是指因发热而使用的激素，如果连续多天使用激素，取最大的一日剂量。其他原因，如结缔组织病使用激素，不做评估。本表格为累计评分。

表1-11 工作表4 体格检查

项目	正常（0分）	轻度（1分）	中度（2分）	严重（3分）
脂肪储备				
眼眶脂肪				
三头肌皮褶厚度				
下肋脂肪厚度				
总体脂肪缺乏程度				
肌肉状况				
颞部（颞肌）				
锁骨部位（胸部三角肌）				
肩部（背阔肌、斜方肌、三角肌）				
手背骨间肌				
大腿（四头肌）				
小腿（腓肠肌）				
总体肌肉消耗评分				
液体状况				
踝水肿				
骶部水肿				
腹水				
总体水肿程度评分				
本项总分				

操作说明：脂肪储备、肌肉状况和液体状况没有一个客观标准，为主观性评价，大致标准可参考表1-12、表1-13和表1-14。

表1-12 脂肪丢失情况评价

部位	检查要旨	0分	1分	2分	3分
眼眶脂肪	检查眼眶有无凹陷，眉弓是否突出	眼眶无凹陷，眉弓不突出	眼眶轻度凹陷，眉弓轻度突出	介于二者之间	眼窝凹陷明显，皮肤松弛，眉弓突出
三头肌皮褶厚度	臂弯曲，不要绷起肌肉	大量脂肪组织	感觉与正常人相差无几，略少	介于二者之间	两指间空隙很少，甚至紧贴

（续表）

部位	检查要旨	0分	1分	2分	3分
下肋脂肪厚度	先捏起自己肋缘下脂肪，再与患者比较。观察背部下肋骨轮廓	两肋间很厚，看不到肋骨	感觉与正常人相差无几，可以看到肋骨轮廓	介于二者之间	两指间空隙很少，甚至紧贴，下肋骨明显突出
脂肪丢失评分					

操作说明：如多数部位脂肪轻度减少，则脂肪丢失的最终得分为轻度，记1分。

表1-13 肌肉丢失情况评价

部位	检查要旨	0分	1分	2分	3分
颞部（颞肌）	直接观察，让患者头转向一侧	看不到明显的凹陷	轻度凹陷	凹陷	显著凹陷
锁骨部位（胸部三角肌）	看锁骨是否凸出	男性看不到锁骨凸出，女性可以看到锁骨但不凸出	部分凸出	凸出	明显凸出
肩部（三角肌）	看肩峰是否凸出及肩部形状，手下垂	圆形	肩峰轻度凸出	介于二者之间	肩锁关节呈方形，骨骼凸出
骨间肌	观察手背，拇指和食指对捏，观察虎口处是否凹陷	拇指和食指对捏时肌肉凸出，女性可平坦	平坦	平坦和凹陷	明显凹陷
肩胛骨（背阔肌、斜方肌、三角肌）	患者双手前推，看肩胛是否凸出	肩胛不凸出，肩胛内侧不凹陷	肩胛骨轻度凹陷，肋、肩胛、肩、脊柱间轻度凹陷	肩胛骨凸出，肋、肩胛、肩、脊柱间凹陷	肩胛骨明显凸出，肋、肩胛、肩、脊柱间显著凹陷
大腿（股四头肌）	不如上肢敏感	圆润，张力明显	轻度消瘦，肌力较弱	介于二者之间	大腿明显消瘦，几乎无肌张力
小腿（腓肠肌）	—	肌肉发达	消瘦，有肌肉轮廓	消瘦，肌肉轮廓模糊	消瘦，无肌肉轮廓，肌肉松垮无力
肌肉消耗评分					

操作说明：如多数部位为中度消耗，则肌肉消耗的最终得分为2分。

表1-14　水肿情况评价

部位	检查要旨	0分	1分	2分	3分
踝水肿	患者仰卧，按压5 s	无凹陷	轻微的凹陷	介于轻微凹陷与凹陷非常明显之间	凹陷非常明显，不能回弹
骶部水肿	患者仰卧，按压5 s	无凹陷	轻微的凹陷	介于轻微凹陷与凹陷非常明显二者之间	凹陷非常明显，不能回弹
腹水	检查有无移动性浊音、振水音，腹围是否增大	无移动性浊音、无振水音、腹围无增大	左右侧卧时有移动性浊音	患者平卧时有振水音	患者感到腹胀明显，腹围增大
水肿情况评分					

　　医务人员根据以上表格的标准进行评估，只要熟悉以上标准，则评估不难，受篇幅的限制，本书不进行详细的记述，可以参阅相应的操作指南或视频。在体格检查的肌肉（B）、脂肪（C）和体液（D）三项中，肌肉权重最大，对营养评估影响最大。

（三）综合评价

PG-SGA的综合评价分为两方面：定量评价和定性评价。

1. 定量评价

定量评价为4项的总分相加，即四项总分相加=A+B+C+D，其具体的意义为：

（1）PG-SGA 0～1分：不需干预，治疗期间保持常规随诊及评价。

（2）PG-SGA 2～3分：对患者和家庭进行教育，并根据患者的症状和实验室检查结果进行药物干预。

（3）PG-SGA 4～8分：由营养师进行干预，并根据症状的严重程度，与医生和护理人员联合进行营养干预。

（4）PG-SGA≥9分：急需进行症状改善和（或）营养干预。

2. 定性评价

定性评价根据表1-15的标准进行。

表1-15 工作表5 PG-SGA定性评价

分类	A. 营养良好	B. 轻度或中等营养不良	C. 重度营养不良
体重	无丢失或无水肿或近期明显改善	轻度或中等1个月内体重丢失不超过5%（或6个月内体重丢失不超过10%）或体重持续下降	1个月内体重丢失超过5%（或6个月内体重丢失超过10%）或体重持续下降
营养摄入	无缺乏或近来明显改善	摄入明显减少	摄入重度降低
营养相关症状	没有或近期明显改善	存在相关症状（表1-10）	存在明显症状（表1-10）
功能	无缺陷或近期明显改善	中度功能缺陷或近期加重	重度缺陷或显著进行性加重
体格检查	无缺陷或慢性缺陷但近期有临床改善	轻到中度的体脂/肌肉丢失	显著的营养不良指征，包括水肿
综合评价			

3. 定性评价与定量评价的关系

PG-SGA的定性评价与定量评价的关系参见表1-16。

表1-16 PG-SGA定性评价与定量评价的关系

等级	定性评价	定量评价
PG-SGA A	营养良好	0~1分
PG-SGA B	轻度或中等营养不良	2~8分
PG-SGA C	重度营养不良	≥9分

PG-SGA虽然是为肿瘤患者而开发，但可适用于多种疾病，只是PG-SGA评估项目多，操作复杂，因此一般不在门诊使用。

四、腹部外科的工具选择

营养筛查与评估是发现患者营养问题的重要手段，对预测营养风险或营养不良至关重要，以临床医生的知识和技能，掌握这些筛查工具并非难事。作为临床医生，应该熟悉这些工具。目前已经开发出各种工具，各有优缺点，临床医生可以根据专科需要选择合适的工具。正确的营养筛查可以保证营养评定和干预的正确性[3]，笔者推荐使用NRS 2002和SGA这两个被普遍接受的工具。因为NRS2002和SGA可以发现患者营养风险和营养不良这两项与营养相关的基础问题，在老年病房也被广泛应用[4]，并且腹部外科多为中老年患者。一般的操作要求为：患者入院时首先由护理人员进行NRS 2002工具筛查，要求入院48 h内完成；然后由主管医生或营养师进行SGA或PG-SGA工具筛查，根据不同的病种，可以单独应用，也可以联合应用。对于肿瘤患者，PG-SGA是理想的评估工具[5]，笔者推荐选择NRS 2002和PG-SGA这两个工具进行营养筛查和评估。

第三节　营养评定

经过营养筛查和评估，患者的营养问题可以被发现，但无法准确判断患者功能和代谢上的不足或异常，因此需要对患者进行进一步评估，评定患者的营养状况，这个步骤称为营养评定。其具体操作如下。

一、全面的病史询问和体格检查

详细询问患者的病史，特别是与营养状况相关的病史，根据SGA或PG-SGA量表中的内容询问可以避免遗漏，同时询问与疾病相关的问题。对患者进行体格检查，除了疾病的要求外，还应该针对营养评定的需要进行人体测量，如上臂围、小腿围、肱三头肌皮褶厚度、手握力等。计算相关的营养指标，如体重指数（BMI）等。抑郁症[6]等心理异常也可能导致营养不良，因此也需要注意患者的心理状态。

二、实验室检查

腹部外科疾病的入院常规检查包括血常规、尿常规、便常规、肝功能、肾功能、电解质、凝血情况、传染病指标、血型等。但这些指标对评定患者的营养状况尚不全面，为全面评定患者的营养状况，需要增加以下实验室检查，包括血脂谱、前白蛋白、转铁蛋白、视黄醇结合蛋白、C反应蛋白等。必要时，还需要进行微量元素、维生素、免疫功能等检查。

三、影像学检查

腹部外科疾病在大多数情况下需要进行腹部、盆部或胸部CT检查。CT也可以对肌少症进行评估，一般是利用CT测量第三腰椎水平位置腰大肌的厚度，但是目前缺乏通用的标准。

四、人体成分分析与间接热量测量

人体成分分析利用电阻抗的原理，可以获取人体组成成分等信息，包括脂肪量、体脂率、非脂肪量、肌肉量、推定骨量、蛋白质量、水分量、水分率、细胞外液量、细胞内液量、基础代谢率等。间接热量测量仪可以测定患者的静息能量需求，为营养支持提供精确的数据。具体内容参阅本书第二章。

营养筛查与评估、营养评定、营养干预是临床营养支持治疗的三个主要步骤，单纯根据患者的体型和体重指数并不能准确反映患者的营养状态，规范的营养支持治疗需要通过营养筛查与评估进行全面的营养评定，以提供客观的依据，判定患者的营养状态，制订精准的处方，并根据这些工具和方法进行动态评估，评定阶段性营养支持的结果并做动态调整。

参考文献

［1］医学名词审定委员会. 肠外肠内营养学名词［M］. 北京：科学出版社，2019：1-11.

［2］石汉平，李薇，齐玉梅，等. 营养筛查与评估［M］. 北京：人民卫生出版社，2014：19-26，54-79.

［3］许静涌，蒋朱明. 2015年ESPEN营养不良（不足）诊断共识、营养风险及误区［J］. 中华临床营养杂志，2016，24（5）：261-265.

［4］KROC L, FIFE E, PIECHOCKA-WOCHNIAK E, et al. Comparison of Nutrition Risk Screening 2002 and Subjective Global Assessment Form as short nutrition assessment tools in older hospitalized adults［J］. Nutrients, 2021, 13（1）：225.

［5］RUAN X, NAKYEYUNE R, SHAO Y, et al. Nutritional screening tools for adult cancer patients：a hierarchical Bayesian latent-class meta-analysis［J］. Clin Nutr, 2020, S0261-5614（20）：30505-30507.

［6］CELIK Z M, ISLAMOGLU A H, SABUNCULAR G, et al. Evaluation of malnutrition risk of inpatients in a research and training hospital：a cross-sectional study［J］. Clin Nutr ESPEN, 2020, 41：261-267.

（李亮 邹湘才 谢肖俊 刘秋月）

第二章　骨骼肌的营养评估
与营养支持治疗意义

　　骨骼肌（skeletal muscle）作为人体运动系统的一部分，长期以来被认为是单纯的效应器官，接受神经和内分泌的控制，从而对运动做出反应。由于运动需要消耗大量的能量和氧，骨骼肌与全身各脏器和组织必然需要密切地互动，才能发挥正常的生理功能。骨骼肌可以合成和分泌多种细胞因子，调节能量代谢和其他脏器的功能，因此也是重要的内分泌器官。骨骼肌可以通过自分泌或旁分泌的方式，促进肌肉的合成代谢，也可以通过向血液释放各种内分泌物质，对全身的代谢产生影响，尤其是蛋白质代谢。骨骼肌的运动和内分泌对人体重塑物质代谢有重要的作用，骨骼肌也是机体的蛋白质储存库，因此骨骼肌的营养评估具有重要的意义。

一、骨骼肌的内分泌

　　骨骼肌对全身物质代谢的调控作用通过各种内分泌途径实现，骨骼肌分泌的多种细胞因子，统称为肌细胞因子（myokines）。肌细胞因子是运动时由骨骼肌产生并分泌的一系列细胞因子，其联系全身脏器和肌肉，对肌肉自身能起到调节作用，对脂肪、糖、骨骼、免疫系统和内皮细胞也能起到调节作用[1]。此外，骨骼肌也可以作为老年性虚弱的标志物[2]。

（一）肌细胞因子对蛋白质、葡萄糖及脂肪代谢起到调节作用

1. 白细胞介素-6（IL-6）

　　IL-6是第一个在血液中被发现的肌肉分泌蛋白[3]，关于IL-6的文献记载较多，骨骼肌在安静时即可分泌IL-6，运动时分泌大量增加，激活肝细胞内腺苷酸活化蛋白激酶（Adonosine 5-AMP-activated protein kinase，AMPK），调节肝糖代谢，增加肝糖输出，以满足运动时肌肉对能量的需求，也可促进骨骼肌对葡萄糖的摄取。IL-6还具有强大的促进脂肪分解的作用。肌源性IL-6以骨钙素依赖的形式[4]，促进肌肉对营养物质的摄取和肌肉内的分解代谢，形成肌肉和骨骼的内分泌轴。

2. 白细胞介素-15（IL-15）

IL-15可促进骨骼肌对葡萄糖的摄取和氧化代谢，并提高骨骼肌细胞葡萄糖转运子4（glucose transporter 4，GLUT4）表达，对于防治胰岛素抵抗和糖尿病具有积极意义；IL-15还可以抑制脂肪的合成，促进脂肪的分解，促进脂肪酸进入线粒体内进行氧化分解。IL-6、IL-15等肌肉源性的白介素家族种类丰富，但具体分泌和作用途径还有待更多的研究证实。

3. 胰岛素样生长因子-1（IGF-1）

IGF-1是一种生长因子，主要由肝脏合成和分泌，能有效地刺激肌肉体积的增大，这种细胞因子在肌肉内也可以合成和分泌，与老年人的肌肉质量、功能和骨代谢有密切的关系[5]。

4. 瘦素（leptin）、肌联素（myonectin，CTRP15）和脂联素（adiponectin）

瘦素能增加骨骼肌细胞对葡萄糖的摄取、提高脂肪酸氧化率。脂联素是由脂肪组织分泌的小分子蛋白质，参与糖脂代谢调节，具有抗动脉粥样硬化及抗糖尿病等效应。瘦素与肌联素和肌少症相关[6]，骨骼肌也可分泌脂联素，尽管骨骼肌源性的脂联素对骨骼肌代谢的调节情况尚不清楚，但可增大骨骼肌纤维的体积[6]，然而现在的研究结果之间相互矛盾，对其具体的分子机制也不清楚。

5. 肌肉素（musclin）和肌肉生长抑制素（myostatin，MSTN）

运动可以诱导骨骼肌分泌肌肉素，可以减缓肌少症[7]，可能参与了骨骼肌的糖代谢调节。骨骼肌在胚胎期的整个发育过程中均有MSTN的表达，对于成年动物，几乎其所有骨骼肌都表达MSTN，对骨骼肌的生长起负调节的作用，在脊髓损伤、老年性改变、慢性阻塞性肺疾病（COPD）和癌症中表达增加[8]。

6. 艾帕素（apelin）

艾帕素通过增加靶组织（如骨骼肌）对葡萄糖的摄取和利用来降低血糖浓度，改善胰岛素抵抗，艾帕素还可调节脂肪代谢。运动可增加艾帕素的分泌[9]，但是其具体的分子机制仍然不清楚。艾帕素能够调节骨骼肌中线粒体的数量和功能，在动物实验中可逆转肌少症[10]，在骨骼肌的代谢中发挥重要的作用。艾帕素还有多种生理作用，如降低血压、调节心脏和血管的收缩、促进胰岛素分泌、促进垂体激素的释放、平衡体液等。

7. 鸢尾素（irisin）

鸢尾素是Ⅲ型纤连蛋白组件经蛋白水解酶水解后形成的可分泌多肽片段，多见于心肌和骨骼肌的分泌。鸢尾素具有强大的促进白色脂肪"褐色化"（browning）的功能，近来研究表明，鸢尾素对多个组织和器官有着多种多样的调节作用。

（二）骨骼肌与其他脏器和组织之间也有密切的内分泌互动

肌细胞因子可对骨骼的代谢产生影响，有可能成为骨质疏松潜在的治疗靶点[11]。骨骼的分泌也对肌肉产生影响，骨骼分泌骨调节蛋白（osteocalcin）可以增加骨骼肌对葡萄糖的摄取，增强对胰岛素的敏感性，使骨骼肌纤维变粗[12]。骨骼肌与脂肪组织、肝脏等组织和脏器之间，也以内分泌的形式进行互动，共同调节机体的代谢，其中骨骼肌与肝脏的内分泌互动是机体重要的蛋白质代谢机制之一。

骨骼肌分泌的细胞因子通过自分泌、旁分泌的形式作用于肌肉，调节骨骼肌的代谢和功能，促进骨骼肌的生长。骨骼肌通过内分泌的形式调节远隔组织器官的功能，参与糖和脂肪的代谢，这些被骨骼肌分泌调节的组织和脏器也存在内分泌的作用，其分泌的细胞因子可以调节骨骼肌的生长和功能。因此，可以说骨骼肌参与了机体糖、蛋白质和脂肪的代谢，对维持机体的营养状态发挥重要的作用。

二、骨骼肌内分泌的营养意义

毫无疑问，骨骼肌的内分泌首先是满足自身生理的需要，以维持骨骼肌的营养和运动功能，同时骨骼肌的运动需要大量的能量供应和机体各脏器功能的协调配合，因此骨骼肌必定需要与这些脏器互动和交流，在增强肌肉功能的同时，也增强了机体各脏器的功能，从而起到整合机体功能和营养的作用。

（一）骨骼肌内分泌对蛋白质代谢的影响

骨骼肌功能的维持有赖于肌肉蛋白的合成，骨骼肌的运动可以产生有利于合成代谢的细胞因子，促进骨骼肌蛋白质的合成，同时促进骨骼肌以外组织和脏器的合成代谢，从而增强机体功能，在疾病状态下具有促进创面愈合、恢复机体的功能。在胃肠道手术的吻合口瘘治疗中的成功经验——营养支持和康复运动，正是利用骨骼肌运动促进合成代谢的作用。

（二）骨骼肌内分泌对糖代谢的影响

骨骼肌对糖的摄取受胰岛素等的调节，也受骨骼肌的自分泌或旁分泌的影响，其共同调节自身的糖代谢。骨骼肌的运动可以促进肝脏输出葡萄糖，有助于肝糖释放，以保证肌肉的能量需求。运动时，通过激活磷酸腺苷活化蛋白激酶，使骨骼肌细胞膜上的GTP酶激活蛋白（TBC1D1和TBC1D4）磷酸化，促使骨骼肌细胞GLUT4的囊泡从胞浆转向细胞膜[13]，从而促进肌肉对葡萄糖的摄取，改善机体对胰岛素的抵抗。

（三）骨骼肌内分泌对脂肪代谢的影响

骨骼肌内分泌可以促进脂肪的分解，使游离脂肪酸增加，促进脂肪的代谢，减少内脏脂肪，从而减少代谢性疾病的发生。

骨骼肌的内分泌，尤其是运动时的内分泌和旁分泌，在促进自身肌肉生长、运动和代谢的同时，也对机体整体的代谢起到整合和带动作用，骨骼肌内分泌分子机制的关键环节也成为营养支持治疗有希望的靶点，相关课题有待进一步的研究。

三、骨骼肌的营养评估方法

骨骼肌的运动与机体的营养代谢有直接的关系，测量骨骼肌含量是较为准确的营养评估手段之一。骨骼肌含量也是疾病预后的指标之一，骨骼肌间的空隙和脂肪填充的程度也可能影响疾病的预后[14]，可见骨骼肌的准确评估有重要的意义。对骨骼肌进行测量有多种方法，但目前各种检测方法都缺乏公认的正常参考值，因此需要根据临床的具体病情进行综合评估。

（一）人体的（物理）测量

利用工具直接对人体进行测量，这些方法均见于营养筛查与评估的相关测量。这些测量指标包括身高、体重、三头肌皮褶厚度、上臂肌肉周径等。以上测量数据在本质上属于体积测量，从测量得到的数据估算人体的肌肉含量，但是缺乏准确性，仅可作为初步的评估。用握力计进行握力检测，握力可作为肌肉力量的指标，也是检查肌肉质量的指标之一，属于功能性测量。根据握力诊断肌少症在欧洲及亚洲有不同标准，2019年欧洲肌少症共识修订版推荐诊断标准[15]：握力（男性）<27 kg，握力（女性）<16 kg，诊断握力下降。亚洲肌少症共识的推荐标准[16]：握力（男性）<26 kg，握力（女性）<18 kg，诊断握力下降。握力下降可作为肌少症的诊断指标之一。

（二）尿肌酐-肌肉体积测量法

肌酸包括游离肌酸和磷酸肌酸两种形式，基本只存在于肌肉组织中，主要为肌肉细胞供能。肌酐是肌酸在肌肉细胞中代谢的产物，并且不能被人体利用，一般经尿液排出。当肌肉含量稳定时，肌酐的排出量也稳定，当肌肉减少时，肌酐的排出量降低，因此利用肌酸代谢可以测定肌肉含量，也可以动态监测肌肉含量的变化，由于骨骼肌与骨骼存在密切的代谢关系，肌酐与骨密度也密切相关[17]。测量的方法是收集一段固定时间的尿液并测量肌酐的含量，根据每20 g肌肉代谢后可产生1 mg肌酐的换算关系[18]，可以推算骨骼肌的含量。尿肌酐易受食物摄入等外源性因素的影响，也受肾功能的影响，因此只适用于无肌酐饮食和肾功能正常的患者。此外还容易受体育锻炼、月经周期、发热、创伤等因素的影响，难以精确计算人体的肌肉含量，准确度并不理想。尿肌酐-肌肉体积测量法在临床应用少，但对于不适合做影像学检查及行动不便者（例如长期卧床的患者），也不失为可以采用的手段之一。

（三）人体成分分析法

人体成分分析法利用人体不同组织的电阻特性，通过构建数学模型对阻抗的数据进行分析，得出人体水分、蛋白质、脂肪、肌肉量等的含量，主要是得出含脂肪的体重与非脂体重，在体重管理上应用广泛。人体的蛋白质主要分布在骨骼肌、内脏和皮肤，因此蛋白质含量在一定程度上代表骨骼肌的含量。根据测量的机体蛋白质含量和骨骼肌含量的变化，可以推断出整体的蛋白质消耗和骨骼肌的蛋白质消耗，从而评估应激代谢的程度。人体成分分析仪包括固定的仪器和可携带的仪器。可携带的仪器使用方便，但其准确性受多种因素的影响，包括不同的仪器生产厂家、人种、性别、年龄、测量时的人体状态和当时的环境等因素。由于其携带方便，可在床边进行，无须专业人员操作，安全，无创，价格合适，可重复测量，方便对不同阶段的数据进行对比，因此目前逐渐在临床上应用推广。

（四）影像学检查

目前，影像学检查的常用手段都可以用于肌肉的测量和评估，常用的X线、CT、MR和超声都可以用于机体肌肉含量的检查，各种检查手段各有特点。

1. 双能X射线吸收法（dual-energy X-ray absorptiometry，DEXA）

由于各种组织存在密度差异，X线穿透各种组织后衰减的程度不同，也即衰减率不同，肌肉、脂肪和骨骼都有各自相对固定的衰减率，利用这个原理，可以对人体不同的组织作出初步的相对定量测量。如果将人体分为肌肉和非肌肉组织两种成分，构建一个二室模型，利用这个衰减率即可计算出人体的肌肉含量。双能X射线吸收法可以全身为测量对象，也可对诸如上肢、下肢、躯干等特定的部位进行测量，但无法对特定的肌群进行测量。将双能X射线吸收法测得的四肢骨骼肌（appendicular skeletal muscle，ASM）质量除以身高的平方（单位：m^2），可以得出相对骨骼肌质量指数（relative skeletal muscle index，RSMI）[19]，即RSMI=ASM（kg）/身高的平方（m^2），其意义类似于体质指数，是目前反映骨骼肌量的一个指标。以骨骼肌的量除以体重，即为骨骼肌质量百分比指数（percentage skeletal muscle index，SMI%）。Meng等[20]以北京地区的人群为研究对象，表明肌少症SMI%和RSMI的诊断截点分别为<28%和<6.85 kg/m^2。双能X射线吸收法具有快速、准确、操作简单、辐射量小的特点，并且具备可量化研究的特点，周雨菁和刘兴党[21]认为其可以作为研究和临床估测肌肉质量的首

选方法。

2. 超声检查

超声检查可以对特定的肌肉或肌群进行测量，得出其长度和厚度，并用计算公式计算肌肉的体积。超声检查重复性好、无辐射、仪器便携，但对操作者要求高，易受操作者的影响，不同的操作者测量数据存在差异，因此其准确性仍然不理想。由于不同体型的人的肌肉形态存在差异，利用超声测量的肌肉横断面厚度与肌肉体积相关性也较差。因此，目前一般不将超声检查作为肌肉评估的常规手段。

3. 磁共振（MR）

MR与CT检查的原理不同，但是都可以得出人体肌肉的横断面厚度和各种平面的图像，利用软件可以实现三维重建，并精确计算出人体的肌肉体积和含量。MR检查可以直接画出感兴趣的区域，对软组织而言，MR比CT能提供更多的解剖细节，是目前肌肉测量的金标准，腰大肌的体积测量是目前最常用的指标之一[22]。MR测量的优点是无辐射，缺点是耗时长，且对被测量者的姿势要求高。骨骼肌中的脂肪含量也是预测肌肉功能和代谢的较好指标，与胰岛素的抵抗有关，也可以在MR中较好地显示和量化出来[23]，因此MR技术可以在研究人体蛋白质和脂肪含量方面提供准确的数据，是营养学研究很有前景的应用之一。

4. 计算机断层扫描（CT）

CT检查可以测量肌肉的厚度和密度，并可通过软件进行三维重建，计算出肌肉的体积，是一种准确性很高的检查手段。CT测量对骨骼肌的评估与MR检查具有相同的特点，但由于辐射等，一般不作为常规的手段，也不适用于儿童、孕妇等特殊人群的检查。在目前腹部肿瘤的诊治中，胸部和腹部CT检查是常规的肿瘤评估手段，利用这些检查数据对腰大肌的体积进行计算，无须再做额外的CT检查，可作为较理想的骨骼肌评估手段。

以上各种检查适合不同目的的、基于肌肉测量的营养评估手段，可以根据具体的目的和实际条件选用，其中精确而实用的测量手段目前只有CT和MR检查，但是对设备要求高、成本高。双能X射线吸收法也是较为准确的测量手段，并且成本较低，也是较有前景的检查手段之一，目前在大规模的普查和肥胖管理中应用较多。人体成分分析法具有成本不高及方便、实用等特点，并且对临床也有足够的指导意义，虽然无法准确评估肌肉的含量，但目前在临床上应用较为广泛。尿肌酐-肌肉体积测量法适用于无法进行影响学检查的长期卧床者，也可用于恶病质的评估。超声检查虽然不精确，但是对于卧床患者，利用超声检查进行肌肉评估也不失为一个较好的手段。

四、骨骼肌与疾病

骨骼肌自身可以成为病变的器官，且与营养状态有密切的关系，对营养的影响是全身性的，骨骼肌的状态对全身的状态产生影响，与身体机能和生理有密切的关系。骨骼肌的损失可能导致身体机能的降低，或导致疾病的发生[24]，特别是与营养密切相关的代谢性疾病。

（一）肌少症与恶病质

肌少症是进行性、广泛性的骨骼肌质量及力量的下降，由此导致身体残疾、生活质量下降甚至死亡等不良后果的综合征。肌少症是癌症晚期恶病质的后果之一，也是恶性肿瘤的预后指标之一[25]，此外，机体老化或营养不良也是患肌少症的原因之一，健康人群一般从30岁开始肌量会逐年丢失1%～2%，到80岁肌量已经流失约30%[26]。在老化过程中，肌肉减少明显，基础代谢率降低，基础代谢率的降低基本可归因于肌少症[27]。恶病质是由原发疾病引起的，表现为明显的肌肉减少，伴或不伴脂肪减少的代谢综合征，恶性肿瘤及其他疾病都可以引起恶病质，各种原因引起的恶病质都可以引发肌少症。老年性肌少症主要是Ⅰ型和Ⅱ型肌肉纤维数量的减少、肌肉细胞体积的减小，其中以Ⅱ型肌肉纤维数量减少最明显，肌肉的糖酵解能力无明显下降，而氧化酶活性和肌肉血管化程度降低，因此肌少症也是老年性虚弱的主要原因之一。恶病质引起的肌少症主要是肌球蛋白，尤其是肌球蛋白的重链降解加速，其次是蛋白质的合成减少。恶性肿瘤是一种系统性的炎症，恶性肿瘤引起的肌少症与其他类型的肌少症的主要区别在于是否以炎症为主要的病因。因此恶病质引起的肌少症以蛋白质分解为主，而其他原因引起的肌少症（包括老年性、肌肉的失用性萎缩和营养不良等引起的肌少症）以肌球蛋白的合成减缓为主。肌少症引起的虚弱无力和各种改变，对疾病预后和生活质量产生较大的影响，需要尽早进行干预。

（二）骨骼肌消耗与应激

陶应伟与李茂[28]研究发现，在小细胞肺癌的病例中，手术后肌肉的损失是影响患者术后生存时间的危险因素。外伤或应激引起的骨骼肌消耗，可导致负氮平衡，长期的负氮平衡可导致组织器官功能受到严重损害[29]，影响疾病的预后。手术或外伤引起的蛋白质消耗以骨骼肌的分解为主要方式，脓毒血症也表现为骨骼肌的分解和消耗，对于有营养风险或营养不良的患者，尤其是蛋白质营养不良的患者，手术前需进行营养支持，增加蛋白质储备，主要目的是增加骨骼肌和内脏蛋白的储备，以应对手术或外伤引起的消耗。

（三）骨质疏松症

骨骼肌与骨骼是运动系统的重要组成部分，位置毗邻，功能也相辅相成，具有共同的机械因素、遗传因素与内分泌因素。骨骼肌的质量下降，骨质含量也同步下降，两者呈现密切的相关性，因此两者在功能和代谢上也有密切的关系，可以作为一个共同的单位，称为"骨骼肌肉单位"。其能增加肌肉容量，并维持肌肉健康，可以减少骨质丢失，增加骨的强度，有利于减少代谢综合征的发生和减少心血管方面的疾病。

五、骨骼肌内分泌在营养支持治疗中的应用

骨骼肌是机体重要的运动器官，骨骼肌的运动可以产生全身性的物质重建，也可以对机体的代谢产生调节作用，对于调动骨骼肌的代谢调节作用，单纯营养支持难以奏效，且目前也缺乏对骨骼肌内分泌重要靶点的干预措施，因此，运动是强健骨骼肌的重要措施[30]，包括有氧运动和阻抗运动。

（一）运动与骨骼肌营养

运动有利于增强骨骼肌的营养和骨骼肌对全身代谢的重构作用，单次运动时间大于3 h[31]，有利于促进肌肉的生成，提高胰岛素敏感性，加速脂肪组织分解并减少内脏脂肪；大于8周[32]有规律的运动训练有助于降低脂肪组织促炎性细胞因子水平，运动通过调控抗氧化酶活性及热休克蛋白72（heat shock protein 72，HSP72）的表达[32]，改善骨骼肌的胰岛素抵抗，增强全身胰岛素敏感性，减少内脏脂肪。

1. 有氧运动

有氧运动是一种通过活动满足适量氧气摄入的增加及维持并在呼吸和循环系统中产生有益变化的体育锻炼方法。葡萄糖和脂肪在体内与氧气充分代谢而供应机体运动的能量需求，这种强度的运动对机体的代谢最有利，因此称为有氧运动。在氧气充分供应的情况下进行体育锻炼，会产生最大的代谢作用，而高强度的体育运动在短时间内需要大量的能量供应，有氧代谢不能供应充足的能量，需要依靠无氧代谢供应能量，因此称为无氧运动。

2. 阻抗运动

阻抗运动是机体克服外界阻力而进行的主动收缩与舒张的运动，改变骨骼肌的结构和功能，可以促进骨骼肌对葡萄糖摄取、刺激糖原合成、提高线粒体密度、激活磷酸戊糖旁路及促进肌细胞因子分泌，发挥肌肉调节全身物质代谢的营养作用。针对重症患者，早期肠内营养结合阻抗运动[33]，可以达到更好的营养效果。

3. 运动风险

运动虽然对肌肉营养有促进作用，但是也会产生风险，例如引发心源性猝死等，这种情况在健康人群中也会发生，因此在采用运动疗法前应该进行风险评估，运动处方应该由专业医生制订。肌少症的患者主要为老年人或肿瘤患者，其心肺等基础疾病并发症多，更加需要专业和全面的评估。

4. 运动强度

阻抗运动可以发挥骨骼肌营养作用，阻抗运动与有氧运动相结合可以有效治疗肌少症，在两者的关系中，阻抗运动是运动方式的一种，而有氧运动可控制运动量，以达到最佳的心肺供氧量为标准。在运动强度的控制上，有各种评估办法，具体可以参阅相关的专著。例如心率储备法是相对简单的客观指标之一，计算方式：目标运动心率强度＝（峰值心率-静息心率）×运动强度+静息心率。也可以根据患者的主观劳累程度进行控制，循序渐进，增加运动量。在运动干预治疗中，一般不主张高强度的运动[34]，其原因是：①难以坚持，特别是在患病状态下；②运动损伤发生率提高。

（二）运动或活动对特殊疾病状态的意义

运动或活动与骨骼肌的营养意义常被忽略，但是在有些患病状态或疾病的治疗中，运动或活动是重要的治疗手段之一，合理与达标的运动或活动有利于疾病的康复和创面愈合。

1. 吻合口瘘

吻合口瘘是胃肠道手术特殊的并发症，表现为吻合口的裂开、胃肠道内容物流出进入腹腔和通过腹壁流出体外。腹腔内容物的持续冲洗和引流、营养支持是重要的治疗措施之一，吻合口瘘的治疗需要发挥机体的合成和修复功能，以促进机体的合成代谢，而运动是最好的手段之一。在患者病情允许的情况下，让患者尽快下床活动，进行阻抗运动，或者在床上进行阻抗运动，有利于全面启动机体的合成代谢，促进吻合口瘘的愈合。

2. 围手术期的术前准备

对于有营养风险的患者，应提倡术前进行营养支持治疗，一般进行2周的营养支持治疗，以储备必要的蛋白质。以往只是进行单纯的营养物质供应，但如果患者病情允许，配合有氧运动和阻抗运动，将达到更好的蛋白质储备效果。

3. 代谢综合征

代谢综合征本质上是物质储备和代谢出现失衡的结果。利用肌肉运动引起的代谢重构作用，可以有效改善代谢综合征的状态。骨骼肌、肝脏和脂肪组织之间存在精密的相互调控关系，骨骼肌的运动是调控的最有效因素。骨骼肌是重要的运动器官，运动需要消耗大量的能量，运动可以介导糖代谢停留于包括心脏、肝脏和骨骼肌等的软组织内。在运动后的恢复期，葡萄糖摄取增加，可以增强胰岛素的敏感性，增加糖原储备。运动还可以重建骨骼肌的结构，使肌肉间的脂肪沉着减少，减少胰岛素的抵抗。脂肪组织也不是单纯的能量储存组织，骨骼肌与脂肪组织之间存在相互调控关系，分别以分泌肌细胞因子和脂肪细胞因子的形式进行内分泌和旁分泌形式的相互调节。在长时间和高强度的运动时，脂肪被分解、运输并进入骨骼肌细胞供应能量，这是骨骼肌与脂肪组织间精密互动的调控过程。

（三）肌少症的治疗

随着年龄的增加，肌肉含量逐渐减少，肌少症与骨骼肌营养密切相关，其治疗效果也取决于骨骼肌内分泌作用的发挥程度。肌少症的治疗目标是减少或逆转肌少症的发生，以维持或恢复患者的生活自理能力。

1. 体育运动是已知的唯一可减缓肌肉减少趋势的方法

各种临床实践已经证明运动的正面意义，短期的阻抗运动可以增强肌肉力量和加快步速，有氧运动可以改善患者的生命质量。不同的肌少症患者的病情差异很大，目前没有统一的指导标准，《肌肉减少症营养治疗指南》建议[35]：阻抗运动和有氧运动每周3次，每次20~30 min。

2. 营养支持

与肌肉蛋白质代谢有关的主要问题是肌少症，增加蛋白质的供给是重要的营养支持措施，应该根据不同患者的年龄阶段和病情，决定供给足量的蛋白质或氨基酸的种类和量，并同时补充维生素D。

六、小结

骨骼肌是运动器官，也是机体的最大蛋白质储存库，骨骼肌运动引起的内分泌、旁分泌改变对机体的营养代谢有重要的重构意义，是促进蛋白质合成代谢的重要因素。目前对骨骼肌在营养上的研究逐渐普遍，但是仍然处于探索阶段，以骨骼肌为中心的营养评估、营养代谢研究、营养支持治疗将成为非常热门的研究领域。

参考文献

［1］SEVERINSEN M C K, PEDERSEN B K. Muscle-organ crosstalk：the emerging roles of myokines［J］. Endocr Rev, 2020, 41（4）：594-609.
［2］COELHO-JUNIOR H J, PICCA A, CALVANI R, et al. If my muscle could talk：

myokines as a biomarker of frailty [J]. Exp Gerontol, 2019, 127: 110–715.

[3] SURIANO F, VAN HUL M, CANI P D. Gut microbiota and regulation of myokine-adipokine function [J]. Curr Opin Pharmacol, 2020, 52: 9–17.

[4] CHOWDHURY S, SCHULZ L, PALMISANO B, et al. Muscle-derived interleukin 6 increases exercise capacity by signaling in osteoblasts [J]. J Clin Invest. 2020, 130 (6): 2888–2902.

[5] MORIWAKI K, MATSUMOTO H, TANISHIMA S, et al. Association of serum bone- and muscle-derived factors with age, sex, body composition, and physical function in community-dwelling middle-aged and elderly adults: a cross-sectional study [J]. BMC Musculoskelet Disord, 2019, 20 (1): 276.

[6] PARIS M T, BELL K E, MOURTZAKIS M. Myokines and adipokines in sarcopenia: understanding cross-talk between skeletal muscle and adipose tissue and the role of exercise [J]. Curr Opin Pharmacol, 2020, 52: 61–66.

[7] RE CECCONI A D, FORTI M, CHIAPPA M, et al. Musclin, a myokine induced by aerobic exercise, retards muscle atrophy during cancer cachexia in mice [J]. Cancers (Basel), 2019, 11 (10): 1541.

[8] DAS D K, GRAHAM Z A, CARDOZO C P. Myokines in skeletal muscle physiology and metabolism: recent advances and future perspectives [J]. Acta Physiol (Oxford), 2020, 228 (2): e13367.

[9] 李铁英, 张缨. 运动与apelin在骨骼肌能量代谢调节中的作用研究进展 [J]. 中国运动医学杂志, 2018, 37 (8): 711–715.

[10] VINEL C, LUKJANENKO L, BATUT A, et al. The exerkine apelin reverses age-associated sarcopenia [J]. Nat Med, 2018, 24 (9): 1360–1371.

[11] LEE J Y, PARK S J, HAN S A, et al. The effects of myokines on osteoclasts and osteoblasts [J]. Biochem Biophys Res Commun, 2019, 517 (4): 749–754.

[12] KIRK B, FEEHAN J, LOMBARDI G, et al. Muscle, bone, and fat crosstalk: the biological role of myokines, osteokines, and adipokines [J]. Curr Osteoporos Rep. 2020, 18 (4): 388–400.

[13] 王璐, 傅力. GLUT4在调控骨骼肌葡萄糖转运中的作用研究进展 [J]. 中国运动医学杂志, 2020, 39 (4): 326–329.

[14] 张斌, 崔国庆, 邹殿俊, 等. COPD患者肌间脂肪含量对骨骼肌功能的影响 [J]. 国际呼吸杂志, 2019, 39 (16): 1222–1225.

[15] CRUZ-JENTOFT A J, BAEYENS J P, BAUER J M, et al. Sarcopenia: european consensus on definition and diagnosis: report of the European working group on sarcopenia in older people [J]. Age and ageing, 2010, 39 (4): 412–423.

[16] CRUZ-JENTOFT A J, BAHAT G, BAUER J, et al. Sarcopenia: revised European consensus on definition and diagnosis [J]. Age and ageing, 2019, 48 (4): 601.

[17] 王滋润, 肖成伟, 胡豇. 肾功能正常的中老年人群血清肌酐水平与骨密度相关性研究 [J]. 中国骨质疏松杂志, 2020, 26 (1): 70–74.

[18] 李蕾, 洪长清, 耿婷. 血肌酐在运动员机能评定中的应用 [J]. 湖北体育科技, 2017, 36 (6): 503–506, 560.

[19] BAUMGARTNER R N, KOEHLER K M, GALLAGHER D, et al. Epidemiology of sarcopenia among elderly in New Mexico [J]. Am J Epidemil, 1998, 147 (8): 755–763.

［20］MENG P, HU YX, CHEN LK, et al. Sarcopenia and sarcopenic obesity among men aged 80 years and older in Beijing: prevalence and its association with functional performance ［J］. Geriatr Gerontol Int, 2014, 14（Suppl 1）: 29-35.

［21］周雨菁, 刘兴党. 双能X线吸收法在肌少症诊治中的研究进展 ［J］. 国际放射医学核医学杂志, 2020, 44（4）: 267-272.

［22］MODESTO A E, STUART C E, CHO J, et al. Psoas muscle size as a magnetic resonance imaging biomarker of progression of pancreatitis ［J］. Eur Radiol, 2020, 30（5）: 2902-2911.

［23］于夫尧, 孙鹤, 孟燕, 等. 骨骼肌脂肪量化的影像学评价及其在2型糖尿病中的临床营养价值 ［J］. 磁共振成像, 2018, 9（11）: 862-868.

［24］KIM G, KIM J H. Impact of skeletal muscle mass on metabolic health ［J］. Endocrinol Metab（Seoul）, 2020, 35（1）: 1-6.

［25］YAMAZAKI H, SUGINO K, MATSUZU K, et al. Sarcopenia is a prognostic factor for TKIs in metastatic thyroid carcinomas ［J］. Endocrine, 2020, 68（1）: 132-137.

［26］齐淑静, 齐瑞霞, 张午临, 等. 肌肉减少症与代谢综合征关系的研究进展 ［J］. 肿瘤代谢与营养电子杂志, 2019, 5（3）: 324-327.

［27］石汉平, 李薇, 陈公琰, 等. 肿瘤恶液质 ［M］. 北京: 人民卫生出版社, 2015: 283-292.

［28］陶应伟, 李茂. 术后/术前骨骼肌指数比在非小细胞肺癌根治术后的临床意义 ［J］. 实用放射学杂志, 2020, 36（4）: 558-562.

［29］张树泽, 吴国豪. 骨骼肌消耗和蛋白质代谢的研究现状 ［J］. 肠外与肠内营养, 2018, 25（6）: 374-377.

［30］UBAIDA-MOHIEN C, GONZALEZ-FREIRE M, LYASHKOV A, et al. Physical activity associated proteomics of skeletal muscle: being physically active in daily life may protect skeletal muscle from aging ［J］. Front Physiol, 2019, 10: 312.

［31］廖帅雄, 张国栋, 宋刚. 肌因子、脂-肌因子和脂因子: 运动骨骼肌和脂肪组织功能的再认识 ［J］. 中国组织工程研究, 2019, 23（11）1761-1766.

［32］郑莉芳, 陈佩杰, 肖卫华. 活性氧对骨骼肌胰岛素抵抗的调控及其机制 ［J］. 中国糖尿病杂志, 2020, 28（2）: 153-157.

［33］叶向红, 彭南海, 李维勤. 早期肠内营养联合早期运动促进外科重症患者的康复 ［J］. 临床外科杂志, 2016, 24（12）: 960-962.

［34］邹立琴, 路潜. 老年肌少症的评估以及营养和运动干预 ［J］. 中华老年医学杂志, 2015, 34（5）: 472-475.

［35］中国抗癌协会肿瘤营养与支持治疗专业委员会. 肌肉减少症营养治疗指南 ［J］. 肿瘤代谢与营养电子杂志, 2015, 2（3）: 32-36.

（李亮　邹湘才　邰沁文　卢锐敏）

第三章　慢性肾病蛋白质代谢与围手术营养支持治疗

慢性肾病中与外科营养关系最密切的是肾病综合征和终末期肾病，这两种疾病状态有共同的代谢特点，均对营养产生明显的影响，在合并需要手术治疗的腹部疾病时，也是营养支持的难点之一。

第一节　肾病综合征围手术期营养问题

肾病综合征患者肾小球的选择性滤过功能受损，导致分子量中等大小的白蛋白可以滤过，出现蛋白尿和蛋白质代谢异常。肾病综合征的诊断标准：①尿蛋白超过3.5 g/d；②血浆白蛋白低于30 g/L；③水肿；④血脂升高。这4点也是其病理生理特点，其中①②两项为诊断必需。低蛋白血症或者蛋白质代谢是外科医生关注的问题，尤其是围手术期，当肾病综合征合并外科疾病，往往成为外科棘手的营养问题。

一、肾病综合征的代谢改变

由于肾病综合征的特征是白蛋白丢失引起蛋白质代谢的明显改变，但同时可以引起其他方面的代谢改变，因此肾病综合征对营养有较大的影响。

（一）蛋白质代谢的病理生理特点

正常情况下，白蛋白的合成和分解量相等，能保持白蛋白池的稳定，在肾病综合征的情况下，通过尿液的蛋白质持续丢失，也引起机体蛋白质代谢的异常，主要表现为白蛋白合成增加、白蛋白分解代谢率降低、血管外的白蛋白进入血管内。

1. 白蛋白分解代谢

正常情况下，10%～20%的白蛋白分解发生在肾脏，这部分的白蛋白也代表正常肾小球滤过的白蛋白量。当肾小球滤过白蛋白量增加时，肾小管上皮的代谢能力有限，滤过的蛋白质随尿液排出，因此尿蛋白可代表白蛋白的丢失量。

2. 白蛋白合成

白蛋白主要在肝脏合成，尿蛋白丢失量增加时，体内合成白蛋白的速度也加快，白蛋白增加是其同源基因转录活性增加的结果，并受早期生长反应因子-1（early growth response-1，EGR-1）和肝细胞核因子-4（hepatocyte nuclear factor-4，HNF-4）等转录因子的调节。正常的血浆白蛋白浓度和正常的白蛋白合成速度有赖于食物中蛋白质和食物热卡的相对比例，合适热氮比有利于白蛋白的合成。白蛋白合成量增加时，其他类型的蛋白合成量也增加，如纤维蛋白原等，也可使肾小球选择性通透性增强，持续的高蛋白饮食可能造成肾脏永久性的损害，加速肾病综合征的进展，纤维蛋白原的增加也是动脉粥样硬化的重要因素之一。因此增加蛋白饮食时，白蛋白合成量增加，而白蛋白的排泄及分解量也增加，结果是血浆白蛋白浓度并不增加。在肾病综合征的情况下，增加血浆白蛋白浓度的主要手段在于减少肾小球的白蛋白排泄。

3. 肾病综合征中非白蛋白血清蛋白代谢

由于肾小球滤过率的提高，除白蛋白被滤出外，分子量与白蛋白类似或更小的非白蛋白也被滤出，而高分子的白蛋白即留在血浆中，导致血清蛋白成分和比例发生改变。被滤出的蛋白主要由肝脏合成，因此肾病综合征的白蛋白代谢也可以看作肝肾在白蛋白代谢上的互动。这些蛋白质的丢失，可引起相应的病理生理改变，例如，转铁蛋白的丢失引起小细胞低色素性贫血，维生素D结合蛋白的丢失导致维生素D缺乏[1]和低钙血症。

这些异常的蛋白质消耗如得不到补充，机体将分解肌肉的蛋白质，并将其转运到肝脏，供肝脏合成生命活动需要的蛋白质，导致肌少症的发生。

（二）其他代谢改变

高脂血症也是肾病综合征的特征之一，主要表现为低密度脂蛋白（low density lipoprotein，LDL）、极低密度脂蛋白（very low density lipoprotein，VLDL）和中密度脂蛋白（intermediate density lipoprotein，IDL）的增加，而高密度脂蛋白（high density lipoprotein，HDL）则无明显改变，因此动脉粥样硬化的风险增加。

二、肾病综合征的外科营养问题

肾病综合征造成明显的营养改变，对患者造成慢性的机体损害，当患者需要接受手术时，营养问题和手术风险成为突出而矛盾的问题。

（一）对低蛋白血症引起围手术期风险的担心

受传统观念等因素的影响，外科医生普遍看重白蛋白的营养价值及其对手术风险的影响，以至于要求手术前人血清白蛋白浓度补充至一定的数值，但目标往往难以达到。

（二）补充白蛋白加重肾功能的损害

另一方面，补充白蛋白会加重肾功能的损害，加重肾病综合征。同时，补充外源性白蛋白还会引起白蛋白合成的抑制，对增加机体白蛋白池的储备不利。

因此，外科不应将白蛋白作为单纯的营养指标看待，也不应要求在手术前将人血清白蛋白浓度作为一个绝对的指标。围手术期营养支持的意义是增强机体的储备能力，包括蛋白质和能量物质（糖原和脂肪等）的储备，尤其是蛋白质储备，因此肾病综合征患者围手术期营养关注的重点是蛋白质代谢，以维持机体的正氮平衡。

三、评估手段与营养支持治疗

正常情况下，肝脏与骨骼肌之间存在蛋白质的互动，骨骼肌的活动可以产生有利于机体本身蛋白质合成的内分泌改变，包括肝脏和骨骼肌等脏器蛋白质合成的增加，病理情况下，尤其是应激的情况下，骨骼肌分解出蛋白质满足肝脏合成急性期蛋白的需要，因此机体的蛋白质储备主要体现在骨骼肌或骨骼肌蛋白储备的增加。当合并肾病综合征时，一部分蛋白质从尿液中丢失，影响蛋白质的平衡。在肾病综合征的情况下，肌少症普遍存在，围手术期营养支持的白蛋白评估应该从肝脏合成、尿蛋白丢失和骨骼肌蛋白储备情况等方面进行能量储备的评估。

（一）围手术期营养评估的重点

围手术期的营养筛查与评估、营养评定等，除了常规的项目外，还应重点关注以下问题。

（1）机体的蛋白质含量，尤其是肌肉蛋白质的含量，可用人体成分分析仪进行测量。

（2）肾病综合征的营养特点是蛋白质–能量消耗[2]，患者需要充足的热量供应，以保证摄入的蛋白质不通过糖的异生途径供应热量，可采用每千克体重每天30～35 kcal计算能量需求，相当于轻体力劳动者的热量需求，可根据患者的活动情况适当调整。确定机体能量的其他计算法或测定法可参考本书第四章。开始可根据（100～120）:1的热氮比计算蛋白质的供给，并可动态调整。手术后的能量供给也适用允许性低热卡的原则，但是由于病例少，没有权威的参考标准，因此需要进行个体化处理。

（3）测定24 h尿蛋白含量、24 h尿素氮排出量和大便丢失的蛋白量，可以将摄入的蛋白质量减去24 h尿蛋白量、尿氮排出量和大便丢失的蛋白量，以确定机体的氮平衡情况。

（4）当蛋白质丢失时，肌肉蛋白分解并输送到肝脏，供肝脏合成白蛋白等生理需求的蛋白，患者常有一定程度的肌少症，但由于组织水肿和蛋白质丢失，在外观上和人体测量（如上臂肌围等）上，可能表现不明显。

测定24 h尿蛋白量和大便丢失的蛋白量涉及标本的收集，该测定项目也没有广泛开展，而进行人体成分分析也需要必需的仪器，因此临床上可以根据设备条件灵活选择。

（二）如何确定蛋白质的补给量

由于肾病综合征患者机体的白蛋白合成依赖合适的热氮比，因此精准的热量供应和蛋白质供应是营养支持的关键，蛋白质的供应量根据以下情况来决定。

（1）计算蛋白质的供应量，同时测定24 h尿蛋白量、24 h尿氮排出量和大便丢失的蛋白质量，供应量与丢失量之差增加，说明机体实际吸收蛋白质的增加，说明机体在储备蛋白质，机体为正氮平衡。反之即为负氮平衡。

（2）动态进行人体成分分析，监测机体和肌肉蛋白质含量的变化。

以上方法可以监测机体处于正氮平衡还是负氮平衡，以动态调整蛋白质和热量供应，进而达到最佳的效果。

（三）营养支持治疗的关键问题

肾病综合征患者围手术期营养支持治疗，除了精准的热氮比和氮平衡监测手段外，还需注意以下关键问题。

（1）人血清白蛋白浓度不能准确反映氮平衡的情况，不能作为主要的评估指标。同时静脉输注白蛋白对机体白蛋白的合成有负反馈作用，抑制白蛋白的合成。因此静脉输注白蛋白应该适度，但是具体输注多少白蛋白最合适，目前没有可以参考的权威标准，需要临床个体化处理。

（2）减少蛋白质的丢失手段还包括治疗肾病综合征，但治疗肾病综合征的药物，如激素和细胞毒等，可能对手术产生不利的影响，应综合衡量后再使用。

（3）单纯增加蛋白质供给量不足以维持机体的正氮平衡，需要结合骨骼肌的锻炼（如阻抗运动和有氧运动），以更好地促进蛋白质的合成代谢。

（4）适当减少脂肪的供给量，一般要求占总能量的20%以下，增加多不饱和脂肪酸的供给量对改善脂肪代谢有益[3]。

肾病综合征对机体的蛋白质代谢影响大，同时会出现人血清白蛋白浓度的改变，围手术期的营养支持治疗不应将主要注意力集中在人血清白蛋白上，而应将机体的正氮平衡作为营养支持的主要目标。过量的饮食蛋白供给会导致肾脏损伤加重，因此白蛋白与热量供给应达到合适的水平，避免营养不足或欠缺。

第二节　终末期肾病的营养支持

终末期肾病的特点是无尿，患者需要定期接受血液透析或腹膜透析。由于饮食限制、药物作用、毒素蓄积以及消化道水肿、透析的营养物质损失，终末期肾病患者通常合并营养不良，导致肌少症。

一、终末期肾病肌少症的机制

终末期肾病患者体内呈现微炎症状态和特殊的内环境，也存在胰岛素抵抗的问题，这些因素共同作用，影响肌肉的生成，导致肌少症。

（一）微炎症

终末期肾病患者机体的白细胞介素-6（IL-6）、肿瘤坏死因子（tumor necrosis factor，TNF）等增多，导致机体处于微炎症状态，抑制肌肉的分化，增加肌肉的消耗，导致肌少症。

（二）内环境异常

终末期肾病常合并代谢性酸中毒、维生素D缺乏、肌生成抑制素增加、睾酮水平降低等内环境问题，这些因素作用于肌卫星细胞，抑制肌肉的生成，或导致肌肉蛋白的分解，导致肌少症。

（三）透析的蛋白质丢失

无论是血液透析，还是腹膜透析，都会导致一定程度的蛋白质丢失，这也是影响蛋白质代谢的一个因素。

由于终末期肾病患者摄入糖和脂肪等能量物质对机体影响不大，但是特殊的蛋白质代谢会导致肌少症，从而影响患者的营养状态和围手术期的治疗。

二、终末期肾病的外科营养问题

终末期肾病患者的核心营养问题也是肌少症，手术前的营养支持治疗应以增加机体的蛋白质储备，特别是肌肉的蛋白质含量为目标。此外，终末期肾病的患者在静脉输液时存在液体量的限制，肠外营养支持的量受到很大的限制。

三、评估手段与营养支持治疗

终末期肾病的营养筛查与评估、营养评定与一般疾病类似，但要注意的是，对肌少症的评估，由于存在组织水肿的问题，人体测量可能欠缺准确性，而以手握力的功能检测和人体成分分析最为理想。营养支持治疗主要针对肌少症制订营养处方。

（一）口服营养支持

营养均衡与增加热量和蛋白质的供给是营养支持治疗的基本原则[4]，对于终末期肾病患者而言，以上基本原则与肾病综合征类似，但与肾病综合征相比没有严格、精细的蛋白质供给问题。"地中海饮食"更适合终末期肾病患者[5]，应注意液体限制及钠和磷的摄入量[6]。如热量摄入不足，每千克体重每天摄入热量低于30 kcal和（或）蛋白摄入低于1 g[7]，应予口服营养支持治疗，以肾病型营养制剂最为理想。

（二）运动

阻抗运动和有氧运动有利于肌肉蛋白质的合成，并产生有利于全身蛋白质合成的内分泌改变。

（三）肠外营养支持

当肠内或口服营养制剂无法满足机体的需求时，可以进行肠外营养支持。在透析的情况下，进行肠外营养支持也是可行的，可以将多余的液体滤出。

（四）手术后允许性低热卡

与肾病综合征的手术后相同，终末期肾病患者手术后的能量供给也适用允许性低热卡的原则，但是由于病例少，没有权威的参考标准，需要个体化处理。

围手术期的术前营养支持可以采用口服的形式，但在腹部手术中，部分手术需要禁食，肠外营养支持此时无法提供足够的营养底物，与营养支持治疗矛盾。如考虑术后需要长期禁食，特别是上消化道的手术，建议留置经腹壁或经鼻的空肠营养管进行肠内营养支持；若不具备实施肠内营养支持的条件而又需长期禁食，可考虑肠外营养支持结合透析排出多余的水分[7]。

终末期肾病患者主要的营养问题是蛋白质代谢异常引起的肌少症，围手术期营养支持治疗主要针对肌少症制订计划，同时需要注意营养均衡，合理补充微量元素和维生素。

参考文献

［1］NIELSEN C A, JENSEN J E B, CORTES D. Vitamin D status is insufficient in the majority of children at diagnosis of nephrotic syndrome ［J］. Dan Med J, 2015, 62（2）: A5017.

［2］MATYJEK A, LITERACKI S, NIEMCZYK S, et al. Protein energy-wasting associated with nephrotic syndrome-the comparison of metabolic pattern in severe nephrosis to different stages of chronic kidney disease ［J］. BMC Nephrol, 2020, 21（1）: 346.

［3］TUROLO S, EDEFONTI A, SYREN M L, et al. Fatty acids in nephrotic syndrome and chronic kidney disease ［J］. J Ren Nutr, 2018, 28（3）: 145-155.

［4］DUKKIPATI R, KOPPLE JD. Causes and prevention of protein-energy wasting in chronic kidney failure ［J］. Semin Nephrol, 2009, 29（1）: 39-49.

［5］LOSAPPIO V, INFANTE B, LEO S, et al. Nutrition-based management of inflammaging in CKD and renal replacement therapies ［J］. Nutrients, 2021, 13（1）: 267.

［6］MARŠÁKOVÁ A, KRÁTKÁ K, BACHROŇOVÁ P, et al. Current status of dietary measures in patients with advanced-stage chronic renal failure ［J］. Vnitr Lek, 2020, 66（6）: 10-13.

［7］刘聪慧, 李忠心. 肌肉衰减综合征与维持性透析 ［J］. 中国血液净化, 2019, 18（11）: 760-762.

（丁宇　谢肖俊　邹湘才　李亮）

第四章 能量需求计算、定量测定与营养处方

正确计算和测定机体的能量需求是合理营养支持的基础，特定的个体在正常状态下每天的能量需求相对固定，但是在疾病状态下，不同的疾病对机体的能量需求影响差异大。现有的机体能量需求计算公式以正常人体的能量需求为基础推算而来，但对疾病状态下的能量需求评估的准确性不足，目前临床上较为准确的测定方法是人体成分测量法推算、能量需求和间接代谢测量。

第一节 人体能量需求的计算

人体能量需求可根据单位体重（或体表面积）在单位时间内消耗的能量进行计算，为了得到更加准确的数据，又对体重的定义和公式进行细化，并根据性别和年龄进行修正，从而发展出不同类型的计算公式。

一、总能量消耗、基础能量消耗与静息能量消耗

机体每日的能量消耗包括基础能量消耗（basal energy expenditure，BEE）、食物特殊动力作用的能量消耗（食物生热作用）、活动的能量消耗（activity energy expenditure，AEE）等，这些能量的总和为机体总能量消耗（total energy expenditure，TEE）。临床上经常使用的是基础能量消耗和静息能量消耗（resting energy expenditure，REE），有时也使用机体总能量消耗。

基础能量消耗，也称为基础代谢，是指机体维持正常生理功能和内环境稳定及交感神经系统活动所消耗的能量，即仅够维持心跳、呼吸和一些基本生命活动所需的最低能量，是不受肌肉收缩、神经活动以及食物和环境温度等影响而释放的热量。测定条件要求不受体内环境和体外环境的影响，具体条件包括人体处在清醒、安静状态，处于18～25℃环境中，且在12 h以前已停止进食。而基础代谢率（basel metabolic rate，BMR）与基础代谢能量消耗或基础代谢是不同的，基础代谢率为每小时每平方米体表面积的产热量，基础代谢率经常用于生理学研究，基础能量消耗或基础代谢经常用于营养学研究，两个概念常被混淆。

静息能量消耗是指机体禁食2 h以上，在合适温度下平卧休息30 min后的能量消耗，主要用于维持机体细胞、器官的正常功能和人体的觉醒状态，占安静休息状态下成人总能量消耗的60%～70%[1]。

实际上，基础能量消耗测定的条件非常苛刻，临床上常以静息能量消耗来代替基础能量消耗，因此在临床上常不严格区分两者。由于在疾病状态下，特别是重症状态下，患者活动不多，所以静息能量消耗可以代表机体的能量需求。当患者活动增多时，需要考虑活动的能量消耗，静息能量消耗和活动能量消耗等的总和，即总能量消耗。

二、体重问题

目前的机体能量需求是以体重为基础进行计算的，但是不同体重的人体型差别很大，身体成分差异也很大，特别是脂肪和去脂体重，对实际的能量需求估算产生不同程度的影响，因此需要制订不同计算方法，以求准确计算机体的能量需求，避免供能不足或过量。

实际体重（actual body weight，ABW），即实际测量的患者体重。

理想体重（ideal body weight，IBW），也称为标准体重，是最健康的体重状态。国外采用Broca公式计算：IBW（kg）＝身高（cm）–100，国内常采用改良Broca公式：IBW（kg）＝身高（cm）–105。

在计算机体能量需求时，根据以下原则进行选择：

（1）一般情况下，患者理想体重与实际体重相当时，采用实际体重。

（2）当患者消瘦明显，理想体重有高估能量需求的风险时，采用实际体重。

（3）肥胖者体重增加的主要是脂肪，脂肪代谢并不活跃，采用理想体重。

（4）当实际体重与理想体重差异较大时，调整体重应该根据两者的差异大小进行取舍。当出现过度肥胖，实际体重超过理想体重的130%时，采用调整体重（adjusted body weight，aBW）。

调整体重计算公式：aBW＝（ABW–IBW）×0.25+IBW。

三、经验估算

经验估算又称拇指法，是一种可用于许多情况的原则，是一种简单、凭借经验、可探索但不是很准确的原则，一般按照每千克体重每天需要25～30 kcal能量的标准来计算供给能量，在允许性低热卡的情况下，如手术后，按照15～20 kcal计算，并根据实施过程中出现的问题进行调整，以适应实际的病情需要。经验估算法适用于大部分患者，在临床上广泛应用，但对病情复杂、应激或代谢改变明显的患者，估算法往往存在较大的偏差。此外，需要注意计算得出的机体能量需求值在肠外和肠内营养中的意义不同。

（一）估算的能量需求值为肠内营养的需求值

按每千克体重每天需要25～30 kcal能量计算得出的机体能量需求值为肠内营养的需求值，经肠道吸收后部分热量在吸收环节丢失或经大便丢失，其中食物特殊动力作用占总热量的10%，大便丢失占总热量的5%，所以实际可利用的热量为总热量的85%。因此，在进行肠外营养支持时，应按估算法的85%供给热量。

（二）估算的能量需求值在肠内营养与肠外营养中的意义不同

估算的能量需求值在肠内营养中的意义为蛋白质、糖和脂肪的总热量值，营养处方的制订需要在热量需求范围内，根据热氮比合理安排蛋白质、糖、脂肪的含量；在肠外营养时取估算热量值的85%作为机体热量需求值，但肠外营养时的热量计算值不包括蛋白质的热量需求，只是单纯的糖和脂肪的能量，需要根据热氮比或机体需求另外计算蛋白质的量。

四、Harris-Benedict公式

目前的能量计算公式有多种，1919年Harris和Benedict以间接测热法测量健康人群的基础能量消耗，并根据身高、年龄、体重、性别等推断出经典的Harris-Benedict公式，也称H-B公式，是较为经典的预测公式，被广泛采用。

男性：BEE（kcal/d）＝66.4730+13.7513W+5.0033H-6.7750A

女性：BEE（kcal/d）＝655.0955+9.5634W+1.8496H-4.6756A

以上公式中：W为体重（kg），H为身高（cm），A为年龄（岁）。

（一）计算的修正

关于H-B公式是计算基础能量消耗还是计算静息能量消耗的公式，也有不同的意见，从公式研究的出发点和当时实验的控制条件看，H-B公式属于计算基础能量消耗的公式[2]。由于该公式是以西方健康人群为基础总结出来的，所以不适用于营养不良的西方患者[3]，更不适合于中国人体质状况，因此需要对计算结果作相应的校正。

（1）由于H-B公式是以欧美健康人为基础做出的推断，不适合中国人体质状况，所以一般减去计算能量的10%。

（2）由于不同的疾病或手术对机体的应激影响不同，因此需要对应激系数进行相应的校正，常见的应激系数为：择期手术1.05～1.15，感染1.20～1.40，闭合性颅脑损伤1.30，多发创伤1.40，系统性炎症反应综合征1.50，大面积烧伤

2.0。根据轻、中、重应激差异，应激系数分别为1.3、1.5、1.75。需要指出的是，应激系数具有较大的主观性，不同个体在同一疾病状态下的应激反应也存在差异，可以根据各自的经验和实践体会灵活采用。

（3）体温对代谢也会产生影响，体温每升高1℃，能量增加10%。

（4）由于H-B公式是以间接测热法为基础，测量健康人群的基础能量消耗，因此不存在蛋白质的氧化问题，即热量为非蛋白热量，未考虑消化、吸收的食物特殊动力作用，在实施肠内营养时，需要考虑蛋白质特殊动力作用消耗的热量，一般为计算能量的10%。

（二）体重问题

ABW大于IBW，采用IBW或OBW计算；若ABW小于IBW，应采用ABW计算。

五、其他计算公式

H-B公式是目前广泛采用的公式之一，除此之外还有多种其他常见的公式，但在临床上应用较少，分别为：

（一）Schofield公式

BEE（kJ/d）=（61.45 W+2073.28）×95%（女性18~44岁，Schofield公式BMR值下调5%）

（二）Cunningham公式

BEE（kJ/d）=22LBM+500［LBM为瘦体重（又称去脂体重）］

（三）Owen公式

（1）男性：BEE（kJ/d）=879.06+10.28W

（2）女性：BEE（kJ/d）=794.93+7.17W

（四）Mifflin公式

（1）男性：BEE（kJ/d）=9.99W+6.25H-4.92A+5

（2）女性：BEE（kJ/d）=9.99W+6.25H-4.92A-161

（五）Liu公式

BMR（kJ/d）=13.88W+4.16H-3.43A-112.40S+54.34（其中S为性别，男性为0，女性为1）

（六）Yang公式

（1）男性：BEE（kJ/d）=277+89W+600

（2）女性：BEE（kJ/d）=277+89W

（七）Singapore公式

（1）男性：BEE（kJ/d）＝12.6W+666

（2）女性：BEE（kJ/d）＝12.6W+468.2

以上公式中，W为体重（kg），H为身高（cm），A为年龄（岁）。

第二节　人体能量需求的定量测定

目前对机体能量需求的测定主要根据3种原理进行，分别是：测定机体的瘦体重，并根据其质量推算能量需求；直接测量机体散发出来的热量；根据机体消耗O_2和产生CO_2的量计算呼吸商（respiratory quotient，RQ），并推算机体的能量消耗。

一、人体成分分析法测定的基础能量需求

人体的组成可以简单分为瘦体质量和脂肪质量，瘦体质量主要由内脏、肌肉和皮肤等组成，瘦体组织代谢活跃与静息能量密切相关，脂肪组织虽然代谢不活跃，也存在代谢和能量消耗，人体成分分析法在测定人体成分的同时，根据各种成分的体重和代谢的数据，计算机体的基础代谢的能量需求，较公式法计算更准确。由于人体成分分析得出能量的方法本质上也属于计算法，其准确性取决于各成分测量的准确程度和各成分代谢率数据的准确性[4]。人体成分分析法得出的能量需求不能准确反映不同疾病状态下的能量需求，尤其是创伤和应激状态下的能量需求。人体成分分析得出的基础能量需求，可以认为是更准确的体重的能量依据，其注意事项也相同，临床上主要应用于减重和疾病稳定状态下的营养支持。

二、直接测热法

直接测热法是将人置于密闭的环境中，通过测量人体向外界散发出的热量来测定人体的总能量消耗。这种测定装置复杂，在临床上无应用，一般用于科学研究领域。

三、间接测热法

直接测量人体热量消耗的设备操作复杂，不适合临床应用，故临床上主要采用间接测量的方法得出人体的能量消耗。

（一）双标水法

使用同时含有氢（^2H）和氧（^{18}O）同位素的水（$^2H_2^{18}O$），然后收集受试者尿液或唾液样本，通过测定这两种同位素浓度的变化，获得同位素随时间的衰减率。通过比较O和H消除速率的差别，进而计算出CO_2释放量（VCO_2），然后根据呼吸商计算机体的能量消耗。这种测量方法被称为双标水法，在临床上应用较少。

（二）代谢车测量法

临床常用的测量机体热量消耗的仪器称为间接热量测量仪，或代谢车，代谢车根据呼吸商的原理测定人体的能量需求，其优点是定量测定，可重复性好。人体呼吸消耗O_2和产生CO_2，通过测定这两个量，使用Weir公式可以推测机体的能量消耗，即：

能量消耗（kJ）=［3.914×氧气的消耗（L/d）+1.106×二氧化碳的产生量（L/d）］×4.18，其中，L为气体的单位升，d为时间单位天。

测量主要得出两个数据，即呼吸商（RQ）和REE。根据不同的测量条件，可以测量基础能量消耗、静息能量消耗，在临床上一般测量的是静息能量消耗。将测量的静息能量消耗乘以相应的身体活动水平系数（physical activity level，PAL），即可得到总能量消耗（TEE）的数据。如需要测量基础能量消耗，只需将测量条件设置为基础代谢的测量条件即可，将测得的基础能量消耗或基础代谢除24 h，再除体表面积，即可得出基础代谢率。RQ是人体呼吸时产生的CO_2和消耗的O_2的比值，对于间接测热法，RQ值一般在0.69～1.30波动；如果RQ值超出该范围，提示可能出现测量错误，包括气体测量不准确、漏气等。

采用代谢车进行间接热量测定时，在临床应用上需要注意以下问题。

（1）间接测热法通常测量机体的静息能量消耗，静息能量消耗包括基础能量消耗和其他维持机体功能的能量消耗，因测量要求禁食2 h以上，故食物消化吸收的特殊动力作用被排除或不明显。对于身体健康、处于静坐状态的成人，静息能量消耗占总能量消耗的60%～70%，食物的特殊动力作用一般恒定，占总热量消耗的10%[5]，因此，对于临床实际供给的能量应该结合患者的实际病情做出调整，主要是测量时间点与进食或肠内营养的时间点关系并进行综合考虑。

（2）应激期患者代谢异常，患者以卧床为主，营养支持以不加重患者的代谢负荷为目的，静息能量消耗接近机体的总能量消耗。总能量消耗中活动能量消耗是其中的可变因素，对于活动较多的患者，或是将活动作为营养治疗一部分，需要测量或计算总能量消耗作为营养支持的重要数据。例如瘘口处于稳定期的肠瘘患者需要大量的活动，以促进蛋白质的合成和机体的恢复，总能量消耗可以达到静息能量消耗的2倍，此时如果以静息能量消耗作为营养支持的依据，则存在明显供能不足的问题。测定活动时的能量消耗可以采用便携式的设备，也可以将静息能量消耗乘以相应的运动系数来计算得出运动能量消耗。

（3）测量时患者必须处于稳定状态，稳定状态的定义[6]为连续5 min内VO_2和VCO_2的变化<10%。

（4）理论上，糖完全氧化的RQ值为1，脂肪完全氧化的RQ值为0.8，蛋白质完全氧化的RQ值为0.8，均衡饮食时食物的RQ值为0.8[7]。在测量REE时，RQ值低于0.85，说明总消耗量以脂肪氧化为主，提示机体存在分解代谢的可能。

第三节 各种计算和测定方法的特点

目前，人体需求的各种计算和测量方法在临床均有应用，根据各医疗单位的条件不同，各种计算和测量方法有其适用的范围和优缺点，正确使用均可得到合理的临床效果。

一、经验估算和计算的能量需求

经验估算和计算的能量需求适用于身体状态接近正常或应激不严重的情况，也可适用于短期的营养支持，这种情况对能量的精确供给要求不高，估算或计算得出的能量数值接近机体的需求，并且不依赖设备。目前使用各种算法公式和体重校正的方法的目的是最大限度地接近瘦体组织代谢状况的能量需求，但是以统一的公式计算实际状况不同的患者，无法适应多变的临床状况，因此以计算法推测机体的能量需求始终存在难以克服的客观性不足的问题。

二、人体成分分析法得出的基础能量需求

人体成分分析法可以得出机体各重要组成部分的含量，并根据各组织成分质量和能量消耗计算机体的基础代谢或基础能量消耗，因此其本质也是一种机体能量需求的计算法，只是以检测组织成分的重量进行计算，得出的能量相比以IBW或OBW为基础的技术更加准确，也属于定量测定的一种。经人体成分分析法得出的能量需求同样是机体在非应激状态下的能量需求，可以作为临床重要的参考数据[8]，尽管有其适应证，但不适用于应激明显或代谢改变明显的疾病状态的患者。

三、间接测热法

间接测热法是目前临床技术上最准确的机体能量需求测量手段，可以准确测定机体处于不同状态的能量需求，被称为机体能量测量的"金标准"。准确的机体能量需求测量能避免喂养不足或喂养过度，特别适用于重症或应激、代谢改变大的疾病状态。间接测热法是目前主要的机体能量需求定量测定法，H-B公式是目前的主流计算公式，但二者的计算结果存在较大的差异，特别是在疾病和应激状态下。

（一）异常的代谢状态

1. 代谢性疾病

血糖升高增加能量消耗，处于不同糖代谢状态的人群的REE有差异[9]。

2. 肝病

肝脏是代谢的中心器官，三大营养物质在肝脏进行代谢，慢性肝病、肝硬化对代谢影响大，也影响能量的代谢，导致临床估算或计算的机体能量需求与实际的能量需求差异大[10]。

3. 肥胖症或超重

影响超重和肥胖人群REE的主要因素是去脂体重和身体细胞量，体脂肪对REE的影响尚不明确，绝大多数预测公式均高估了正常体重、超重和肥胖受试者的REE[11]，所以不建议使用预测公式估算个体REE。

（二）特定人群

1. 老年患者

间接测热法测定的老年慢性病患者REE显著低于H-B公式预测值，仅为H-B公式预测值的94.6%[12]，精确测定老年人的能量消耗有利于精确的营养支持[13]，防止营养不足或过剩，使营养支持获益最大化。

2. 儿童患者

静息能量消耗是评估患者能量消耗的主要指标，而儿童危重患者的能量消耗易受多种因素影响，不同疾病状态下的静息能量消耗有所不同[14]，利用间接测热法可准确掌握患者的能量消耗，有利于优化营养支持及提供个体化营养治疗。

（三）重症及外伤

1. 烧伤

重度烧伤患者应用代谢车测定的REE结果为H-B公式计算REE的1.5～2.0倍[15]，病情危重程度和实施手术可能对REE水平有影响。

2. 脓毒血症

脓毒血症患者在营养支持2周内分别使用间接测热法及H-B公式计算的结果一致性差异过大，H-B公式法明显低估了患者的24 h能量消耗，超过了临床上可以接受的范围[16]，故两种方法存在偏差，不可直接替代。

3. 呼吸支持状态

多发伤机械通气患者1周内能量代谢变化不明显，H-B公式法明显低估了患者的24 h能量消耗[17]。基于病情状态和严重程度而校正的H-B公式法明显高估了患者实际能耗水平[18]，间接测热法是评价危重症患者能耗水平的标准方法。

4. 颅脑损伤

代谢车测定重型颅脑损伤患者的REE值明显低于H-B公式法测算值[19]，所绘制的代谢变化趋势图可以直观反映重型颅脑损伤患者伤后的代谢变化，对病情的判断有一定帮助。

（四）慢性疾病

1. 肺部疾病

对于COPD（慢性阻塞性肺疾病）患者，经验估算法与间接测热法测得的静息能量消耗目标值一致性尚可，APACHE Ⅱ评分是导致间接测热法测定值与经验估算值偏离的独立危险因素[20]，提示对于APACHE Ⅱ评分较高的患者，建议应用间接测热法测定静息能量消耗目标值。

2. 化疗

结肠癌患者化疗后体脂百分数增加，瘦体质量百分数降低，身体水分百分数增加，静息能量消耗与化疗前相比呈下降趋势[21]，食管癌患者术后代谢车测定的REE值明显低于H-B公式测算值[22]。

可见，对于代谢率高的疾病状态，间接测热法测定的静息能量消耗明显高于临床医师估算的能量需求，患者能量缺失越严重，就越存在喂养不足，并且病情越重，死亡率越高；对于创伤和代谢率低的患者，估算的能量要高于患者实际需求的能量，存在喂养过度的问题。计算或估算的能量需求与患者的实际能力需求差异很大，人体成分分析法得出的能量需求也是非应激状态下的能量需求，不适合代谢或应激状态，对重症患者、处于特殊代谢状态的患者，以间接代谢测量仪定量测定能量需求最为理想。但是代谢车及其使用费用高，Davis等[23]研究认为，用每千克体重30 kcal或以H-B公式、OBW和应激系数计算患者的能量需求适用于大部分的ICU重症患者，与代谢车相比有更高的卫生经济学价值。虽然公式计算也是客观的临床依据之一，但对于代谢改变大、应激明显的患者，以仪器定量测量患者的能量需求，可以获得更客观的评价依据，且更适合目前的医疗现状。

第四节　营养处方的制订

营养处方与药物处方一样，应根据病情来制订，能量供应不能过量或不足，各种营养成分的供应也应全面，以达到最佳的营养支持治疗效果。

（一）确定供应能量

根据计算或能量测定、临床状况确定能量值，并根据营养评定的结果确定糖脂比，从而确定糖和脂肪的供给量。实施肠内营养时，需要考虑食物特殊动力作用消耗的能量。

（二）确定热氮比

根据热氮比确定蛋白质或氨基酸的供给量，也可以根据特殊病情的营养评定结果确定蛋白质或氨基酸的供给量。需要注意用不同方法得到的热量供给值的意义，以及与蛋白质热量的关系。

（三）确定液体量

通过静脉输注液体有一定限度，营养物质的配制对液体量也有要求，进行肠外营养配制时注意液体可溶解营养物质的量是否符合肠外营养的要求，如液体量无法满足肠外营养液配制的要求，需根据具体的病情进行评估。

（1）评估确定是否可增加液体量。

（2）不足部分是否可经肠内营养补充，如无法补充肠内营养，即可能存在营养不足的营养过剩无论肠外营养与肠内营养的比例如何，对于重症或代谢异常的患者，应注意喂养不足和过度喂养的问题。

（四）注意避免肠外营养液阳离子浓度超过规定限度

脂肪乳是不溶于水的物质，以胶体形式存在于水中，因此全合一的肠外营养液在性质上属于胶体，维持胶体稳定性的关键因素是胶体本身所带的电荷，其中脂肪乳制剂中的磷脂以负电荷为主。电解质中和胶体的电荷，容易破坏胶体的稳定性，尤其是阳离子的稳定性，因此需要控制加入其中电解质的量，尤其是常见的K^+、Na^+、Ca^{2+}、Mg^{2+}的量。一般将一价阳离子即K^+和Na^+的浓度控制在140 mmol/L [24] 以内，将二价阳离子即Ca^{2+}和Mg^{2+}的浓度控制在6.5 mmol/L [23] 以内。

（五）注意水电解质平衡

（六）注意补充维生素和微量元素，并确保各种成分均有补充

（七）实施肠内营养时注意营养液输注的速度和量，如无法达到每日供给量，可以适当进行肠外营养补充

根据以上计算结果及原则，用医院现有的制剂，组合配制成肠外或肠内营养液。肠内营养液通过肠道选择性吸收，相对容易配制，重点是保证营养物质的供应种类和量的合理性，如条件允许，以肠内营养支持为首选营养支持方式。由于肠外营养液直接进入血液循环，需要严格制订处方并进行配制，处方制订方法见表4-1，要求成分完备和各成分的量足够，液体量合适，如果由于液体量无法配制，需要在肠外营养和液体量之间做出平衡，病情允许时可加用部分肠内营养支持。

表4-1　肠外营养处方计算表

总体原则				
	热量：			
	糖脂比：			
	热氮比：			
	液体量：			
序号	营养物质	计算量	换算关系	质量
1	氮：氨基酸	g	1 g氮=6.25 g氨基酸	
2	氮：丙氨酰谷氨酰胺	g	1 g氮=5.18 g丙氨酰谷氨酰胺	
3	葡萄糖	kcal	4 kcal=1 g葡萄糖	
4	脂肪乳	kcal	9 kcal=1 g脂肪乳	
5	K^+	mmol/L	13.4 mmol K^+=1 g氯化钾	
6	Na^+	mmol/L	17 mmol Na^+=1 g氯化钠	
7	Ca^{2+}	mmol/L	13.3 mmol Ca^{2+}=1 g氯化钙	
8	Mg^{2+}	mmol/L	4 mmol Mg^{2+}=1 g硫酸镁	
9	维生素	根据病情及配伍禁忌确定		
10	微量元素	根据病情及配伍禁忌确定		
11	鱼油脂肪乳	根据病情及配伍禁忌确定，不作为热量供应		
12	胰岛素	根据血糖及葡萄糖的量确定		

注：一般将一价阳离子浓度控制在140 mmol/L以内，二价阳离子浓度控制在6.5 mmol/L以内。

参考文献

［1］ BLASCO REDONDO R. Resting energy expenditure：assessment methods and applications ［J］. Nutr Hosp, 2015, 31（13）：245-254.

［2］ FRANKENFIELD D C, MUTH E R, ROWE W A. The Harris-Benedict studies of human basal metabolism：history and limitations ［J］. J Am Diet Assoc, 1998, 98（4）：439-445.

［3］ ROZA A M, SHIZGAL H M. The Harris Benedict equation reevaluated：resting energy requirements and the body cell mass ［J］. Am J Clin Nutr, 1984, 40（1）：168-182.

［4］ 袁振芳, 陆迪菲, 王雨, 等. 肥胖的多学科治疗策略——从诊断到治疗 ［M］. 北京：北京大学医学出版社, 2020：157-162.

［5］ WESTERTERP K R, PLASQUI G. Physical activity and human energy expenditure ［J］. Curr Opin Clin Nutr Metab Care, 2004, 7（6）：607-613.

［6］ SANCHEZ-DELGADO G, ALCANTARA JUAN M A, ORTIZ-ALVAREZ L, et al. Reliability of resting metabolic rate measurements in young adults：Impact of methods for data analysis ［J］. Clin Nutr, 2017, 37（5）：1618-1624.

［7］ PATEL H, BHARDWAJ A. Physiology, respiratory quotient ［M］. Treasure Island FL：Stat Pearls Publishing LLC, 2019.

［8］ SALACINSKI A J, HOWELL S M, HILL D L, et al. Validity of the InBody 520™ to predict metabolic rate in apparently healthy adults ［J］. J Sports Med Phys Fitness, 2018, 58（9）：1275-1280.

［9］ 贺红艳, 孙菁, 刘英华, 等. 不同糖代谢状态人群静息能量消耗变化及影响因素分析 ［J］. 中华保健医学杂志, 2019, 21（3）：202-206.

［10］ 王利兵. 肝硬化围手术期个体化营养支持研究 ［J］. 中国继续医学教育, 2016, 8（3）：71-73.

［11］ 闫超. 超重肥胖人群静息能量消耗的测定及预测公式准确性的研究 ［D］. 石家庄：河北医科大学, 2019：1-2.

［12］ 卞月梅, 尤祥妹. 代谢车测定老年慢病患者静息能量消耗与HB公式比较 ［J］. 解放军预防医学杂志, 2018, 36（1）：21-23.

［13］ 卞月梅, 尤祥妹. 静息能量消耗测定在老年慢病人群中的应用 ［J］. 中华多器官疾病杂志, 2017, 16（12）：902-905.

［14］ 钱素云, 纪健, 祝益民. 静息能量测定在儿童危重患者中的应用 ［J］. 中国小儿急救医学, 2015, 22（2）：73-76.

［15］ 秦启红, 钮丹叶, 刘军, 等. 代谢车在重度烧伤病人能量代谢测定中的应用 ［J］. 肠外与肠内营养, 2016, 23（6）：332-335.

［16］ 杨小娟, 张小亚, 王丽娟, 等. 呼吸间接测热法与HB系数法测定脓毒症患者能量消耗的一致性 ［J］. 中华临床营养杂志, 2019, 27（5）：299-303.

［17］ 王丽娟, 赵兰菊, 杨小娟, 等. 间接测热法与HB公式法测定多发伤机械通气患者能量消耗的一致性研究 ［J］. 中华危重病急救医学, 2018, 30（10）：946-949.

［18］ 陈宏, 李非, 刘大川, 等. 间接能量消耗测定技术在腹部外科重症病人中的应用 ［J］. 腹部外科, 2017, 30（5）：385-389.

［19］ 冯金周, 曾俊, 孙明伟, 等. 间接能量测定系统在重型颅脑损伤治疗中的应用及其临床意义 ［J］. 实用医院临床杂志, 2015, 12（3）：31-34.

［20］陈琪，唐卫东，邵雪波，等. 间接能量代谢测定值与经验能量估算值在COPD患者中的差异性分析［J］. 中华危重病急救医学，2018，30（3）：257-261.

［21］蒲香蓉，冯宇，刘英华，等. 结肠癌病人化疗前后的能量代谢测定及人体成分分析［J］. 肠外与肠内营养，2017，24（1）：10-12.

［22］陈星，王凯，江华. 间接能量测定系统在食管癌患者术后营养治疗的临床应用［J］. 四川医学，2016，37（10）：1074-1077.

［23］DAVIS K A，KINN T，ESPOSITO T J，et al. Nutritional gain versus financial gain：the role of metabolic carts in the surgical ICU［J］. J Trauma，2006，61（6）：1436-1440.

［24］王亚奇，庞成森，马妮，等. 基于Excel vba技术构建审核全肠外营养液处方的算法［J］. 中国药房，2019，30（1）：130-135.

（李亮　谢肖俊　邹湘才　邰沁文）

第五章　体液代谢与肠外肠内营养

　　水是生命的基础，是人体中含量最多的成分，也是各种生化反应的媒介，人体一系列复杂的生物化学反应均以水为媒介进行，水还发挥代谢产物的运输和维持散热与产热的平衡等作用。水和电解质都是生命重要的物质基础，在细胞内外维持动态的内环境平衡，并具有较大的代偿能力，当这个代偿机制发生紊乱时，即可导致水电解质平衡的紊乱，严重者甚至可以威胁生命安全。水电解质平衡在腹部外科的围手术期管理上有重要的意义，尤其是腹部外科经常需要在围手术期进行肠外肠内营养支持时，物质代谢过程加上内环境因素对水电解质平衡造成复杂的影响，因此在腹部外科的诊疗过程中，掌握水电解质平衡有重要的意义。

第一节　体液平衡与水钠代谢

　　体液包括细胞外液和细胞内液，是人体的重要组成部分，包括水，以及溶解在水中的各种电解质和蛋白质等大分子物质或胶体，并形成较为稳定的渗透压，体液成分和渗透压的恒定是细胞正常活动的前提。

一、体液平衡

　　人体重的50%～60%由水组成，不同的人因年龄、性别、体重不同而有一定的差异，一般肌肉含量高的个体，水的占比高；脂肪含量高的个体，水的占比低。成年男性体内水含量占体重的60%，女性由于皮下脂肪比例较男性高，水含量较少，为50%。

（一）体液的分布

　　体液分布大致符合体液分布的2/3规则：人体的水含量接近体重的2/3，体液的2/3为细胞内液，占体重的30%～40%；人体1/3的液体分布在细胞外，为细胞外液，包括血浆和细胞间液，约占体重的20%，其中细胞外液的2/3为组织间液，组织间液占体重的15%，血浆占体重的5%。

1. 第一间隙、功能性细胞外液与第二间隙

组织间液与血浆的不同点是不含红细胞，仅含少量蛋白质，绝大多数组织间液与细胞、血管内的液体迅速交换，并取得平衡，被称为功能性细胞外液，其对维持水电解质平衡起重要的作用。在医学上，这部分的组织间液被称为第一间隙，循环系统中的血浆被称为第二间隙，第一间隙与第二间隙的液体处于快速的动态平衡之中，当循环血容量减少时，第一间隙的液体可以快速补充到第二间隙。

2. 第三间隙与无功能性细胞外液

关节液、消化液、脑脊液、胸腔积液、腹水、房水等仅可缓慢地与血管及细胞内的液体维持平衡，被称为无功能性细胞外液，该部分相对第一间隙和第二间隙而言，也称为第三间隙，这部分液体占体重的1%～2%。第三间隙液体多数由细胞转运和分泌形成，又称为结缔组织液和经细胞水，生理情况下这部分液体对体液平衡影响很小，但病理状态下它们的变化有时也可导致水电解质的失衡，因此这部分液体的无功能是相对的。

体液的分布，可以口服氚氧化物（^2H_2O）并使用同位素丰度测量仪器测定，但是这种方法主要用于实验检测，临床应用价值有限，临床上主要根据临床观察和液体出量记录的数据综合分析，人体成分分析也是临床上有应用价值的器械测量方法之一[1]，主要应用于透析前后水分的评估，在营养支持治疗中也被广泛应用。

（二）体液的电解质成分

细胞内液与细胞外液的电解质成分有较大的差异，并维持动态的平衡和稳定，虽然血浆与组织间液同为细胞外液，但血浆与组织间液在蛋白质浓度上有较大的差异，因此在理解其成分时，可以分为第一间隙、第二间隙、细胞内液3类，其本质是血浆、组织间液和细胞内液。细胞外液的主要阳离子为Na^+、K^+、Ca^{2+}、Mg^{2+}；主要的阴离子为Cl^-、HCO_3^-、HPO_4^{2-}、SO_4^{2-}、有机酸、蛋白质；组织间液和血浆中的电解质成分相同，相比组织间液血浆中含有更多的蛋白质，这些蛋白质以血管壁为半透膜，是血管内胶体渗透压的主要贡献者。细胞内液主要的阳离子为K^+、Na^+、Ca^{2+}、Mg^{2+}；主要的阴离子是HPO_4^{2-}、蛋白质、HCO_3^-、Cl^-、SO_4^{2-}等。细胞内液和细胞外液阳离子和阴离子的电荷数相等，总体上保持电中性。各种电解质的浓度见表5–1。

表5-1　血浆、组织间液和细胞内液电解质浓度

名称	血浆/（mmol·L⁻¹）	组织间液/（mmol·L⁻¹）	细胞内液/（mmol·L⁻¹）
Na⁺	142	145	10
K⁺	4	4	160
Ca²⁺	2.5	1.5	极微量
Mg²⁺	1.5	1	极微量
Cl⁻	103	115	2
HCO₃⁻	27	30	8
HPO₄²⁻	1	1	70
SO₄²⁻	0.5	0.5	—
有机酸	—	5	—
蛋白质	14	1	55

注：这些数据在不同的检测方法中有差异，表中"—"表示无可靠的可查数据。

（三）体液的渗透压

体液的渗透压和溶解与其中电解质和胶体微粒的数量有关，粒子数量越多，渗透压越高。渗透压可以用冰点渗透压计测量，也可以用公式计算。

渗透压（mmol/L）=2（Na⁺+K⁺）（mmol/L）+葡萄糖（mg/dL）/18+尿素氮（mg/dL）/2.8+其他未测定物质。

临床上一般以mmol/L来表示渗透压，也可以用mOsm/L、mOsm/（kg·H₂O）表示，血浆渗透压的正常值为280～310 mmol/L，低于280 mmol/L为低渗，高于310 mmol/L为高渗。

（四）体液渗透压的调节

Na⁺是血浆中主要的离子，在维持血浆的渗透压中起重要的作用，但是组织间液的主要阳离子也是Na⁺，并且可快速在血管壁内外通过，由于血管的半透膜作用，大分子物质不能透过这个半透膜，因此胶体和大分子的蛋白质是维持血管内相对于组织间液渗透压差的主要贡献者。血浆蛋白的胶体渗透压和毛细血管壁的静水压共同决定血管内外体液的分布，毛细血管的静水压促使体液进入组织间隙，而血浆的胶体渗透压即是吸引体液进入血管的主要动力，淋巴回收部分剩余的液体最后也回到循环系统中，使体液处于动态的平衡。

1. **毛细血管静水压与组织间隙静水压**

毛细血管静水压与组织间隙静水压的数值分别是20 mmHg和−10 mmHg，两者之间的差值为30 mmHg，这是血管内液体进入组织的驱动力，称为有效静水压。

2. 血浆胶体渗透压和组织间液胶体渗透压

为了与静水压的数值对应，将血浆胶体渗透压和组织间液胶体渗透压以mmHg为单位来表示，分别为25 mmHg和15 mmHg[2]，两者之间的差值为10 mmHg，这是血管吸收组织间液体液的动力，又称有效胶体渗透压。

3. 有效滤过压

促使体液流向组织间隙的力量为毛细血管静水压和组织间液胶体渗透压，促使体液流向血管内的力量为血浆胶体渗透压和组织间隙静水压，它们数值之差为有效滤过压。正常情况下，有效滤过压促使体液进入细胞外间隙，形成组织间液。

有效滤过压=（毛细血管静水压+组织间液胶体渗透压）-（组织间隙静水压+血浆胶体渗透压），在公式中代入以上数值，得出正常的有效滤过压为20 mmHg。

4. 白蛋白在体液调节中的意义

白蛋白是血浆中含量最多、分子最小、溶解度最大、功能最多的一种蛋白质，贡献了75%～80%的血浆胶体渗透压，血浆胶体渗透压的意义：使静脉端组织间液重返血管内的主要动力[3]。由于毛细血管壁的空隙孔径比白蛋白分子小，一般情况下，白蛋白不易进入组织间隙，但是这些空隙孔径大小不一，仍有少许孔径大的空隙可以透过白蛋白，因此组织间液中仍有少许白蛋白。受创伤等因素影响，毛细血管壁的孔径增大，白蛋白进入组织间隙增多，导致血管内外渗透压差变小，体液从第二间隙转移进入第一间隙，导致组织水肿。人体的细胞外有各种胶原纤维、弹性纤维等组织的网状支架结构，这个网状结构的间隙较小，白蛋白也不易进入，因此正常情况下，进入组织间液的白蛋白主要在淋巴内，并与淋巴液一起回流到循环系统，但是创伤和感染等因素可以使细胞外的网状支架结构间隙增大，白蛋白进入组织间隙增多，细胞外间隙的渗透压升高，导致更多的体液滞留而难以回流，因此也可以把这部分的液体称为第三间隙。由于不同组织的细胞外网状支架结构和成分差异大，间隙大小的差异也大，因此形成第三间隙的条件也不同，胃肠道、眼睑等部位组织疏松，容易形成第三间隙，因此对于胃肠道的手术，在加速康复外科的理念下，提倡尽量减少创伤和控制液体的输入，尽量减少第三间隙对恢复的不利影响。

5. 体液调节的失衡：毛细血管渗漏综合征

毛细血管渗漏综合征（capillary leak syndrome）是指全身炎症反应导致血管内皮损伤、血管壁通透性增强，从而使大量血浆蛋白从血管内渗漏至血管间隙，导致组织水肿和体腔积液，表现为皮肤黏膜进行性水肿、胸腔和腹腔积液、肺水肿、低血容量性休克、低蛋白血症、肾功能障碍等。毛细血管渗漏综合征是严重的病理第三间隙体液潴留，是系统性炎症反应综合征的一种并发症，任何炎症和创伤（包括手术）都可以导致类似的病理生理反应，本质上是毛细血管内皮损伤，大量血浆中的白蛋白渗入组织间液（即第三间隙）中，使组织胶体渗透压增高，血浆胶体渗透压降低，血管内体液进入组织间隙，有效循环血容量下降，使组织灌注不足而导致缺血、缺氧，同时肺部气体交换也出现障碍，形成恶性循环，严重时可引发多器官功能衰竭。当创伤恢复后，第三间隙液体重新向血管内转移，导致有效血容量增加，循环负荷增加，有时超过心脏和肾脏的代偿能力，可诱发心功能不全。一般的治疗对毛细血管渗漏综合征效果不明显，血液透析可以去除过多的水分，清除炎性因子，对毛细血管渗漏综合征治疗效果较好[4]。

体液平衡主要是水、电解质和蛋白在第一间隙、第二间隙、第三间隙的分布和动态平衡，在可调节范围内，机体可以迅速调节第一间隙和第二间隙的体液平衡，第三间隙的体液一般情况下对体液平衡的调节作用缓慢，但是当出现毛细血管渗漏综合征时，其可对体液平衡产生很大的不利影响。

二、水钠代谢

充足的血容量是保证组织有效灌注的必要条件，体液的失衡本质上是体液容量和渗透压的失衡，细胞外液中浓度最高的电解质是Na^+，是维持渗透压的主要贡献成分，因此水和Na^+在体液平衡中起到重要作用，水钠代谢在一定程度上也代表着体液的调节。

正常机体水的来源为饮食中的水分、代谢产生的水，一般通过饮食摄入的水分为2 000～2 500 mL，代谢产生的水称为内生水，量不多，只有150～300 mL。机体主要依靠肾脏排出水，其他排出水的途径为呼吸时肺的不显性失水。不同的人水排出量存在差异，不同的研究数据也有差异，人体一般情况下每日排出量为：尿液1 000～2 000 mL；消化道分泌大量消化液，达8 000 mL，但大部分被吸收，粪便中水分50～200 mL；气温低时皮肤不显性失水350～700 mL，体温每升高1℃，失水增加100 mL，大量出汗时可高达数千毫升；呼吸不显性失水400 mL。

人体需要的钠主要从食物中获得，每天需要氯化钠4.5 g，人体内钠的总量为3 700 mmol，细胞外液占44%，浓度为142～145 mmol/L；细胞内液占9%，浓度为10 mmol/L，细胞内液与细胞外液的钠属于可交换的钠；其他不可交换的钠存在于骨骼中，占47%。钠主要通过尿液排出，消化道、汗液等也可排钠。

机体通过神经内分泌系统对水钠代谢进行调节，包括下丘脑–垂体–抗利尿激素系统和肾素–血管紧张素–醛固酮系统，调节水和电解质的吸收及排泄，达到调节体液平衡的目的。

（一）下丘脑–垂体–抗利尿激素系统

下丘脑–垂体–抗利尿激素系统感受渗透压、血容量和血管内压力的变化，调节抗利尿激素的分泌，以及肾脏对尿液的稀释或浓缩，从而对体液起调节作用。

1. 抗利尿激素的刺激因素

（1）渴觉是通过渗透压的感受而获得的，渗透压的感受器主要分布在下丘脑的视上核和室旁核，通过渴觉驱使机体增加水的摄入，从而补充水分，渴觉是机体最强大的防止失水机制，但是出现渴觉并不都代表失水[5]。口渴中枢对渗透压反应敏感，血浆渗透压1%的增减变化即可刺激或抑制抗利尿激素的分泌。尽管水的摄入因人而异，但是血浆渗透压基本保持不变，抗利尿激素和渗透压共同维持着生理状态的体液平衡。

（2）低血容量、低血压刺激动脉系统容量感受器和颈动脉窦、主动脉弓的压力感受器，可以影响抗利尿激素的分泌，减少体液的丢失。这种性质的刺激也可以引起渴觉，当患者出现无法解释的口渴感，则需要注意失液的可能。心房也存在压力感受器，心房的扩张可导致抗利尿激素水平的下降，增加水的排出。

（3）引起抗利尿激素分泌的因素有很多，包括疼痛、吸烟、恶心、呕吐；电解质紊乱，如低钠血症和低钾血症；内分泌因素，如肾上腺皮质激素、前列腺素、内皮素等；中枢系统的肿瘤、某些消化道肿瘤[6]、小细胞肺癌等。

在这些刺激因素中，生理状态下，人体可以正常摄食，渗透压引起的渴觉是机体最强的防失水机制，但在病理状态下，低血容量、低血压尤其是动脉系统的低血容量是刺激的主要因素。对机体而言，维持完整的循环容量可以维持稳定的生命体征，比渗透压的维持更有意义，因此机体优先维持血容量，所以在某些病理状态下，如创伤引起的渗出，细胞外液已经明显过多，但血管内有效血容量相对不足，仍然可以造成抗利尿激素的分泌。由血容量引起的抗利尿激素分泌主要见于病理性的代偿机制，与渗透压变化的生理性代偿机制具有不同的特点：血容量和血管内压力触发抗利尿激素的分泌敏感性不如渗透压灵敏，一般需要血容量改变10%以上才能触发，但是低血容量一旦触发，即可强烈刺激抗利尿激素的分泌。

2. 抗利尿激素在肾脏的作用

人类的抗利尿激素为精氨酸升压素（arginine vasopressin，AVP）[7]，AVP的前体物质是PreproAVP，PreproAVP由信号肽、AVP、神经素和糖蛋白等组成，在下丘脑的视上核和室旁核的细胞核内合成，然后由细胞核和进入胞浆网，脱去信号肽并储存在胞粒中，继而沿视上核神经轴下行至垂体，并去除神经素和糖蛋白，最后成为AVP，并储存在垂体中。AVP与肾脏的受体结合，改变肾脏的浓缩和稀释功能从而发挥作用。抗利尿激素的受体分为V1和V2两大类，其中V1又分为$V1_A$和$V1_B$两小类。$V1_A$受体主要分布在血管的平滑肌、肾小球系膜细胞和血小板，作用为激发血管的收缩，使通过肾脏的血流减少，使尿液较少，减少水分的排出；$V1_B$受体主要分布在肝脏和肾上腺等，作用主要与凝血因子的释放和肝糖原的代谢有关；V2受体主要分布在肾的集合小管，其作用与水的通透性、尿素的通透性相关，发挥抗利尿作用。AVP与V2受体结合，可激活腺苷酸环化酶的活性，促进细胞内环磷酸腺苷（cyclic adenosine monophosphate，cAMP）的形成，cAMP激活蛋白激酶A（proteir kinase A，PKA），PKA与水孔蛋白2（AQP2）的丝氨酸结合，AQP2的水通道开放，增加管腔细胞膜水通道的交换作用，增加水的吸收，AVP脱离后AQP2的水通道关闭。

3. 神经因素对水钠调节的作用

交感神经的兴奋调整体液分布，以保证重要生命器官的灌注。交感神经的末梢分布在肾小球的基底膜、髓部直小管，使近曲小管对Na^+的重吸收增加，兴奋Na^+-K^+-ATP酶活性增强，有利于从肾小管重吸收Na^+。交感神经还可以引起肾素-血管紧张素-醛固酮系统兴奋，促进Na^+的重吸收。引起交感神经兴奋的因素包括：①血浆的渗透压升高时，刺激下丘脑的渗透压感受器，引起交感神经兴奋，也可伴有血压的升高；②下丘脑分泌的AVP、交感神经的传出纤维、谷氨酸能神经，可进一步增强交感神经的兴奋性；③颈动脉窦、主动脉弓的压力感受器和左心房、胸部腔静脉的容量感受器，它们的刺激信号由迷走神经传入中枢，也可引起交感神经的兴奋。

（二）肾素–血管紧张素–醛固酮系统

肾素–血管紧张素–醛固酮系统对水钠的调节路径：血管紧张素原在肾素的作用下转变为无活性的血管紧张素Ⅰ（AngⅠ），随后，血管紧张素Ⅰ在血管紧张素酶的作用下转变为有活性的血管紧张素Ⅱ（AngⅡ），AngⅡ可促进肾上腺皮质分泌醛固酮，醛固酮可促进远端肾单位重吸收Na^+。血管紧张素原由肝脏合成和分泌，肾素由肾小球旁细胞分泌。AngⅡ通过与其受体结合而发挥作用，血管紧张素Ⅱ（AngⅡ）的受体有2个亚型，即Ⅰ型（AT1）和Ⅱ型（AT2），均为G蛋白偶联的跨膜蛋白受体。AT1是主要的受体，在人体内分布广泛，包括脑、心脏、肾上腺、肾、脉管系统。AT2即表现为对抗AT1的作用，分布在心肌的成纤维细胞、肾上腺髓质、肾小球、入球小动脉、间断小管和直小血管。AT2在胚胎时出现较多，可能与组织的发育有关。AT1遍布脉管系统的平滑肌细胞，在

AngⅡ的作用下，引起血管壁紧张度的变化。通过AT1受体，AngⅡ调节肾小球的滤过率、水钠的重吸收，并通过致密斑抑制肾素的分泌。

1. 血管紧张素Ⅱ的作用

血管紧张素Ⅱ（AngⅡ）对肾脏血管的作用直接影响肾脏的血流，控制肾小球的滤过率和肾小管的转运作用。AngⅡ使肾小球入球小动脉和出球小动脉、小叶间动脉收缩，由于出球小动脉的直径更小，收缩后的阻力增加更明显，因此肾血流减慢，肾小球毛细血管的静水压增高，使肾脏在全身血压下降的情况下保持肾小球的滤过率，这个调节机制能使人体在全身性血压波动较大的情况下维持恒定的肾血流量和肾小球滤过率。AngⅡ的其他作用包括：促进近端肾小管上皮细胞顶膜的Na^+/H^+交换，增加Na^+的重吸收，同时刺激基底膜外侧Na^+-K^+-ATP酶的活性，促进Na^+转运进入循环；刺激基底膜外侧膜Na^+/HCO^-的活性；增强Henle's髓袢升支粗段和远曲小管对Na^+的重吸收。

2. 醛固酮的作用

AngⅡ刺激肾上腺皮质产生醛固酮，醛固酮是一种盐皮质激素，主要作用为调节Na^+和K^+的平衡，因此K^+的浓度降低也可以刺激醛固酮的分泌增加。促进醛固酮分泌的因素中，AngⅡ起主要作用，其次是血清K^+，两者在促进醛固酮的分泌上有相互协助的作用，促肾上腺皮质激素、心房钠尿肽、内皮缩血管肽、多巴胺等也可以促进醛固酮的分泌，但相对于AngⅡ和K^+，作用要小很多。Na^+和K^+平衡显著受醛固酮的影响，醛固酮通过远端肾单位上皮的Na^+通道（ENaC）促进Na^+的重吸收，同时促进K^+的排泄，是调节细胞外液容量、维持血压和维持血清K^+的重要因素。醛固酮还可以通过控制肠道、唾液腺和汗腺中的ENaC来影响Na^+和K^+的平衡。螺内酯、依普利酮结构与醛固酮类似，是醛固酮的拮抗药，抑制醛固酮通过抑制Na^+的吸收和K^+的排泄而起作用。泌尿系统畸形或感染，可以导致醛固酮受体数量的表达受抑制，使醛固酮作用减弱而引起失钠，导致低钠血症，这种情况也称为假性醛固酮减少症[8]，常见于小儿。

动脉循环容量在组织灌注上起重要的作用，因此疾病状态下动脉循环容量在体液调节中起首要作用，动脉循环容量的不足激活动脉的压力和容量感受器，进一步激活交感神经系统、肾素-血管紧张素-醛固酮系统和下丘脑-垂体-抗利尿激素系统。交感神经系统的作用是使全身体液重新分布，肾素-血管紧张素-醛固酮系统的主要作用是保Na^+从而达到保水的作用，下丘脑-垂体-抗利尿激素系统促进水的吸收，总体效应是减少肾脏血流量，促进肾脏对水和Na^+的保持作用。体液平衡主要是指体液容量和分布的平衡，体液容量中最重要的是有效血容量，而容量和压力感受器主要分布于动脉，因此有效血容量又以动脉血容量更为重要。加速康复外科的液体治疗原则是减少输液，主要目标是有效的动脉血容量而不是体液重量，并且需要给予减少创伤引起的交感神经激活等措施，才能达到治疗效果。Na^+是细胞外液的主要离子，Na^+是细胞外液容量的重要决定因子，因此在一些疾病状态下，这个调节机制也可能失灵，例如肝病，即使出现水钠潴留的现象，肾脏仍然出现保Na^+的情况，出现体液容量对体液平衡的调节作用并不敏感的情况。

三、体液容量失衡与浓度失调

由于细胞外液的主要成分是水和钠，水和钠的代谢在很大程度上代表体液平衡，一般将水的异常称为容量失衡，将Na^+的浓度异常称为浓度失调，而将细胞外K^+、Ca^{2+}、Mg^{2+}、磷等异常称为成分失衡或紊乱，水和钠的代谢关系密切，因此往往将水和钠的代谢放在一起讨论。

（一）低渗性脱水

低渗性脱水又称为慢性脱水或继发性脱水，即水和钠同时丢失，失水少于失钠，血清钠浓度低于正常范围，细胞外液呈低渗状态。需要注意的是，低钠血症与低渗性脱水并不等同，失水有时是相对的，可能出现有效血容量减少，体液总量不变，甚至增多的情况。

1. 病因

主要的病因包括：①各种途径的消化液丢失，如呕吐、腹泻、长期胃肠减压、高流量的肠造口，致使大量钠随消化液丢失；②药物的作用，如利尿剂的使用，抑制肾小管对钠的吸收，导致钠的丢失；③烧伤、外伤等形成大面积创面，创面渗液同时丢失大量消化液；④补充低钠或不含钠的液体；⑤肺部的慢性疾病，如结核、肿瘤、炎症、结节病、感染[9]等，可以使抗利尿激素分泌增多，引起水潴留，导致低钠血症；⑥肾上腺皮质功能减退，醛固酮分泌减少，肾小管对钠的重吸收减少；⑦糖尿病酮症酸中毒；⑧垂体肿瘤术后[10]或颅脑损伤[11]。

2. 代偿机制

由于细胞外液呈低渗状态，下丘脑-垂体-抗利尿激素轴被抑制，抗利尿激素分泌呈抑制状态，以利于水的排出，从而提高渗透压。同时，肾素-血管紧张素-醛固酮系统被激活，减少肾脏排Na^+，促进Cl^-和水的吸收。机体建立以上代偿机制的目的是维持渗透压的正常水平，但当水排出时，有效血容量开始减少，细胞间液进入血液循环，以补偿血容量，同时交感神经系统被激活，使体液重新分布。如果血容量的减少仍无法代偿，机体将优先维持血容量的稳定性，不再顾及渗透压，使抗利尿激素分泌增多，水的吸收增多，导致尿量减少；如果抗利尿激素的分泌也无法维持有效的血容量，则出现代偿失衡，进而导致休克。低渗性脱水与低钠血症并不等同，根据代偿机制的差异，低钠血症可以分为两类，分别是有效血容量减少所致的低钠血症，以及抗利尿激素分泌过多或作用过强引起的低钠血症。

3. 临床表现

由于细胞外液呈低渗状态，患者一般无口渴感，临床表现根据缺钠的程度而有所不同，不同的人症状差异也较大，轻度低钠血症可无症状，一般血清钠浓度<120 mmol/L，血渗透压<240 mOms/（kg·H_2O）时多数出现症状，临床表现主要分为2组，分别是：①有效血容量减少所致的循环系统改变；②细胞外液渗透压低于细胞内液，水进入细胞内导致细胞水肿，尤其是神经系统的细胞水肿引起的症状。临床上一般将低钠血症分为轻度、中度、重度，即机体代偿或失代偿的3个阶段。

（1）轻度低钠血症。

血清钠浓度为130～135 mmol/L。患者感觉到疲乏、头晕、手足麻木，尿液中Na^+浓度减少。

（2）中度低钠血症。

血清钠浓度为120～129 mmol/L。除以上症状外，患者还出现恶心、呕吐、视力模糊等，此外有低血容量或休克前期的表现，如脉搏细速、血压不稳定或下降、脉压变小、浅静脉萎缩、站立性晕倒等。由于肾脏具有保钠功能，尿液中几乎不含有Na^+和Cl^-。

（3）重度低钠血症。

血清钠浓度在120 mmol/L以下。由于尿量减少，体内代谢产物积聚，患者表现为神志不清、肌肉痉挛性抽搐、腱反射减弱或消失，或随后出现休克。重度低钠血症可以引起严重的神经系统病变，当血清钠浓度低于110 mmol/L时可出现木僵，当血清钠浓度低于105 mmol/L时人可神志昏迷、惊厥，甚至出现脑疝而死亡。

4. 诊断

根据体液丢失的病史以及临床表现，可以做出初步诊断：血清钠浓度低于135 mmol/L，可确诊，并根据血清钠的浓度和临床表现判断病变的程度，其他检查对诊断和病情判断也有提示意义。尿液检查：尿比重低于1.010，尿中Na^+和Cl^-浓度显著下降。血常规：红细胞计数、血红蛋白浓度、红细胞比容可增高。血生化检查：血尿素氮升高。在诊断低钠血症时，还需要注意以下问题。

（1）排除假性低钠血症[12]。

由于血浆中非电解质成分的干扰，例如高脂血症、高蛋白血症及其他具有渗透压贡献的物质增多，测得的血清钠浓度低于正常值，但血浆渗透压正常。在严重的高脂血症或异蛋白血症的情况下，血浆水分减少，但溶解于水中的Na^+浓度正常，测量时也计算了血浆中脂质及蛋白质的容积，导致测得的血清钠浓度低于正常值。渗透压（mmol/L）=2（Na^++K^+）（mmol/L）+葡萄糖（mg/dL）/18+尿素氮（mg/dL）/2.8+其他未测定物质，去除葡萄糖、尿素氮和其他未测定物质，即为校正渗透压，校正渗透压正常值为260～275 mmol/L，校正渗透压低于260 mmol/L，表示细胞外液Na^+浓度降低。校正渗透压排除了高脂血症、高蛋白血症等因素的影响，对鉴别假性低钠血症有意义，无论测得血清钠的浓度是高是低，只要校正渗透压正常，则表示细胞外液Na^+浓度正常。

（2）估计细胞外液的容量状况。

出现低钠血症时细胞外液可能低于正常水平，液体也可能渗入组织间隙中，实际细胞外液增多，还可能积聚在第三间隙，不同的状况对治疗方案有不同的影响。根据临床表现和相应的检查可以判断体液的状况，血压偏低、皮肤弹性差、实验室检查见血尿素氮（BUN）升高、肌酐轻度升高等均为体液不足的表现。第三间隙液体积聚一般显示患者有基础疾病，例如肝病、肾病、严重的创伤等。

（3）注意病理性抗利尿激素升高。

低钠血症伴有以下情况，包括无水肿、血压正常、无任何液体过少的迹象，为抗利尿激素分泌过多引起。注意基础疾病（如肺部肿瘤、垂体肿瘤等）线索，有助于诊断。

（4）病态细胞综合征。

部分低钠血症发生在细胞外液正常、排尿正常的情况下，尿液的渗透压随血渗透压而发生变化，称为病态细胞综合征。病态细胞综合征常与一些慢性疾病相伴发生，如晚期恶性肿瘤、肺结核等，具体病因不清，一般认为是细胞代谢异常，细胞内维持代谢的物质丢失或合成减少，使细胞内渗透压降低，机体为了适应这种状况，将细胞外液渗透压调低，以使细胞内外渗透压平衡，钠是细胞外液提供渗透压的主要物质，因此以钠的降低最为有效。

5. 治疗

治疗时应积极处理病因，对于无症状或轻微症状者，以处理原发疾病为主；对于严重低钠血症或症状明显者，应及时处理，补充液体和钠。原发病的治疗主要包括治疗引起抗利尿激素增多的原发病，限制水的摄入；治疗肝肾疾病等。一般低渗性脱水可合并其他水电解质、酸碱平衡紊乱，如酸中毒、低钾血症等，轻度异常可在患者的体液状态纠正后自行恢复，程度较重者视病情的状况进行治疗。

外科的低钠血症多数是有效血容量不足的类型，强调补液和补钠，根据缺水多于缺钠的情况，静脉输注含Na^+的溶液或高渗盐水，补钠量计算公式：需要补充的钠量（mmol）＝［血清钠浓度正常值（mmol/L）－血清钠浓度的测得值（mmol/L）］×体重（kg）×0.6（女性为0.5），然后按17 mmol Na^+相当于1 g氯化钠换算，正常的血清钠浓度一般采用141 mmol/L，也可采用140 mmol/L或142 mmol/L。一般不完全补足计算量，当天先补1/2的计算量钠和当天生理需要量（4.5 g氯化钠），剩余的量在第二天补。补钠的同时，注意补充日常需要液体量2 000 mL。需要注意的是，低钠血症不宜纠正过快，过快纠正低钠血症有发生渗透性脱髓鞘作用的风险，造成严重的中枢神经系统损害，因此需要根据渗透性脱髓鞘风险评估进行补钠[13]。一般的补充速度为每小时提高0.5～1 mmol/L，24 h内血清钠浓度提高不宜超过12 mmol/L，补液时注意心功能的情况。

以上计算公式中的0.6（女性为0.5）是人体中水的含量，因为体液中的Na^+主要分布在细胞外液，所以细胞外液的钠也在一定程度上代表体液的Na^+，因此这个公式只是一个估算手段，不能绝对依赖计算来补钠。一般先补充计算量的一部分，并同时补液，以解除紧急状况，改善肾脏的灌注，为进一步治疗创造条件。

如果出现休克或休克前期的表现，应优先处理血容量不足的情况，以改善组织灌注和微循环，补液采用晶体液与胶体液结合的方式，晶体液的用量为胶体液的2～3倍，血容量纠正后用200～300 mL高渗盐水（如5%氯化钠溶液）补充Na^+，恢复或部分恢复细胞外液的渗透压。待患者状态稳定后，复查血钠等指标，结合临床表现再进行针对性的处理。

（二）等渗性脱水

等渗性脱水又称急性缺水或混合性缺水，即水和钠等比例丧失，血清钠浓度和细胞外液的渗透压都在正常范围内。常见于外科患者。

1. 病因

丧失的液体与细胞外液成分基本相同，常见的病因：①腹膜或胸膜的渗出，后腹膜的渗出；②体表创面的渗出；③腹泻、呕吐导致的消化液丢失，肠梗阻体液积聚于肠腔内，肠造口或胃肠减压导致消化液流失；等等。

2. 代偿机制

由于等渗性脱水细胞外液的渗透压正常，不会激活下丘脑–垂体–抗利尿激素轴，水也不会在细胞内外转移，因此细胞内液的量一般不变，但是如果这种状态持续时间长，细胞内液中的水也可转移到细胞外液，引起细胞内缺水。由于有效血容量减少，脉管系统的压力和容量感受器被激活，其中也包括肾脏入球小动脉的压力感受器，肾素–血管紧张素–醛固酮系统随之兴奋，醛固酮分泌增加，肾小管对Na^+的重吸收增加，随同吸收的水量也增加。

3. 临床表现

患者可出现恶心、厌食、乏力、少尿等症状，虽然细胞外液保持正常的渗透压，理论上患者无口渴感，但不同的人口渴的主观感受差异很大，引起口渴感的原因也不单纯是细胞外液的渗透压，因此有的患者也可出现口渴感、舌干燥、眼窝凹陷、皮肤干燥松弛。短期内大量体液丢失时，有休克或休克前期的表现，包括脉搏细速、肢端湿冷、血压不稳定或下降。由于组织灌注不足，可出现代谢性酸中毒，胃液丢失，大量H^+损失，也可出现代谢性碱中毒。

4. 诊断

根据原发病、体液丢失的性质以及临床表现，可以做出初步诊断。由于等渗性脱水只是体液的丢失，其中的血细胞成分并没有丢失，因此血常规检查显示血液浓缩而生化检查无明显的异常，如白细胞计数、红细胞计数、血红蛋白、红细胞比容等升高，血清Na^+和Cl^-无明显变化。尿比重增高，还可能出现酸碱平衡失调的问题。

5. 治疗

治疗原发病，消除病因，缺水则很容易纠正。胃肠道功能正常者可以口服含盐的液体，不能口服者或需要快速补液者，可输注平衡盐溶液或等渗盐水，以使血容量得到补充，纠正失衡状态；对于出现休克或休克前期症状者，需要快速输注上述液体，一般根据失液的情况快速输注一定量的液体，然后根据血压等情况继续静脉输注或改口服补液。在液体失衡纠正后，酸碱平衡一般可自行纠正，无法自行纠正者，可根据具体的情况进行处理。补液的同时需要补充每天的生理需要量，包括水分2 000 mL及氯化钠4.5 g。注意如下几点：①不能输注不含盐的葡萄糖溶液，否则补液后容易导致低钠血症；②单纯使用氯化钠液容易出现Cl^-浓度过高的现象，以平衡盐溶液更为理想；③严重营养不良者，快速输液后，白蛋白浓度被稀释，血渗透压降低，快速输液的同时需要补充白蛋白20～40 g；④注意监测心功能指标，包括心率、中心静脉压、肺动脉楔压等。

（三）高渗性脱水

高渗性脱水又称为原发性缺水，即水和钠同时丢失，但失水多于失钠，血清钠浓度超过正常范围，血渗透压升高。

1. 病因

主要见于水分摄入不足或大量失水的情况，包括：①消化道梗阻导致水分摄入不足，尤其多见于食道癌；②禁食患者水分输注不足；③肠内营养水分给予不足；④大量出汗；⑤烧伤或创伤的创面大量渗液；⑥糖尿病控制不佳，导致多尿，水分随尿液一起丧失；⑥特殊环境因素，如在海洋或沙漠中缺水，无法摄入足够的水分；等等。

2. 代偿机制

细胞外液的高渗，刺激口渴中枢，增加水分摄入，补充水分。细胞外液的高渗可刺激下丘脑-垂体-抗利尿系统，使其兴奋，增加抗利尿激素的分泌，促进肾小管增加对水分的吸收，尿量减少。缺水问题得到改善，有效血容量减少，刺激脉管系统的压力和容量感受器，使肾素-血管紧张素-醛固酮系统激活，加强对水和钠的重吸收。由于细胞外液渗透压升高，细胞内液水分转移到细胞外液，导致细胞内外都缺水，转移的水分可补充血容量，因此开始时血容量可能正常。脑细胞的失水，可以导致一些溶质物质在细胞内积聚，细胞内渗透压升高，造成严重的神经系统损害。

3. 临床表现

高渗性脱水主要引起循环脑细胞损害的症状体征，一般根据临床表现，将高渗性脱水分为轻度、中度、重度。

（1）轻度：除口渴外，无其他症状，缺水量为体重的2%～4%，血容量尚在机体可代偿的范围内。

（2）中度：极度口渴，烦躁不安，乏力，唇舌干燥，皮肤失去弹性，眼窝下陷，尿少，尿比重增高，缺水量为体重的4%～6%，细胞外液明显减少，下丘脑-垂体-抗利尿系统、肾素-血管紧张素-醛固酮系统兴奋，尽量维持有效的血容量。

（3）重度：除上述症状外，还出现躁狂、幻觉、谵妄、昏迷，甚至死亡，缺水量超过体重的6%，细胞内水分转移到细胞外液，影响神经系统的功能。严重的缺水可以导致脑血管容量下降而扭曲，颅内压严重下降，导致颅内出血、硬膜下血肿和静脉窦血栓形成等严重神经系统并发症。严重的高渗性脱水还可导致细胞内外电解质浓度的严重改变，出现肌肉张力增高、腱反射亢进、肌肉抽搐等。

4. 诊断

根据丧失体液的性质和临床表现，可以做出初步的诊断。实验室检查的异常包括：①血清钠浓度升高并超过145 mmol/L；②血浆渗透压升高；③尿比重增高；④血液浓缩，血细胞计数、血红蛋白浓度、红细胞比容等升高。

5. 治疗

可以口服者，可口服补液；无法口服者，可静脉输注5%葡萄糖溶液或低渗的0.45%氯化钠液，补充已丧失的液体。病因治疗是根本，病因解除后患者经口服摄入足够的水分，可以从根本上治疗高渗性脱水。补液的计算方法：每丧失体重

1%的水，补液400～500 mL，为了避免血容量过快扩张，一般输入计算量的1/2，另外1/2在第二天输入，另需要补充每天的正常水分2 000 mL。高渗性脱水也可与代谢性酸中毒、低钾血症等同时存在，组织灌注改善后酸中毒可自行纠正，仍然存在异常者可酌情使用碳酸氢钠溶液，尿量超过40 mL/h者，可补充氯化钾液。注意以下几点：①高渗性脱水是失水与失钠同时存在的，虽然体血Na^+浓度高，但体内总钠减少，补液纠正后，体血Na^+浓度降低，需要适量补充钠；②补水速度过快，水分过快转移进入脑细胞中，也可引起严重的并发症，甚至有致死风险，一般以血钠每小时下降1 mmol/L为妥，血清Na^+下降至150 mmol/L可停止补钠。

（四）补液的计算公式

无论是低渗性脱水、等渗性脱水还是高渗性脱水，都存在补液的问题，24 h的补液量有多种公式可以参考，但目前的补液计算都是一种估算，尚无理想的计算公式，不能作为补液的绝对依据。

（1）补液量（mL）=体重（kg）×0.5（mL·kg^{-1}·h^{-1}）×24（h）+500（mL）。

（2）体重的第1个10 kg，每kg补液100 mL；第2个10 kg，每kg补液50 mL；超过20 kg，每kg补液20 mL；以上数值相加为24 h补液量。

（3）补液量（mL）=体重（kg）×35（mL）。

（4）补液量（mL）=125（mL）×24（h）。

（5）补液量（mL）=体重下降值（kg）×100（mL）。

（6）补液量（mL）=（血细胞比容上升值/血细胞比容正常值）×体重（kg）×200（mL）。

（7）补液量（mL）=（血钠上升值/血钠实际值）×600（mL）×体重（kg）。

（8）补液量（mL）=血钠下降值×1.3（mL）×体重（kg）。

以上公式侧重点各有不同，例如：（4）针对老人和小孩可能出现液体过量的情况，（7）适用于高渗性脱水，（8）适用于低渗性脱水。计算量是估算量，为了安全起见，一般输入计算量的1/2～1/3，并加上当天水的生理需要量2 000 mL，再根据补液后机体反应做出调整，其余的液体在第二天补充。

（五）水过多

水过多又称稀释性低钠血症或水中毒，即机体摄入的水量大大超过排出量，致使水分潴留，血浆渗透压下降，循环血容量增多。医源性因素是关键，肠外营养的风险之一即是水过多。在临床上，还可出现高容量性高钠血症，也多为医源性[14]，输入过多的高渗盐水是主要原因。

1. 病因

多数为医源性或疾病和机体脏器功能异常所致，包括：①静脉输液过多，或者肠外营养为了输注足够的热量而输注过多的水分；②过多饮水，多见于精神异常者的过度饮水；③肾功能异常，排水功能下降；④各种原因致使抗利尿激素分泌过多，如疼痛、休克、创伤及大手术等。

2. 代偿机制

由于细胞外液渗透压低于细胞内液，水分转移到细胞内，引起细胞内液增多，总的结果是细胞内外液均增多，在中枢神经系统引起脑细胞肿胀和颅内压增高。血容量过多，肾素-血管紧张素-醛固酮系统受抑制，肾脏排钠增多，所排出的水分也随之增多。

3. 临床表现

根据发病的急缓，一般分为急性水中毒和慢性水中毒，慢性水中毒通常为原发病所掩盖，临床表现特异性不明显，表现为乏力、恶心、呕吐、嗜睡等。急性水中毒主要表现为神经系统和细胞外液过多两方面的症状。

（1）神经系统的症状。

脑细胞水肿和颅内压增高，引起头痛、嗜睡、精神紊乱、定向力异常、谵妄、昏迷等神经系统症状，严重者甚至出现脑疝。

（2）细胞外液过多的症状。

细胞外液过多引起组织水肿，使尿量增多。肺水肿会导致突发严重呼吸困难，端坐呼吸，伴咳嗽，常咳出粉红色泡沫样痰，患者烦躁不安，口唇发绀，大汗淋漓，心率增快，两肺布满湿啰音及哮鸣音。此外，循环量过多也会引起心力衰竭等并发症。

4. 诊断

根据病史、输液情况和临床表现，一般可以做出诊断。血生化检查，血清钠浓度<135 mmol/L。血常规检查有血液稀释的表现，包括红细胞计数、红细胞比容、血红蛋白浓度、白蛋白浓度降低。肺水肿胸片检查可见肺泡状增密阴影，相互融合呈不规则片状模糊影，弥漫分布或局限于一侧或一叶，或见于肺门两侧，由内向外逐渐变淡，形成所谓蝴蝶状阴影。

5. 治疗

对于水过多，预防更加重要，肠外营养要注意水过多的问题，肾功能不全需要控制输液，控制创伤及疼痛应激因素也有利于预防水过多。一旦发现水过多，应立即停止水的输注，程度轻者，随尿液的排出可以恢复；程度重者，使用利尿剂排出过多的水分，可以使用20%甘露醇溶液（200 mL）等渗透性利尿剂快速滴注，静脉注射袢利尿剂，如呋塞米注射液等，也有效。

第二节　电解质紊乱

钾、钙、镁、磷等元素也是人体重要的组成部分，虽然这些元素在细胞外液的浓度远低于钠，但是也发挥了重要的生理作用，在肠外肠内营养支持治疗的过程中也是重要的监测指标。电解质紊乱包括钠、钾、钙、镁、磷等成分的紊乱，钠的异常一般伴有水分的异常，因此钠一般与水分的异常一起讨论，本节只讨论钾、钙、镁、磷的异常。电解质紊乱只是一个临床表象[15]，在对其危险性进行认知与干预的同时，要尽可能澄清其发生的缘由，从根本上解决问题，否则就会落入"一叶障目，不见泰山"的窘境。

一、钾的代谢

K^+是细胞内液的主要阳离子，在细胞外液中含量不多，但是具有重要的生理功能，主要的作用是维持正常的代谢和神经肌肉的兴奋性。由于细胞内液的钾浓度远超细胞外液，理论上细胞内液1%的钾转移到细胞外即可引起细胞外液钾的浓度改变50%[16]，但得益于机体的精确调控机制，实际上这种情况并不会发生。钾主要通过饮食摄入，主要经肾脏排泄，肾小球滤过液中的钾在近曲小管基本被完全吸收，远曲小管和集合管再分泌过剩的钾，随尿液排出。正常血清钾的浓度为3.5～5.5 mmol/L，在临床上评估血钾的情况需要注意以下问题：①现在临床测量的血浆钾浓度为血清钾浓度，实际血浆的钾浓度比血清钾浓度低0.4 mmol/L，当血清钾浓度比血浆钾浓度高0.4 mmol/L即为假性高钾血症，其原因是从血浆到血清的制作过程中，其中的细胞成分（例如血小板等）破裂，释放出细胞内的钾，使测得的血清钾浓度高于实际的血浆钾浓度；在一些特殊情况下，血清钾浓度可以明显高于血浆钾浓度，形成假性高钾血症，例如白血病、血小板增多等，大量的血细胞破坏导致测得的血清钾浓度远高于血浆钾浓度。②除细胞外液被稀释和体内钾的再分布外，血钾水平的降低可以反映细胞内缺钾的情况。③慢性失钾导致低钾血症患者往往有一定程度的耐受性，不同的人对低钾血症的耐受性也有差异，因此血清钾浓度与临床症状不一定平行。

（一）低钾血症

血清钾浓度<3.5 mmol/L为低钾血症。

1. 病因

由于肾脏具有保钠排钾的功能，以及其他途径的钾的丢失，出现低钾血症的原因较多，主要包括：①食物摄入不足或长期偏食；②肠内肠外营养支持补充钾不足；③长期静脉输注不含钾的液体，或输液过快导致钾浓度被稀释；④经消化道排出过多，例如呕吐、腹泻、造口排出、胃肠减压排出等；⑤尿液排出过多，如利尿剂的使用、盐皮质激素过多、急性肾功能衰竭恢复过程中的多尿期、Barter综合征醛固酮分泌过多致尿量多等；⑥钾向细胞内转移，见于大量输注葡萄糖溶液和胰岛素的情景，或代谢性碱中毒、呼吸性碱中毒、钡盐中毒，此外钾从细胞外转移到细胞内，也可以引起低钾血症；⑦糖尿病酮症酸中毒的渗透性利尿作用；⑧大剂量抗生素的使用，大剂量青霉素钠可以引起低钾血症，庆大霉素、两性霉素B、多黏菌素B、四环素等也可以引起低钾血症；⑨急性粒细胞性白血病、急性单核细胞白血病、急性淋巴母细胞性白血病、慢性粒细胞性白血病急性发作，均可引起低钾血症，甚至顽固性的低钾血症，具体原因未知。

2. 代偿机制

细胞外液的钾只占机体总钾含量的一小部分，血清钾浓度低，不代表体内总钾量有明显的降低，当钾浓度持续降低时，细胞内的钾可转移到细胞外液，细胞内液的钾浓度也可降低，引起机体总钾含量降低。镁对维持细胞内钾的浓度及在缺钾时保留细胞内的钾中发挥重要作用，足够的镁浓度对维持钾的稳定性非常重要，临床上缺镁常伴缺钾，如补充钾后不能纠正缺钾，则应考虑补充镁。

3. 临床表现

钾的外流产生细胞动作电位，当缺钾影响动作电位时，可以影响细胞的功能，特别是心脏、肌肉和神经细胞的功能，表现为四肢软弱无力，可出现软瘫，腱反射减弱或消失，一旦呼吸肌受累，则导致呼吸困难或窒息。个体临床表现差异很大，这与细胞内外钾浓度的差值有密切的关系，一过性或短暂的低钾血症可能表现为无症状，也与细胞外液的酸碱平衡、电解质紊乱和脱水有关。

（1）神经肌肉系统。

低钾血症是引起神经肌肉系统临床表现的病因之一，血清钾浓度<3 mmol/L时，可出现软弱无力；血清钾浓度<2.5 mmol/L时，可出现软瘫；腱反射减弱，但腱深反射常存在。患者表现为软弱无力，无力抬头或抬高肢体，行路不稳，卧床患者在床上翻身困难，严重出现呼吸困难，有时伴有肌肉疼痛和麻木感。

（2）中枢神经系统。

病情轻者表现为烦躁不安、情绪改变、疲乏，严重者出现精神不振、定向障碍，甚至表现为意识不清、谵妄或昏迷。

（3）循环系统。

血清钾浓度降低可引起心律失常、末梢血管扩张和血压降低，严重者可发生心力衰竭。心律失常的类型包括房性期前收缩、室性期前收缩、房性心动过速、心房扑动。心电图出现ST段低平、T波改变、双向T波或T波倒置、病理性的U波。

（4）其他临床表现。

患者可出现口苦、恶心、呕吐、口渴、食欲缺乏、进食减少等症状，由于肠道平滑肌的麻痹，有腹胀、便秘等表现。

4. 诊断

根据病史、临床表现、血清钾浓度<3.5 mmol/L可以做出诊断，心电图检查有辅助诊断的作用。尿钾测定对分析低钾血症的病因有一定的帮助，可以鉴别转移性低钾血症与肾性失钾导致的低钾血症。血清钾浓度的生化检查、血气分析测定K^+都要受时间、设备的限制，还存在检验误差，也受机体代谢的影响，并且只能反映细胞外K^+浓度，不能真实反映细胞内钾浓度的变化，而心电图是细胞内外K^+浓度差造成的电生理现象，可以反映细胞内钾的浓度，三者结合可以更准确地评估低钾血症[17]。高霞等[18]建议从以下3方面进行鉴别诊断：①测定24 h尿钾的排泄量以区分是否为肾性失钾；②根据是否伴有高血压并结合血浆肾素和醛固酮水平和酸碱平衡进一步鉴别；③结合临床和实验室检查综合判断低钾血症的病因。

5. 治疗

虽然低钾血症可反映体内缺钾，但无法反映体内缺钾的程度，静脉补钾速度过快也有一定的风险，因此提倡口服补钾，通过肠道的选择性吸收可达到安全补钾的目的。如无法通过口服补钾，即予分次静脉补钾。如果患者出现休克，需要静脉输注不含钾的液体，待患者血容量恢复，尿量恢复到40 mL/h以上，再开始补钾。低钾血症一般伴有碱中毒，但多数情况下并不严重，无须特殊处理，严重者可以输注盐酸。

（1）补钾量。

参考血清钾浓度降低的程度，每天补钾40～80 mmol，以13.4 mmol钾相当于1 g氯化钾换算，每天补氯化钾3～6 g，严重低钾血症者补钾量可以递增。

（2）补钾的浓度和速度。

由于细胞外液的含钾量有限，过快补钾将使细胞外液钾浓度过快上升至危险水平，静脉输注钾的浓度和速度应有严格的限制，每1 000 mL液体中钾的浓度不宜超过40 mmol（相当于氯化钾3 g），速度控制在20 mmol/h以下，或氯化钾1 g/h以下。此外还应定时检测血钾的恢复情况，严重低钾血症者，受补钾速度的限制，完全恢复血钾水平需要较长的时间，常需要连续补钾3~5天，甚至更长时间。

（二）高钾血症

血清钾浓度＞5.5 mmol/L为高钾血症。

1. 病因

临床上常见高钾血症的病因为肾功能衰竭，除此以外包括：①经口摄入钾过多；②静脉输液中含钾多，尤其是钾盐的药物往往不易引起医生的注意，或者输注库存血过多；③使用保钾利尿的药，例如螺内酯等；④细胞内的钾进入组织间液，如溶血、挤压综合征、酸中毒等。

2. 代偿机制

钾主要经肾脏排出，正常情况下其他途径排出有限，出现高钾血症时部分钾可以进入细胞内。

3. 临床表现

高钾血症的临床表现根据血钾浓度的不同而不同，也存在较大的个体差异，没有特异性。轻者主要表现为神志模糊，感觉异常，发冷，肢体无力，皮肤苍白、青紫，低血压。高血钾症对心脏有较大的影响，常出现心动过缓或心律不齐，严重的高钾血症会导致心搏骤停。高血钾症可引起心电图的改变，特别是血清钾浓度超过7 mmol/L时，表现为T波高尖、Q-T间期延长、QRS波增宽、PR间期延长。

4. 诊断

根据病因、临床表现和血清钾的浓度诊断，心电图有辅助诊断的意义，注意排除假性高钾血症。血气分析采用全血样本，无须离心，避免血小板的破裂。Meng等[19]调查认为，钾浓度升高与采集管中肝素浓度有关，血气分析采用全血并用大量的肝素抗凝，避免了血液凝固过程中血小板内K^+的释放，血气分析可以作为假性高钾血症的鉴别方法之一[20]。此外，标本在运送中也可能导致假性高钾血症，例如，使用现在的气动物流系统运输装置运送标本[21]，机械运送对血细胞成分造成影响，导致其破裂释放出其中的钾，引发假性高钾血症。

5. 治疗

高钾血症有导致心搏骤停的风险，一旦发现，应停止一切含钾药物的输入，并积极治疗。以下方法中，临床常用的是输注葡萄糖加胰岛素和透析疗法，其他治疗方法的效果往往不尽如人意[22]。

（1）静脉注射5%碳酸氢钠液60~100 mL，然后静脉滴注碳酸氢钠100~200 mL，5%碳酸氢钠的高渗性可以扩张血容量，稀释血钾浓度，又可以使钾转移至细胞内或随尿液排出。

（2）口服阳离子交换树脂，每次15 g，每天4次，使K^+从消化道排出。

（3）静脉滴注葡萄糖溶液和胰岛素，每4 g葡萄糖加入胰岛素1 U，每3～4 h静脉滴注葡萄糖25～50 g、胰岛素8～16 U，以促使钾转移至细胞内。

（4）透析疗法是最有效的方法，包括腹膜透析和血液透析，可以迅速有效地纠正高钾血症。

（5）静脉注射10%葡萄糖酸钙溶液，利用Ca^{2+}对抗K^+的心肌毒性作用，可以重复使用，也可以将30～40 mL的10%葡萄糖酸钙溶液加入静脉补液内滴注。

二、钙的代谢

正常人体的钙大部分以骨盐的形式存在于骨骼和牙齿中，细胞外液中钙的含量仅占钙质量的0.1%，浓度为2.25～2.75 mmol/L。血浆中的钙有3种存在形式，分别是钙离子、与血浆蛋白结合的钙、与阴离子结合的复合物。真正发挥作用的是离子钙，受钙调素、甲状旁腺激素和维生素D的调节，并受pH值、血白蛋白等的影响，可起到维持神经肌肉稳定性的作用。

（一）低钙血症

血清蛋白浓度正常时，血清钙浓度<2.25 mmol/L，称为低钙血症。

1. 病因

引发低钙血症的主要原因包括：肠道吸收不良或摄入不足，甲状腺疾病、甲状旁腺激素异常及靶细胞功能障碍，维生素D代谢障碍或机体对其反应不足，肾功能衰竭，急性胰腺炎形成钙皂导致Ca^{2+}消耗过多等。

2. 临床表现

临床表现与血清钙浓度下降的程度和速度有关[23]，但与低钙血症的程度不一定平行，与血钙降低的速度关系更密切，主要表现为神经肌肉的兴奋性增强，具体表现为易激动、口周及指（趾）麻木或有针刺感、手足抽搐、肌肉痛、腹痛、腱反射亢进、Chvostek征及Trousseau征阳性。部分患者可出现心率增快、心律失常，心电图表现为Q-T间期和ST段延长，或导致T波低平。低钙血症还可引起迷走神经兴奋性增强，导致心搏骤停。严重者可以出现低钙危象，表现为随意肌和平滑肌痉挛、肠痉挛、惊厥、癫痫等，严重支气管痉挛引发哮喘，可导致心力衰竭和心搏骤停而死亡。长期的低钙血症可以导致骨软化、骨质疏松等。

3. 诊断

根据基础疾病、临床表现和血清钙浓度<2.25 mmol/L，可以做出诊断，但是血清钙的浓度是血浆中钙浓度的总和，不代表离子钙的浓度，因此离子钙的浓

度更具有诊断意义，离子钙浓度低于1.12 mmol/L的诊断意义更大。血镁浓度有时与血钙浓度同时降低，血镁浓度降低也有参考意义。

4. 治疗

治疗低钙血症应纠正原发病，静脉注射钙剂以缓解症状，可用10%葡萄糖酸钙10～20 mL或5%氯化钙静脉注射，可重复使用。慢性缺钙，可口服钙剂及补充维生素D。

（二）高钙血症

血清钙浓度＞2.75 mmol/L为高钙血症。

1. 病因

高钙血症主要由钙代谢异常引起，例如原发性甲状旁腺功能亢进、甲状旁腺激素分泌过多导致破骨性改变，骨钙释放增多导致高钙血症，恶性肿瘤引起的溶骨性改变导致高钙血症。肠道对钙的吸收增多，多见于维生素D中毒。

2. 临床表现

与低钙血症相反，高钙血症引起神经肌肉的抑制性改变，患者出现疲乏、软弱、记忆力减退的症状，严重者出现精神障碍、精神分裂，甚至出现木僵和昏迷。患者肌肉松弛，肌张力减退，腱反射减弱，下肢表现明显。高钙血症导致心肌钠的内流受到抑制，心肌的兴奋性和传导性降低，出现心动过缓、心律不齐、心律失常、甚至心搏骤停，心电图表现为Q-T间期缩短，T波增宽，严重的高钙血症也可导致Q-T间期增宽。高钙血症可导致血管阻力增高，血压升高。Ca^{2+}也是凝血过程的重要因子，高钙血症也可导致广泛血栓的形成。Ca^{2+}还可以激活胰酶，导致急性胰腺炎。当血钙浓度超过4.5 mmol/L时，可能出现高血钙危象，表现为多饮、多尿、严重脱水、高热、心律失常、意识不清，若延误抢救，患者常因循环衰竭和肾衰竭而死亡。

3. 诊断

根据基础疾病、临床表现及血清钙浓度可以做出诊断，血钙浓度＞2.75 mmol/L为高钙血症，但血钙不能准确反映离子钙的浓度，血清离子钙（游离钙）浓度＞1.23 mmol/L为高钙血症。高钙血症往往是某些疾病的表现，特别可能是原发性甲状旁腺功能亢进和恶性肿瘤[24]，需注意原发病的检查和排除。

4. 治疗

应针对病因进行针对性的处理，例如切除病变的甲状旁腺，可有效治疗高钙血症。高钙血症的对症处理是增加钙的排出、抑制骨钙的释放、抑制肠道对钙的吸收，病情严重时，需大量输注生理盐水，同时加用排钠利尿药，以促进钙的排出，肾功能出现障碍或者出现高血钙危象时，透析疗法是有效的办法。

三、镁的代谢

人体大部分的镁储存于骨骼中，Mg^{2+}是细胞内浓度仅次于K^+的阳离子，正常血清镁的浓度为0.70～1.10 mmol/L，并且相当稳定，细胞内镁的浓度是细胞外的10倍。镁在细胞外也有3种存在形式：离子镁、与阴离子结合的镁、与蛋白结合的镁。其中离子镁占60%，表现生物活性和生理功能。Mg^{2+}与Ca^{2+}均为2价阳离子，两者相互竞争与蛋白的结合位点。镁有多种重要的生理功能，包括：镁是多种酶的辅酶，是酶的激活剂；镁是维持离子泵功能不可或缺的物质，能激活细胞内的Na^+–K^+–ATP酶，促进细胞内外Na^+、K^+的交换，维持细胞内K^+浓度的稳定性；维持神经肌肉的兴奋性；维护心肌的正常结构和收缩功能，维持心肌的电生理作用；维持血管的张力；等等。镁主要经消化道摄入，十二指肠是镁吸收最好的部位，其次是空肠和回肠。乳糖、维生素D、生长激素、甲状旁腺激素可以促进镁的吸收，钙、钾、碘、磷酸盐、葡萄糖、脂肪、醛固酮可影响镁的吸收。肾脏对镁的平衡起稳定作用，离子镁和与阴离子结合的镁经肾脏排出，与蛋白质结合的镁无法经尿液排出。一部分镁经大便排出，腹泻时排出增多。当人体中的镁不足并且摄入不够时，机体会动员镁库补充。

（一）镁缺乏

血清镁浓度低于0.7 mmol/L为低镁血症。细胞内镁的含量远高于细胞外，当血清镁降低时，细胞内的镁转移至细胞外，以维持血清镁的浓度，镁库也可动员补充镁的不足，并且肾脏有很好的保镁功能，因此体内镁的缺乏不能很好地在血清浓度上反映出来，只有当体内镁缺乏到一定程度时，才能引起血清镁浓度的降低，因此血清镁浓度的降低可以明确反映体内镁的不足。由于镁代谢的特点，镁缺乏与低镁血症的临床表现没有很明显的线性关系。

1. 病因

血清镁水平与饮食方式显著相关[25]，国内正常的食物含有丰富的镁，摄入正常的情况下不会发生镁缺乏，长期饥饿、肠外肠内营养镁补充不足是发生镁缺乏的常见原因[26]。其他原因包括：胃旁路手术，十二指肠和空肠被旷置，食物中的镁不能很好地吸收；腹泻、肠造口、胃肠减压导致消化液流失，造成镁经消化道排出过多；肾脏排镁增多也会造成低镁血症，如利尿剂的使用；高钙血症；内分泌异常，如甲状旁腺功能亢进；酸碱平衡紊乱导致镁在体内的重新分布；质子泵抑制剂的使用[27]；等等。

2. 临床表现

低镁血症引起神经末梢释放乙酰胆碱功能增强，影响肌酸磷酸激酶和ATP，使肌细胞内的Ca^{2+}进入肌浆网调节功能受损，因此主要表现为神经肌肉和中枢神经系统的功能亢进，症状体征与低钙血症类似，并且低镁血症往往与低钾血症和低钙血症并存，有时很难区分是低镁血症还是低钙血症等引起的临床表现。低镁血症引起的心脏和血管临床表现也与低钙血症相似，心电图表现也相似。

3. 诊断

镁缺乏时，血清镁浓度可能还处于正常范围内，但血清镁浓度低于0.7 mmol/L时有诊断意义。根据病史及失镁的原因，结合临床表现，可以初步诊断为低镁血症或镁不足。但是当血清镁浓度在正常范围，仍出现镁缺乏的症状，或者与低钾血症和低钙血症难以鉴别时，需要做诊断试验和尿镁检查等来确诊。

（1）镁平衡试验。

肾脏对镁的调节很灵敏，输入过多的镁很快就能被排出，镁平衡试验中，依据镁的量不同，有3种方法：①3.5～5 g硫酸镁加入5%葡萄糖溶液中静脉滴注，留16 h尿，测定镁排出量，若尿镁大于输入量的70%表示机体不缺镁，若尿镁小于输入量的20%表示机体缺镁；②4 g硫酸镁加入500 mL生理盐水中，测24 h尿镁的量，尿镁排出量为输入量的75%表示机体不缺镁，尿镁排出量低于输入量的20%表示机体缺镁；③2 g硫酸镁加入5%～10%葡萄糖溶液中静脉滴注，4～8 h内滴完，如症状好转则表示机体缺镁。

（2）24 h尿镁排出量。

24 h尿镁的正常值为2.12～8.2 mmol/d，连续多日测定意义更大，结合血清镁浓度，可以判断镁缺乏的情况。

（3）其他检查。

血清钙和钾等电解质浓度或动脉血气分析，对综合判断有参考意义，心电图检查有时也可见镁缺乏的表现。

4. 治疗

镁缺乏需要根据具体的病因进行针对性的治疗，例如进食含镁丰富的食物、给予肠外肠内营养支持时应注意添加镁。临床上多数镁缺乏或低镁血症患者不能经口进食，一般采用静脉补充镁的办法。可用氯化镁或硫酸镁溶液补充，临床常用的是25%的硫酸镁溶液，每1 mL含镁1 mmol，一般按每天0.25 mmol/kg的剂量补充；镁缺乏严重而肾功能正常时，可按每天1 mmol/kg补充镁，同时注意钾、钙、磷的补充。补充镁后临床症状迅速缓解，但是严重的镁缺乏则一般需要2～3天，症状才能完全消失，补充镁2～5天后可逐渐减量。注意镁剂静脉滴注时会出现血压下降、心搏骤停和呼吸停止的危险，需要注意观察和检测，可参考产科治疗子痫或先兆子痫的监测措施，也需要定期测定血清镁的浓度，发生镁中毒时，应立即静脉注射葡萄糖酸钙或氯化钙。

（二）镁过多

镁过多时表现为高镁血症，即血清镁浓度>1.10 mmol/L。由于肾脏可以及时排出过多的镁，高镁血症在临床上少见。

1. 病因

由于肾脏可以及时排出多余的镁，高镁血症多见于肾功能不全[28]；妇产科利用硫酸镁治疗子痫和先兆子痫，一般用量过大容易出现高镁血症。大面积烧伤、骨骼肌溶解和严重创伤，细胞内的镁大量释放，也可以导致高镁血症。其他原因包括体液不足、酸碱平衡紊乱等。

2. 临床表现

镁过多的临床表现与高钙血症相似，一般血清镁浓度为2~4 mmol/L，可出现神经肌肉及循环系统的抑制表现，血清镁浓度越高，症状越明显。高镁血症可阻断神经末梢乙酰胆碱的释放，使神经肌肉接头的信号传导出现障碍，导致肌肉功能障碍，出现皮肤无力、腱反射减弱或消失、昏迷，可因呼吸肌麻痹而出现呼吸衰竭或停止。高镁血症也可以抑制交感神经末梢去甲肾上腺素的释放，使血管张力降低，血压下降，甚至出现心律失常和心搏骤停。心电图表现为PR间期延长，QRS波增宽，Q-T间期延长。高镁血症影响消化系统，可出现恶心、呕吐、腹胀等不良反应。高镁血症也可引起膀胱肌肉无力，导致尿潴留。

3. 诊断

根据临床表现、病因和血清镁浓度可以做出诊断，但当高镁血症程度轻时，一般无症状，或症状缺乏特异性，容易被忽略。

4. 治疗

一旦发现高镁血症，应立即停止镁剂的输入，静脉注射葡萄糖酸钙或氯化钙以对抗镁的心肌毒性作用。针对病因，对引起高镁血症的基础疾病进行治疗，注意补液、纠正酸中毒，改善肾功能，也可使用利尿剂促使镁的排出。以上措施如无改善，可使用透析疗法。

四、磷的代谢

体内的磷大部分存在于骨骼、牙齿和软组织中，磷在细胞内的含量远高于细胞外，与钙不同的是，磷以无机磷及磷化合物的形式存在，骨骼中主要是无机磷，软组织中的磷以化合物的形式发挥重要的生理作用。细胞外的磷仅为2 g，血清无机磷的浓度仅为0.96~1.62 mmol/L。磷对机体的代谢有重要的作用：磷是核酸和磷脂的基本成分，磷是高能磷酸键的成分之一，等等。

（一）低磷血症

血清磷浓度＜0.96 mmol/L为低镁血症。正常的血清磷浓度波动过大，血清磷并不能灵敏地反映机体磷的平衡状态。

1. 病因

引发低磷血症的主要原因包括：正常饮食中含有大量的磷，由于摄入不足引起的低磷血症一般见于长期与磷结合使用的药物，如氧化铝、碳酸铝、铁制剂[29]等；肠外肠内营养忽略磷的补充；磷向细胞内转移合成6-磷酸葡萄糖、1,3-二磷酸甘油和ATP等高能磷酸化合物；甲状旁腺激素抑制近曲小管对磷的重吸收减少而引起低磷血症；再喂养综合征。

2. 临床表现

磷是机体的重要成分，是多种酶的元素之一，也是机体能量的载体物质，磷的缺乏对机体产生多方面的影响，轻度的低磷血症可无症状，严重的低磷血症对机体可产生非常严重的影响，导致心力衰竭等严重并发症[30]。

（1）神经肌肉系统。

患者表现为过度兴奋、感觉异常、软弱无力，甚至发生癔症和癫痫。可发生肌肉疼痛、抽搐、肌肉萎缩，呼吸肌受累可发生呼吸衰竭，消化道的平滑肌受累可以使肠道蠕动减弱或麻痹，并产生腹胀、恶心、呕吐等症状。

（2）营养障碍。

低磷血症可使破骨细胞活动加强，骨骼吸收增加，导致软骨病或佝偻病，甚至病理性骨折。出现低磷血症时，红细胞内2,3-二磷酸甘油减少，损害细胞的供氧功能，此外红细胞内ATP不足，使其无法维持正常的结构而出现溶血。

（3）心血管系统。

低氧血症对平滑肌和骨骼肌产生不利的影响，也可以影响心肌，导致心肌收缩力降低，使心泵功能减弱，甚至发生心力衰竭。

3. 诊断

根据病因、临床表现、血清磷浓度＜0.96 mmol/L，可以做出诊断。

4. 治疗

低磷血症重在预防和病因治疗，长期肠外肠内营养治疗时应注意补充磷，长期处于饥饿状态时应注意再喂养综合征引起的低磷血症。低磷血症时，可口服复方磷酸磷溶液，也可使用磷的制剂静滴，治疗过程中需要注意血磷浓度和肾功能。

（二）高磷血症

血清磷浓度＞1.62 mmol/L为高磷血症。

1. 病因

引发高磷血症的主要原因是磷排出障碍或磷释放到细胞外液增多，除此之外包括肾功能衰竭；甲状旁腺功能亢进，甲状旁腺激素的溶骨作用，使磷释放增加；酸中毒、化疗药物的毒性作用、维生素D中毒等使细胞内磷转移到细胞外。

2. 临床表现

在细胞外液中，磷可与钙结合，导致血钙浓度降低，引起低钙血症的临床表现。

3. 诊断

根据病因、临床表现和血清磷浓度＞1.62 mmol/L，可做出高磷血症诊断。

4. 治疗

原发病和病因治疗是根本措施，并对低钙血症进行治疗，血磷浓度的降低，主要依靠肾的排泄作用，若肾衰竭导致排磷功能降低，必要时可以采用透析疗法。

第三节　肠外肠内营养的特殊水电解质平衡问题

肠外营养液和肠内营养液是水、营养物质和矿物质（电解质）的混合物，因此对机体的水电解质平衡产生影响，不同配方和不同营养支持途径的影响也有差异，并与机体的状态有关。

一、肠外营养的特殊水电解质平衡问题

肠外营养的所有水分及营养物质均通过静脉途径输注，由于每日输注的水分和电解质的量有限制，能量供应不一定可以供给机体全部能量需要，也可能出现一些由于能量代谢异常而产生的水电解质平衡问题。

（一）高渗性脱水

高渗透压的肠外营养配方，可以引起渗透性利尿而导致高渗性脱水，这种情况多见于外科手术、创伤或严重炎症引起的应激状态，并且机体同时存在胰岛素抵抗，对糖和氨基酸的代谢出现障碍，不能有效利用糖和氨基酸，氨基酸随尿液排出，也可产生渗透性利尿。这种渗透性利尿的状态如不及时控制，将发展为高渗性非酮性昏迷，并有较高的死亡率，因此在实施肠外营养时应高度注意，常见于以下肠外营养配方。

（1）使用高糖的配方，容易出现由高糖引起的渗透性利尿作用，导致机体脱水。其原因是实施肠外营养初期，机体尚未适应高糖状态，内源性胰岛素产生

不足，无法及时代谢糖，导致糖随尿液排出，引起渗透性利尿。

（2）输入过多氨基酸，机体不能及时代谢和有效利用，也可以引起渗透性利尿。注意患者有无糖尿病或糖耐量异常，根据糖的浓度由低到高逐渐添加胰岛素，同时使用部分脂肪乳作为能量来源，可以减少高渗性脱水。注意监测血糖、尿糖并及时调整血糖，可以及时发现高渗性脱水的苗头。

（二）水过多

为了输注足够的能量，需要的水分也就随之增多，因此水过多也是肠外营养常见的问题，易引起急性或慢性水中毒，具体表现为组织和内脏水肿、稀释性低钠血症，严重者可引起肺水肿、脑水肿、心肺功能衰竭。

（三）电解质紊乱

肠外营养补给时由于大量水分的输注和营养物质的代谢需求，电解质的紊乱有其特点，不同的机体状态和肠外营养配方产生的影响也有差异。

1. 低钾血症

由于静脉补钾有量和速度的限制，机体会以正常和非正常途径排钾，静脉补钾有时不能满足机体的需要。实施肠外营养时，营养物质的代谢需要大量的钾，例如糖和胰岛素可以促进钾转移至细胞内，蛋白质合成代谢使需钾量增加等。有时渗透性利尿也可促进钾的排出，因此肠外营养常出现低钾血症。

2. 低磷血症

磷是各种酶和ATP等能量物质的重要成分，输入肠外营养液后，磷转移至细胞内以满足合成代谢的需要，在细胞外磷的浓度和含量本来就低的情况下，细胞外液磷的浓度降低。在患者营养不良的状态下，机体的磷储备不足，输入肠外营养液时，机体由分解代谢转变为合成代谢，可以发生严重的低磷血症；长期饥饿状态时，还可能出现再喂养综合征，并成为潜在的致死原因。

3. 低镁血症

肾脏没有保镁的功能，在进食状态下容易出现镁缺乏的情况，在疾病状态下，例如消化道瘘导致镁的丢失，会加重机体镁缺乏的状态。镁是各种酶重要的金属辅酶，在体内的各种生化反应中有重要作用，输注肠外营养液时，各种代谢加强，尤其是合成代谢，镁转移入细胞内，导致低镁血症。此外，磷的消耗和肠外营养的渗透性利尿作用，也可以损失一部分的镁。

实施肠外营养时高钾血症、高镁血症、高磷血症较为少见，如出现以上情况，需要注意肾功能不全的情况。钠不足和钠过多都有可能发生，与营养配方和生理盐水的使用量有关，此外，低钙血症和高钙血症较少发生。

二、肠内营养的特殊水电解质平衡问题

小肠具有选择性吸收的作用，可以按机体的需求吸收水分、营养物质和电解质。正常状态下的肠内营养，使机体可以均衡地吸收各种物质，水电解质紊乱的问题较少见。肠内营养的水电解质紊乱问题主要见于实施肠内营养时的各种并发症，包括腹泻和呕吐引起的水和电解质的丢失。此外，患者长期处于饥饿状态时，可发生再喂养综合征，导致低磷血症和低镁血症等电解质紊乱。因此，肠内营养时，需要注意肠内营养的实施技术，以减少并发症的发生。

三、再喂养综合征的电解质紊乱

再喂养综合征是指机体处于长期饥饿状态或营养不良，重新摄入营养物质导致的以低磷血症为特征的电解质代谢紊乱，以及由此产生的一系列症状，包括呼吸系统及循环系统并发症（如呼吸困难、肺水肿、心动过速、心律失常和心力衰竭等），是一种有潜在致死性的并发症。机体长期处于饥饿状态时，机体的能量储备耗竭，通过脂肪和蛋白质的异生产生葡萄糖，基础代谢降低，胰高血糖素分泌增加，胰岛素分泌减少，同时细胞内的蛋白质、维生素及电解质也大量消耗。

当机体突然得到足够的能量供应时，能量从脂肪和蛋白质的异生转向葡萄糖的直接利用，胰岛素分泌增加，胰高血糖分泌减少，葡萄糖吸收增加，同时机体对磷、钾、镁的需求也大量增加，磷、钾、镁大量转移至细胞内以满足代谢的需要，导致细胞外液磷、钾、镁的浓度短期内迅速降低，这种细胞外液、细胞内液电解质浓度的迅速改变可产生危险的电解质紊乱。由于磷是细胞膜的重要元素，也是各种酶和能量物质的重要成分，在再喂养综合征中消耗最大，因此其中以低磷血症最为明显，成为其潜在致死性的原因之一，钾转移至细胞内，导致细胞内钾浓度升高，细胞外液钾浓度降低，进而导致细胞超极化，影响神经信号的传导作用。再喂养综合征的临床表现为上文论述的严重电解质紊乱的综合，有时与多器官功能衰竭难以区分，导致诊断的复杂化[31]。同时由于糖和胰岛素在短期内增多，细胞出现胰岛素抵抗，同时出现糖代谢的紊乱。

第四节 腹部外科手术的围手术期液体治疗

消化肿瘤是以手术治疗为主的一大类疾病，手术引起的创伤对水电解质的代谢改变、肠外肠内营养对代谢和水钠平衡的影响，都会对机体产生不同程度的影

响，具体表现为液体潴留、毛细血管通透性增强和能量代谢的改变，因此液体疗法是围手术期的重要措施之一，也与肠外肠内营养的实施有直接关系。围手术期液体治疗包括术前液体管理、术中液体管理和术后液体管理，其中术中液体管理一般由麻醉师实施，由于手术中有完备的监测设备，术中液体管理一般以监测指标为依据，实施目标导向的液体疗法，外科医生负责术前和术后的液体管理，主要是根据病史、临床表现、护理数据和检验结果等进行补液的计算。研究表明，术前存在中等程度的脱水[32]，因此在现代加速康复外科理念的指导下，需重视术前液体管理，让患者在术前口服糖水以达到避免体液失衡的目的。

在外科的液体疗法中，液体需要量的计算分为三部分：生理需要量、累积损失量、额外损失量。生理需要量是维持正常生命活动所需的体液量。累积损失量是入院前患者已经丢失的体液量，即低渗性脱水、等渗性脱水、高渗性脱水量以及各种电解质的紊乱，根据上文液体平衡部分的原则作出诊断和治疗。额外损失量是住院后或治疗后体液损失超过正常的范围，如肠造口的损失等，一般在住院中都有记录。

一、生理需要量

正常情况下，机体每天对水分的需要量为1 500～2 000 mL，对钠（氯化钠）的需要量为4.5 g，一瓶500 mL的生理盐水即可满足一个人一天对钠的生理需求；对钾（氯化钾）的需要量为3 g，短期内采取液体疗法，其他电解质一般不会缺乏，但补液7天后收效甚微，或者原来存在这些电解质缺乏的基础，即需要注意补充。

二、额外损失量

额外损失量是指超过正常排出范围的损失量，每日测量和记录排出物的性质和量，并根据其性质估计丢失的电解质成分和量。需要注意的是，尿量是反映肾脏灌注的指标，即使尿量过多，也不能作为额外损失量计算，正常补液下尿量过多或过少都可能是存在基础疾病或肾脏功能异常的信号，应该寻找病因，进行针对性的治疗。

（1）幽门梗阻的患者，其呕吐物丢失大量的盐酸，可导致代谢性碱中毒，同时也丢失较多的钾。幽门梗阻呕吐物含有咽下的唾液，唾液中的钾浓度受分泌量的影响产生差异，高于血浆的浓度或与血浆的浓度相同。幽门梗阻的呕吐物还含有进食的水和食物，因此难以准确估计失钾量。

（2）胆汁、胰液和小肠液的电解质含量与血浆相似，根据血钾浓度可以估算失钾量，以失液重量×血清钾的浓度=需要量，以13.4 mmol钾相当于1 g氯化钾换算。

（3）体温每升高1℃，失水量增加100 mL，主要为不显性失水途径损失，失水量与所处环境的湿度等因素有关，电解质含量少。

（4）出汗的程度很难准确测量，一般估算标准：中度间歇性出汗失水为500 mL，中度持续出汗失水为1 000 mL，重度持续出汗失水＞2 000 mL。汗液中的电解质含量少，可以忽略不计，但大量出汗需要注意补充电解质。

（5）肠梗阻细胞外液积聚于肠道内，腹水、胸腔积液等液体积聚于体腔内，这部分液体属于第三间隙液，属于无功能性细胞外液，也需要注意其损失量，但目前无可参考的计算标准，一般根据心率、血压、中心静脉压等指标来判断。

（6）引流量：手术后腹腔引流液一般为渗出液，成分与血浆相似；胃肠减压的引流液的主要成分是胃液和小肠液的混合物，电解质成分也与血浆相似。

（7）肠造口排出量：一般结肠造口排出的大便相对成形，不会造成过多的额外损失量，小肠造口排出物为小肠液，有时量很大，需要注意额外损失量的计算。

（8）腹泻也可造成大量的肠液丢失，可导致大量的钾损失。额外损失量为上述各种途径丢失的水和电解质的总量，消化道的失钾量大部分可以根据血清钾的浓度估算出来，并做相应的补充。

三、肠外肠内营养与液体疗法

在完全禁食的状态下，每天的液体疗法的总量=生理需要量+1/2累积损失量+额外损失量，并将计算出的电解质需要量分配到各种液体中。肠内营养的水分和电解质吸收相对安全，若肠道功能允许，经肠道的营养支持和液体、电解质补充需要考虑的因素则相对简单，如液体疗法与肠外营养支持配合需要注意以下问题。

（1）根据计算出的需要的水分，结合肠外各种营养成分配制所需要的水分进行平衡，制订液体疗法与肠外营养支持相结合的计划。多数情况下，肠外营养的水分可以满足机体的需要，但如果计算出的所需水分不足以满足肠外营养液配制的需要，则根据具体的病情在液体疗法和能量供应之间做出决策，一般7天内的肠外营养支持，可以不供应足够的热量，以液体疗法为主，超过7天时间即需要考虑对肠内营养做出补充，以供给能量。

（2）在全合一的肠外营养中，脂肪乳以胶体形式存在，电解质浓度过高，可能破坏肠外营养液的胶体的稳定性，因此在肠外营养液中加入适量的电解质，不同的电解质也需要注意配伍禁忌和配制程序等问题。

（3）肠外营养的各种营养物质的代谢可以产生复杂的电解质改变，甚至出现严重的再喂养综合征，因此需要注意它们之间的相互作用。此外，肠内营养也可以引起类似的改变。

（4）肠外营养的实施一般在当天早上就开始，额外损失量应于当天早上开始计算，计算当天一天的损失量，因此肠外营养液的水分一般不包括当天的额外损失量，额外损失量中的体液需要另外补充。

参考文献

［1］周胜男，陈伟. 人体水成分检测的方法学研究及临床应用［J］. 中国医学科学院学报，2018，40（5）：603-609.

［2］刘大为. 实用重症医学［M］. 2版. 北京：人民卫生出版社，2017：337-350.

［3］程涛. 基础血液学［M］. 北京：科学出版社，2019：56-576.

［4］朱艳，匡新宇，康郁林，等. 表现为失盐危象的婴幼儿暂时性假性醛固酮减少症1例临床分析［J］. 临床儿科杂志，2019，37（8）：601-604.

［5］林榕，李红. 危重症患者口渴的研究进展［J］. 中华护理杂志，2016，51（11）：1348-1351.

［6］徐亮，马刚，葛春林，等. 消化系统恶性肿瘤合并抗利尿激素分泌异常综合征的临床分析［J］. 中国医科大学学报，2016，45（12）：1142-1144.

［7］柳鑫，章小燕，黎月玲，等. 精氨酸加压素受体拮抗剂治疗低钠血症的研究进展［J］. 临床药物治疗杂志，2019，17（10）：24-27.

［8］李华，邹弘麟，韦杰，等. 腹膜透析的早期干预对体外循环术后毛细血管渗漏综合征治疗作用的临床研究［J］. 昆明医学院学报，2010，31（8）：115-119.

［9］赵宇星，朱惠娟，童安莉，等. 布鲁氏菌感染引起抗利尿不适当分泌综合征临床特点分析［J］. 中国医学科学院学报，2019，41（6）：787-792.

［10］李宽，王宁. 鞍区占位性病变术后水电解质紊乱的研究现状［J］. 中国微侵袭神经外科杂志，2019，24（8）：378-381.

［11］陈志永，王振兴，刘爽. 不同程度及类型颅脑损伤中枢性低钠血症患者临床特点研究［J］. 临床误诊误治，2019，32（10）：80-84.

［12］BRACONNIER A，VRIGNEAUD L，BERTOCCHIO J P. Hyponatremias：From pathophysiology to treatments. Review for clinicians［J］. Nephrol Ther，2015，11（4）：201-212.

［13］VERBALIS J G，GOLDSMITH S R，GREENBERG A，et al. Diagnosis，evaluation，and treatment of hyponatremia：expert panel recommendations［J］. Am J Med，2013，126（10 Suppl 1）：S1-S42.

［14］HARRING T R，DEAL N S，KUO D C. Disorders of sodium and water balance［J］. Emerg Med Clin North Am，2014，32（2）：379-401.

［15］张新超. 电解质紊乱与心脏骤停风险［J］. 临床误诊误治，2014，27（7）：1-4.

［16］UNWIN R J，LUFT F C，SHIRLEY D G. Pathophysiology and management of hypokalemia: a clinical perspective [J]. Nat Rev Nephrol, 2011, 7 (2): 75-84.

[17] 王娜, 武海波, 安琴, 等. 血清钾血气分析及心电图对低钾血症纠正值的评估价值比较 [J]. 基层医学论坛, 2018, 22 (22): 3103-3104.

[18] 高霞, 韩辉, 景斐, 等. 低钾血症的鉴别诊断 [J]. 内科急危重症杂志, 2018, 24 (4): 268-271.

[19] MENG Q H, KRAHN J. Reverse pseudohyperkalemia in heparin plasma samples from a patient with chronic lymphocytic leukemia [J]. Clin Biochem, 2011, 44 (6): 728-730.

[20] AVELAR T. Reverse pseudohyperkalemia in a patient with chronic lymphocytic leukemia [J]. Perm J, 2014, 18 (4): 150-152.

[21] 杨丹丹, 赵春利, 高玉娟, 等. 骨髓增殖性肿瘤中假性高钾血症现象的研究 [J]. 临床内科杂志, 2016, 33 (3): 178-180.

[22] 蒋朱明, 钱家鸣, 于康, 等. 临床水与电解质平衡 [M]. 3版. 北京: 人民卫生出版社, 2013: 18-23.

[23] NARDONE R, BRIGO F, TRINKA E. Acute symptomatic seizures caused by electrolyte disturbances [J]. J Clin Neurol, 2016, 12 (1): 21-33.

[24] MINISOLA S, PEPE J, PIEMONTE S, et al. The diagnosis and management of hypercalcaemia [J]. BMJ, 2015, 350: h2723.

[25] ČABARKAPA V, ĐERIĆ M, TODOROVIĆ M, et al. Hypomagnesemia in adults of northern Serbia: prevalence, nutritional risk factors, and associated comorbidities [J]. Magnes Res, 2019, 32 (1): 25-36.

[26] DHUNGEL S, GHIMIRE P, THAPALIYA R, et al. Refeeding syndrome [J]. J Nepal Health Res Counc, 2019, 17 (2): 261-263.

[27] PARK C H, KIM E H, ROH Y H, et al. The association between the use of proton pump inhibitors and the risk of hypomagnesemia: a systematic review and meta-analysis [J]. PLoS One, 2014, 9 (11): e112558.

[28] VAN LAECKE S. Hypomagnesemia and hypermagnesemia [J]. Acta Clin Belg, 2019, 74 (1): 41-47.

[29] ZOLLER H, SCHAEFER B, GLODNY B. Iron-induced hypophosphatemia: an emerging complication [J]. Curr Opin Nephrol Hypertens, 2017, 26 (4): 266-275.

[30] PADELLI M, LEVEN C, SAKKA M, et al. Causes, consequences and treatment of hypophosphatemia: A systematic review [J]. Presse Med, 2017, 46 (11): 987-999.

[31] VAN ZANTEN A R. Nutritional support and refeeding syndrome in critical illness [J]. Lancet Respir Med, 2015, 3 (12): 904-905.

[32] HAHN R G, BAHLMANN H, NILSSON L. Dehydration and fluid volume kinetics before major open abdominal surgery [J]. Acta Anaesthesiol Scand, 2014, 58 (10): 1258-1266.

（李亮　江志鹏　谢肖俊　邬沁文）

第六章 消化生理与肠内营养的喂养方式

营养物质的消化吸收是一个生理过程，涉及进食、胃研磨、肝脏胰腺分泌、肠道吸收和排泄等，是一个连续并被严密调控的过程，其中神经内分泌作用是主要的调节因素。

一、正常进食的分期

根据食物所在消化道部位的不同，正常进食可分为3期。

（一）头期

头期是指食物的气味或者口腔的咀嚼刺激引起胃酸和胃蛋白酶原的分泌，头期分泌由迷走神经介导，其中食物气味引起的胃酸和胃蛋白酶原的分泌是一种条件反射，而口腔咀嚼的味觉和触觉刺激引起的胃酸和胃蛋白酶原的分泌属于非条件反射，其生理过程有一定的差异。头期的分泌主要是为食物进入胃内做准备，此时胃的平滑肌松弛，蠕动减弱，为接纳食物做准备。心理状态在头期也存在差异，相比于勉强进食，享受美食时头期的胃酸和胃蛋白酶原分泌明显增多。

（二）胃期

胃期是指胃食物进入胃内引起胃酸和胃蛋白酶原分泌，胃期胃酸的分泌占餐期胃酸分泌的一半以上。胃期胃液的分泌与食物的成分和量有关，蛋白质、肽类、氨基酸、咖啡因、酒精都可刺激胃液的分泌，食物对胃的物理扩张作用可刺激压力感受器，引起胃液的分泌，但压力的刺激分泌作用较食物的化学成分小。在胃期，胃的排空速率与胃内的食物成正比，食糜扩张的机械刺激作用促进胃的排空，胃的排空由胃窦部的强烈收缩引发，当胃窦部收缩时，幽门括约肌松弛，允许一部分食糜排入十二指肠。但当胃过度扩张时，即抑制胃的收缩反应。

（三）肠期

食糜排入十二指肠后即开始肠期，食糜在十二指肠与肝脏、胰腺分泌的消化液混合，为了使食糜与消化液充分混合，胃的运动和分泌功能被抑制。肠期胃的运动和分泌功能的抑制避免过多胃酸排入小肠，维持最佳的pH值环境，保持消化酶的最佳活性，并有利于脂肪微粒的形成，有利于脂肪的吸收。肠期对胃功能的抑制有利于食糜在肠期的消化吸收，具体包括以下途径：①通过迷走神经抑制胃的功能；②通过分泌肠抑胃素抑制胃的功能。

从食物消化吸收的头期、胃期和肠期的过程可以看出，消化吸收受到精密的调节，是一个协调的整体过程。从胃肠道的机械运动看，胃起混合和排空作用，也是胃肠运动的起搏部位，起胃肠道机械运动的中心作用。

二、消化液、消化酶的分泌

内分泌细胞分散分布在胃肠道的黏膜中，胃肠道是人体最大的内分泌器官之一，对机体的生理和整个消化系统都产生影响。胃肠道的内分泌细胞为胺前体摄取和脱羧（amine precursor uptake and decarboxylation，APUD）细胞，在消化道的不同区域可分泌不同的激素。消化道也可以说是人体最大的外分泌器官，每天胃液分泌量约为2 000 mL，其中，肝脏分泌的液体量约为500 mL，胰腺分泌的液体量约为1 500 mL，胃液、肝脏分泌的液体、胰液以及正常摄入的液体每天通过十二指肠的液体量为8 000～9 000 mL，空肠及回肠每天也可分泌1 500 mL左右的液体，因此每天消化道的液体量为10 000 mL左右。

（一）胃在消化吸收中的作用

胃的黏膜分泌分为3个独立的区域，分别是：①贲门腺区域，分泌主要由多糖组成的黏蛋白；②由胃底和胃体上方区域组成的泌酸腺区，分泌的消化液为胃液的主要来源；③分泌促胃液素的胃窦部和幽门部组成的下方区域，分泌细胞包括分泌胃酸和内因子的壁细胞，分泌胃蛋白酶原的主细胞，分泌生长抑素的D细胞。胃窦部的主要分泌细胞为G细胞，分泌促胃液素。食物进入胃后，首先进入胃底和大弯侧，然后逐渐向小弯侧堆积，胃分泌的黏液等液体将固体食物与胃壁隔开。胃液为等渗或低渗液体，对进入的食物进行稀释，使其变为等渗状态，这个过程为胃的调和与适应机制[1]，胃底的分泌作用是其中的关键因素，也是食物消化的第一步。迷走神经支配胃的调和与适应机制，切断迷走神经和切除胃底部都会破坏胃的调和与适应机制，导致高渗的营养物质直接排入肠道，引起倾倒综合征。

（二）胃液的分泌

胃液的分泌与食物的流量有关，每天胃液产生量约为2 000 mL，也可分为头相、胃相、肠相，此外消化间期也存在胃液的分泌。胃液的主要成分为盐酸、胃蛋白酶、黏液、水和电解质。

1. 头相胃液分泌

食物进入胃之前，胃液的分泌即已开始，主要由食物气味或咀嚼动作等引起，头相分泌的胃液、胃酸和胃蛋白酶的浓度都很高，具有强消化性，总量占消化期胃液分泌总量的20%。

2. 胃相胃液分泌

当食物进入胃后，由于机械扩张和食物的刺激，刺激胃窦G细胞产生胃泌素（gastrin，GAS），进而促进胃液的分泌，胃相胃液的分泌量最大，约为1 500 mL，占消化期胃液分泌总量的60%，酸性高，但胃蛋白酶含量较头相少。胃蛋白酶以酶原的形式从主细胞分泌，并被胃酸激活，形成胃蛋白酶，胃蛋白酶与胃的机械挤压作用将食物转变为食糜[2]。

3. 肠相胃液的分泌

食糜进入十二指肠，刺激胃泌素的分泌，从而促进胃液产生，当食物进入空肠后，机械扩张的刺激也可以刺激胃液的产生。迷走神经切断后，食糜对小肠的刺激仍可以导致胃液的分泌，说明肠相胃液的分泌不是神经支配的结果，而是体液调节的结果。肠相胃液分泌少，占消化期胃液分泌的10%，酸度低，胃蛋白酶含量也低。

4. 消化间期胃液的分泌

消化间期是指胃和肠道中没有或几乎没有需要消化的食物，胃的外分泌主要为黏液，胃酸即胃蛋白酶含量少。情绪等其他因素的刺激可以导致胃分泌增加，可能是消化性溃疡的病因之一。

（三）十二指肠对消化吸收的意义

食糜从幽门进入十二指肠，即开始肠相的消化食糜进入十二指肠后，刺激APUD细胞，分泌促胰液素（secretin）和胆囊收缩素（cholecystokinin，CCK）。促胰液素促进胰腺分泌碱性物质，食糜中的酸性物质刺激胰液分泌最强烈的物质，包括胰液、胆汁和消化酶；胆囊收缩素促进胰腺和肝脏分泌消化酶，并在十二指肠与食糜充分混合，形成有利于消化酶发挥活性的pH值。胃窦控制食糜进入十二指肠的节奏，十二指肠对消化吸收的神经内分泌过程起到枢纽作用，十二指肠对食糜与消化液进行充分混合以利于吸收。

1. 胰腺的分泌

胰腺分泌的胰液是两种类型分泌物的混合物，分别是腺泡上皮分泌的消化酶和导管上皮分泌的碱性物质。消化间期，导管细胞可分泌少许胰液，消化期即成倍增加，腺泡也开始分泌消化酶。胰液的成分与血浆类似，但因含有较高浓度的HCO_3^-而呈碱性。碱性的胰液除了中和胃液的H^+外，对消化吸收也有重要的意义：①胰酶需要在弱碱性或中性环境中才能发挥其活性；②弱碱性环境是形成脂肪微胶粒的条件，而脂肪形成微胶粒是小肠对脂肪吸收的形式。胰液的分泌在头相已经开始，在迷走神经的调控下，头相的分泌富含胰酶，但HCO_3^-含量较少。

在胃相，食物刺激和机械的刺激导致G细胞分泌胃泌素，刺激胰腺分泌胰液，胃相的分泌富含消化酶和碱性物质。食糜进入十二指肠时，即开始肠相的分泌，酸性物质刺激十二指肠壁的APUD细胞释放促胰液素，从而促进胰腺的分泌，是重要的调节机制之一，有助于控制十二指肠内的酸碱环境。肠相的分泌富含碱性物质，同时为了消化食物，也富含消化酶。

2. 肝脏的分泌

肝脏的分泌来自肝细胞和胆管细胞，胆管细胞分泌富含HCO_3^-的液体，肝细胞分泌的物质包括单价阳离子、二价阳离子、脂质、胆汁酸、卵磷脂、胆固醇、免疫球蛋白A等，两种分泌物在胆管中混合，储存在胆囊或排到十二指肠中。在两餐之间，胆囊可间歇收缩，将胆汁排入十二指肠，餐后高水平的胆囊收缩素可刺激胆汁的大量释放。胆管细胞在头相时即开始分泌胆汁，同时出现较弱的胆囊收缩和Oddi括约肌舒张。胃相时，食物刺激及机械扩张的刺激，也可使胆管细胞分泌碱性胆汁并使胆囊收缩。肠相是胆汁分泌和胆囊收缩的重要阶段，食糜中的脂肪是刺激胆囊收缩素释放的最重要物质，胆汁大量释放进入十二指肠，其中的碱性物质也发挥中和胃液中H^+的作用。

（四）空肠与回肠对营养物质的吸收

十二指肠加工的食糜向小肠远端推进，大部分在空肠的中部被吸收。食糜中的营养物质在小肠内通过各种途径，包括顺着浓度差、电势差的扩散作用和消耗能量的主动吸收，使营养物质进入血液循环和乳糜管。小肠的吸收受小肠运动和肠腔内容物渗透压的影响，也可以通过神经的反馈机制抑制胃的运动，进入空肠上段的胰蛋白酶类对胰腺的外分泌也有抑制作用。小肠分泌的肠液由水、电解质、碱性物质等组成，小肠的分泌受神经内分泌的控制，食糜对小肠的扩张以及其中的各种物质的化学刺激对小肠分泌都有刺激作用，但不同部位的分泌控制有差异。

（五）消化吸收过程的酸碱平衡

胃腔内的H^+浓度远高于血液，胃酸的分泌是一个主动的耗能过程。CO_2从血液中弥散到壁细胞，在碳酸酐酶的催化下生成碳酸，碳酸中的H^+在含有ATP酶的质子泵作用下分泌进入胃腔，同时与K^+进行1：1交换，HCO_3^-即与Cl^-进行交换，壁细胞中的HCO_3^-顺浓度梯度进入血液循环，导致血浆pH值一过性升高，这种现象被称为"碱潮"。胰腺和肠道分泌的消化液呈碱性，可以中和胃酸的酸性，同时在分泌碱性物质HCO_3^-时，向血液释放H^+，即"酸潮"，"酸潮"与胃酸分泌的"碱潮"也有中和作用。当胃大部分被切除时，没有了"碱潮"的生理现象，肠道的"酸潮"缺乏碱性物质的中和，可能出现代谢性酸中毒。当出现胰漏（瘘）时，大量碱性物质丢失，机体酸碱失衡，也可导致酸中毒。

三、胃肠道的电节律与运动

胃起搏点位于胃底胃大弯侧的纵肌内，Cajal细胞为起搏细胞，有基础电节律，并通过隙缝连接传导至平滑肌。交感神经可抑制起搏细胞，实施胃部手术后运动减弱与交感神经释放儿茶酚胺有关。血糖水平降低，通过迷走神经，可促进胃的活动，但不是胃排空反应。十二指肠的基本电节律比胃快，因此十二指肠受到胃和十二指肠电节律的双重影响，运动并不规律。胃的收缩频率为3次/min，十二指肠的收缩频率大约为12次/min，十二指肠平均每4～5次的收缩可受到胃窦部收缩的加强，推动食糜前进，而空肠回肠的收缩频率为8次/min。胃肠道的运动规律与消化吸收相适应，食物在胃径被研磨成食糜后，需要在十二指肠充分与消化液混合，因此十二指肠的运动频率最高，可以使食糜与消化液充分混合，也可以推动食糜的移动。

四、消化与吸收时血供的变化

安静状态下，人体10%的血供流向肠道，主要分布在黏膜下层的血管网。交感神经与黏膜下层的血管网伴行，交感神经兴奋时，可以收缩血管，使血液重新分布，有利于机体应对危险等紧急情况，但不利于消化与吸收。进食后，内脏血流可增加50%～300%，肠道的血流也大幅增加。因此，如在血流动力学不稳定的情况下进行肠内营养，对机体的血液调配不利。肠道吸收的营养物质通过门静脉被运送到肝脏，肝脏对营养物质进行加工，而血液回到静脉系统，此外，由乳糜管吸收的营养物质经淋巴循环也回到静脉系统。消化期间，刺激肠道血流增加的因素包括：小肠的扩张，碳水化合物和脂类消化产物对近端小肠的刺激，胆汁酸对末端回肠的刺激，促胃液素、胆囊收缩素、促胰液素的作用等。

五、消化道运动与分泌的特点

在消化的头相，胃即开始做接纳食物的准备，当肠相开始，即反馈性地抑制胃相的活动（即分泌），食糜在空肠被吸收，也反馈性地抑制胰腺的分泌，可见消化道的运动是一个精密调控的过程。此外，消化液和消化酶的分泌也受精密的调控。食糜在十二指肠内引起的神经内分泌效应最明显，根据消化与吸收过程的分泌与运动特点，消化与吸收的功能分区与解剖分区具有不同的特点。

1. 胃底和胃体

胃底和胃体是一个功能单位，将食物搅拌，与胃液混合，对食物进行初步的"加工"，以利于消化与吸收。实际上，贲门（胃食管结合部）也发挥重要的作用，可以防止胃食管反流。

2. 胃窦、幽门、十二指肠、胰腺、肝脏、胆道

胃窦和幽门的协调运动，将胃底和胃体初步加工的食糜输送到十二指肠，并与消化液混合。在这个过程中，胃窦的G细胞和十二指肠的APUD细胞分泌的胃泌素起到重要的作用。G细胞和APUD细胞同属胃肠道的内分泌细胞，同时胃窦和十二指肠也受到迷走神经的整体支配，因此可以认为胃窦、幽门、十二指肠属于同一个消化的功能单位，这个功能单位也包括与消化、吸收有关的两大分泌腺，即肝脏和胰腺。食糜在这个阶段与各种消化液和消化酶混合，进行"深加工"，是消化、吸收的重要环节，随后进入空肠及回肠进行吸收。这个阶段，幽门起到单向阀门的作用，防止食糜反流进入胃中。

3. 空肠与回肠

空肠和回肠对食糜进行吸收，也可分泌消化液调节其渗透压，这个阶段的特点是生理情况下不刺激胰腺和肝脏的分泌，与食物在胃和十二指肠阶段的特点不同，但如果是空肠管饲整蛋白型营养液，可以刺激胰腺的外分泌，这种调节属于体液调节，不受迷走神经的支配。因此，可以认为空肠与回肠在消化、吸收上是较为独立的单位，其主要功能是吸收。

从以上分析可知，消化、吸收分为三个阶段，分别是胃底和胃体的研磨加工、十二指肠的消化、空肠回肠的吸收。贲门（胃食管结合部）和幽门是重要的控制结构，起到控制流量和防止反流的作用。

六、各种喂养技术及优缺点

经口进食是最符合生理的喂养方式，与消化道的分泌和运动节奏相适应，但是当患者处于疾病状态时，无法经口进食，需要使用管饲的方式进行喂养，常见的管饲喂养包括3种方式：经胃喂养、经十二指肠喂养、经空肠喂养。也可分为幽门前喂养和幽门后喂养，幽门后喂养包括经十二指肠喂养和经空肠喂养。

（一）不同喂养方式对消化液分泌的影响

采用不同喂养方式对消化液的分泌影响也不同，实施肠外营养时，头相、胃相和肠相消化液的分泌甚少，甚至停止分泌。即使是口服营养液，与进食正常食物相比，胃液的头相分泌也明显减少。采用幽门后喂养，即经十二指肠喂养和经空肠喂养，管饲肠内营养液时，胃的头相和胃相分泌也基本为零，根据十二指肠喂养和空肠喂养的不同可知，肠道的分泌也存在差异。

1. 经胃喂养

经胃喂养是留置鼻胃管或胃造口管，并将营养液输注于胃内的营养支持喂养

方式。与经口进食相比，经胃喂养没有头相的分泌作用，但胃相和肠相的分泌作用与经口进食相似，在胃腔内，胃的分泌可以对营养液进行调和，降低营养液的渗透压，从而更有利于小肠的消化、吸收。经胃喂养最接近消化、吸收的生理过程，适合胃肠道功能正常情况下的喂养，但经胃喂养容易发生胃食管反流，需要监测胃内容物的量，以尽量避免反流的发生。长时间的鼻胃管喂养，会增加"咽-肺"逆行性感染的风险[3]，因此对于长期昏迷或神经系统疾病等患者，建议采用PEG技术[4]。

2. 经十二指肠喂养

将营养管的末端留置于十二指肠，营养液输注时首先进入十二指肠为经十二指肠喂养。营养液刺激十二指肠，引起胃泌素和胆囊收缩素的分泌，引起胰腺和肝脏的分泌增加，食物与胰液、胆汁和消化酶混合，但缺乏胃酸的作用，当食物进入空肠，也引起空肠的分泌。所以，经十二指肠喂养也可以引起大量消化液的分泌。由于营养液直接进入肠道，故对营养液的渗透压有一定要求。经十二指肠喂养也可刺激肝脏、胰腺消化液的分泌，比较接近正常的生理过程，并且可以有效防止反流，防止呼吸系统的并发症，适合患者胃肠道功能正常，需要防止胃食道反流的情况，现在多用于婴幼儿的肠内营养支持。

3. 经空肠喂养

将营养管末端置于空肠上段，营养液输注时首先进入空肠上段为经空肠喂养。空肠喂养时，没有营养液对胃和十二指肠的刺激，也就没有了胃相的分泌，没有营养液刺激十二指肠，从而不会引起胰腺和肝脏的分泌，营养液无法与胰液、胆汁和消化酶混合。在管饲短肽型营养制剂时，产生的是单纯的吸收作用，当管饲整蛋白制剂时，也可以刺激胰腺分泌胰液及消化酶，但程度较轻。因此，经空肠喂养引起消化道的分泌量最少。由于渗透压可以影响肠道的分泌和吸收，故经空肠喂养对营养液的渗透压有一定的要求，对喂养的速度也有一定的要求。空肠喂养是一种单纯供应营养物质让小肠进行吸收的喂养方式，胃肠道的分泌量不大，适合疾病状态和外科手术后的肠内营养支持，是并发症较少的喂养技术，可作为疾病状态优先考虑[5]。

（二）喂养方式对胃肠道运动的影响

经胃喂养，即幽门前喂养，营养液直接注入胃内，胃的运动将食物推送至小肠，较符合生理过程。但是胃的扩张可引起一过性的食道下段括约肌松弛，并且由于留置的营养管的作用，胃食管结合部的抗反流机制被破坏，胃内容物容易反流，导致误吸，引发呼吸系统的并发症。为了减少胃食管反流，也有采用半固体食物进行胃喂养的实践[6]，取得了较好的效果。经幽门后喂养，由于幽门括约肌的作用，反流入胃的营养液不多，不容易出现胃食管反流的情况。正常进食时，如有未被吸收的营养液进入末端回肠，将反射性抑制胃和空肠的运动，让营养物质在回肠充分吸收，这个机制被称为"回肠制动"，向远端回肠灌注葡萄糖时也可以出现"回肠制动"的现象[7]。实施胃内喂养时，小肠的运动也与正常进食相似，由于受幽门的控制，回肠制动作用发挥较好，小肠可以充分吸收营养物质及液体，从而控制进入结肠的液体量；实施幽门后喂养时，小肠的运动虽与正常进食相似，但不受幽门的控制，营养液持续输注至小肠，回肠制动作用发挥较差，进入结肠的液体量较多。可见在幽门后喂养，较多的液体进入结肠，幽门后喂养如不注意喂养的量和速度，极容易出现腹泻。

（三）喂养方式对胰腺外分泌的影响

肠内营养对急性胰腺炎的治疗意义已经得到一致认可，急性胰腺炎的营养支持问题的关注点为肠内营养是否会刺激胰腺的外分泌，进而加重病情或导致病情复发。

1. 胃内喂养对胰腺外分泌的影响

经口进食引起胰腺分泌酶原、胰液及碱性物质，经胃喂养非要素型营养制剂引起的胰腺外分泌与经口进食相似。经胃喂养要素型制剂，引起酶原的分泌也与经口进食相似，但胰液量分泌减少50%。

2. 十二指肠喂养对胰腺外分泌的影响

十二指肠喂养可刺激胰腺的外分泌，分泌量与剂量相关，即与喂养速度相关，与要素型制剂及非要素型制剂无显著的相关性。

3. 空肠喂养对胰腺外分泌的影响

经空肠喂养要素型制剂不会引起胰腺的外分泌，但是当肠内的氨基酸浓度、脂肪酸浓度超过一定阈值时，也可刺激胰腺的外分泌。整蛋白制剂可以刺激胰脂肪酶原的分泌，但胰淀粉酶原及碱性物质分泌减少。

口服或胃内喂养引起的胰腺外分泌的刺激比较强烈，其原因是胃酸的刺激以及食物或营养液进入十二指肠的刺激作用，引起胃泌素、胆囊收缩素的分泌，从而刺激胰腺的外分泌作用。十二指肠内喂养，虽然没有胃酸的刺激，但是营养液对十二指肠的刺激也可以引起胃泌素、胆囊收缩素的分泌，引起胰腺的外分泌作用。经空肠喂养要素型营养制剂，可有效减少对胰腺外分泌的刺激，但整蛋白制剂仍有一定刺激作用。以上喂养技术的选择是基于是否刺激胰腺分泌来考虑的，但出现急性胰腺炎时应避免食物刺激或肠内营养液刺激引起胰腺分泌的观点缺乏依据，有研究表明损伤的胰腺腺泡不能对刺激做出反应[8]，因此肠内营养，甚至经口进食是安全的这一观点已经被广泛接受，因此在急性胰腺炎患者的肠内营养支持方案中使用整蛋白型肠内营养液也属于合理的选择。

七、持续喂养或间断喂养

在实施肠内营养的初始阶段，需要注意营养液的输注速度和渗透压，一般采用营养泵持续输注，并逐渐增加输注量。持续的营养液输注限制了患者的活动，当需要长期肠内营养时，在患者适应了肠内营养后，逐渐形成三餐喂养的规律，以适应消化生理，并为患者的活动创造时间。

八、小结

营养支持的喂养技术与消化道的生理过程有直接的关系，但又不完全等同，除口服营养支持外，各种管饲的营养支持喂养技术，将营养液直接注入消化道的不同部位，对消化吸收的生理影响也不同，不同的喂养技术对营养制剂的要求也不同。

（1）胃内喂养适合大多数肠内营养支持，但容易出现反流，对老年或儿童患者容易造成较为严重的误吸风险，需要注意喂养技术及护理。

（2）经十二指肠喂养主要用于儿童和新生儿的喂养，可以刺激胰腺的分泌，也可避免反流，较符合生理，也可最大限度地避免反流的并发症。

（3）经空肠喂养是临床常用的喂养技术，并发症少，其中使用要素型营养制剂不刺激胰腺的外分泌，适合急性胰腺炎患者的营养支持。经空肠喂养，营养液直接进入空肠，没有胃和十二指肠的加工，对营养制剂的渗透压要求在一定范围内，并且需要注意喂养的速度。

（4）喂养技术对酸碱平衡也产生影响，经胃喂养，体内的"碱潮"和"酸潮"可以相互抵消；但经幽门后喂养，小肠消化、吸收产生的"酸潮"多数可由机体代偿，但在代偿能力差的患者中，可能出现代谢性酸中毒。

（5）胃肠道是富血供的器官，消化、吸收需要大量血液参与，使血供大量增加，但在血流动力学不稳定的情况下进行肠内营养，将干扰机体的循环，产生不利的影响。

参考文献

［1］石汉平. 胃的应用生理与临床联系［J］. 肿瘤代谢与营养电子杂志，2016，3（3）：155–157.

［2］HEDA R，TORO F，TOMBAZZI C R. Physiology，Pepsin［M］. StatPearls. Treasure Island（FL），StatPearls Publishing，2020：1–4.

［3］居置波，朱春华，倪浩亮，等. 经鼻胃管、经胃造口喂养的长时间昏迷患者口咽分泌物和胃液病原菌培养结果比较［J］. 山东医药，2019，59（3）：57–59.

［4］宿英英，潘速跃，高亮，等. 神经系统疾病经皮内镜下胃造口喂养中国专家共识［J］. 肠外与肠内营养，2015，22（3）：129–132.

［5］王志刚，梅小龙，孙建营，等. 空肠营养管在减少肠内营养并发症的效果分析［J］. 中外医疗，2017，36（35）：87–90.

［6］KOKURA Y，SUZUKI C，WAKABAYASHI H，et al. Semi–solid nutrients for prevention of enteral tube feeding–related complications in japanese population：a systematic review and meta–analysis［J］. Nutrients，2020，12（6）：E1687.

［7］POPPITT S D，SHIN H S，MCGILL A T，et al. Duodenal and ileal glucose infusions differentially alter gastrointestinal peptides，appetite response，and food intake：a tube feeding study［J］. Am J Clin Nutr，2017，106（3）：725–735.

［8］LAKANANURAK N，GRAMLICH L. Nutrition management in acute pancreatitis：clinical practice consideration［J］. World J Clin Cases，2020，8（9）：1561–1573.

（邹湘才　林月钰　谢肖俊　李亮）

第二部分

疾病篇

第七章　围手术期营养支持治疗

　　围手术期是围绕手术的一个全过程，指从患者决定接受手术开始到手术基本康复的过程，包括手术前、手术中和手术后的一段时间。营养支持是围手术期管理的重要内容之一，包括术前营养支持和术后营养支持，可以减缓患者的分解代谢和减少瘦体组织的丢失。腹部外科疾病，特别是消化道的疾病，对患者的消化、吸收和营养产生明显的影响，多数需要对患者进行术前和术后的营养支持。围手术期营养支持治疗同样需要遵循筛查与评估、评定和干预的步骤，同时要考虑患者的并发症，例如糖尿病、肝肾功能不全等对营养代谢影响大的疾病，并结合具体的病情进行。

第一节　手术创伤代谢改变的特点

　　手术创伤引起代谢改变的特点：葡萄糖氧化障碍、脂肪氧化增强、糖异生加强、蛋白质的合成和分解均加速。一般将手术创伤后患者的代谢状态分为以下3期。

一、第一期：消落期

　　由手术创伤引起的应激使患者的代谢处于抑制状态，主要特点为低分解代谢、低合成代谢、低血容量。持续时间为12～24 h，时间长短与手术创伤大小有关。这一时期机体优先保证重要脏器的灌注和内环境的稳定，机体合成急性期反应蛋白，以应对机体的应激。这些急性期反应蛋白的原料来自肌肉及内脏的蛋白储备，其中以肌肉分解最为明显，但此时机体的整体蛋白质合成和整体蛋白质分解都处于抑制状态。这一时期能量需求降低，在营养上，这个时期也叫允许性带热卡阶段。这一时期的治疗重点是维持机体组织的正常灌注，并维持水电解质平衡和内环境稳定。

二、第二期：起涨期

消落期后，患者代谢需求增加，进入起涨期。起涨期儿茶酚胺、糖皮质激素、胰高血糖素等大量分泌，使炎症介质大量释放。尤其是在这些细胞因子的作用下，代谢改变明显，主要特点是高分解代谢与高合成代谢并存。起涨期持续时间为3～5天，容易出现与应激有关的并发症，治疗重点是抑制过度的应激反应，提供代谢反应的底物，改善免疫状态，进行营养支持和治疗。

三、第三期：恢复期

起涨期结束后进入恢复期，恢复期机体并没有恢复到正常的代谢状态，合成代谢大于分解代谢，机体处于愈合阶段，对营养的需求仍然高于正常水平，恢复期持续时间为1～4周。

以上分期属于人为划分，大体上手术当天和术后第1天为消落期，术后第2天或第3天开始，至第5天为起涨期，然后进入恢复期。实际上，这3期是连续的过程，并且界限不明显。

创伤引起机体能量利用方式的改变，对糖和脂肪的利用呈现不同的特点，但是对整体病理生理起最核心作用的是蛋白质代谢的改变，表现在以下方面：①肝脏合成蛋白增加，肌肉合成蛋白减少，总体表现为肌肉蛋白的减少；②急性期反应蛋白、修复蛋白合成增加，其他蛋白合成受到抑制。手术应激反应越强烈，以上改变越明显，对重要生命器官的影响越明显，这也说明手术前营养支持的核心问题是增加机体的蛋白质储备，以应对应激反应的一系列改变。从中也可以总结术后营养支持的重点——合适营养底物的供给产生有利的免疫代谢，从而减轻炎症反应，以及合适营养底物的供给有利于机体的代谢恢复。

第二节 术前营养支持

亚洲胃肠肿瘤患者术前出现营养风险和营养不良的比例高[1]，对存在营养风险或营养不良的患者，术前进行短期的营养支持可有效增加患者的机体储备，提升患者对麻醉和手术的耐受力，降低营养风险，改善临床结局。术前营养支持改善的是营养相关风险的结局，虽然对降低手术并发症有正面作用，但手术并发症的原因复杂，不代表必然可以降低手术并发症的发生。

一、营养筛查与评估、营养评定及术前营养支持的适应证

采用相应的工具进行营养筛查与评估，结合患者病情拟订手术方案，对患者的营养状况进行整体评估。确定营养支持的目标、时间，制订营养支持治疗处方。

对存在营养风险的患者进行营养评定，对存在营养风险和营养不良的患者制订营养支持计划。目前最常用的营养筛查与评估工具，例如营养风险筛查2002（NRS 2002）、主观全面评定（SGA）或患者参与的主观全面评定（PG-SGA）都与临床结局关系明确，因此笔者建议，对存在营养风险或营养不良的患者都应进行术前营养评定和营养支持治疗，营养评定应尽可能做全面的人体测量、实验室检查及器械检查，以提供全面而精确的数据。

中华医学会肠外肠内营养学分会制订的指南建议为[2]：

（1）若NRS 2002≥3，说明存在营养风险，需要实行进一步营养评定和制订营养支持计划；若NRS 2002<3，表示无营养风险，无须进一步处理。

（2）营养状况良好的患者无须进行营养支持，重度营养不良的患者推荐使用术前营养支持；中度营养不良的患者，通过术前营养支持也能获益。

二、确定营养支持的途径

患者可以经口进食，提倡口服营养支持，术前口服营养支持可以改善消化肿瘤和泌尿肿瘤的预后[3]。如无法通过口服补充，可经肠外营养途径补充，或者留置鼻胃管或鼻肠管进行营养支持。对于幽门梗阻的患者，可以留置三腔喂养管，这种喂养管的营养通道被置入空肠进行肠内营养，另外两个管道位于胃腔内，可以进行胃的吸引引流和冲洗。如预计需要长时间的营养支持，持续时间一般长于4周，可以在内镜下留置胃造瘘管或空肠造瘘管。对于无法进食或无法置管进行肠内营养的患者，可以进行肠外营养支持。

三、术前营养支持的处方

对于有进食障碍的患者，例如食道癌和幽门梗阻的患者，或者在肠梗阻的情况下，患者体内可能发生轻重程度不等的水电解质紊乱，应在营养支持治疗的同时注意纠正。对于术前营养脂肪的制订，主要的依据：能量需求和蛋白质的供给；根据病情的状况供给一些特殊的营养素或设定糖脂比。

1. 能量供给

测定能量最理想的方式是根据器械测量出患者的能量需求，例如间接代谢测

定仪或人体成分分析仪。如无测定的条件，可按每千克体重每天25～30 kcal的能量需求计算。其他公式计算法可参阅本书第三章。

2. 蛋白质供给

当患者处于手术应激或感染状态时，需要大量的蛋白质合成急性期反应蛋白，蛋白质需求量明显增加，但是手术后的应激状态，使机体代谢外源性的蛋白质能量有限，术前蛋白质的供给与机体蛋白质储备情况与手术的预后直接相关，因此蛋白质的供应在术前营养支持中是重要指标，目前一般建议每千克体重每天摄入量为1.5～2 g，手术创伤大的患者蛋白质需求量更高。

3. 糖脂比

一般的营养支持糖脂比为6∶4，根据患者的代谢状况可以适当调整，受现代肿瘤营养理念的影响，肿瘤营养患者脂肪供应的能量可以适当增加，糖脂比可以调整为5∶5。

术前营养支持还需要补充足够的维生素和微量元素，既供应足够的热量又符合各营养素均衡供应的需求，对于一些特殊病种，还需要符合疾病治疗的要求。

四、术前营养支持容易被忽略的问题

（一）预康复计划与肌肉功能锻炼

目前的术前准备对呼吸功能的锻炼比较重视，但往往忽略肌肉功能的锻炼，影响术前营养支持的效果。人体的储备功能往往表现在蛋白质上，主要是肌肉的蛋白质，对肌肉进行锻炼可以让肌肉产生有利的合成代谢，增加肌肉蛋白的储备。一般采用阻抗运动和有氧运动，最好在专业康复治疗师的指导下进行。近年来，在术前营养支持上提出预康复（prehabilitation）[4]的概念，即通过康复锻炼、营养补充及降低焦虑等多模式康复计划优化术前患者的身体结构和功能，从而改善临床结局[5]。

（二）储备有利于减轻炎症反应的底物

ω-3多不饱和脂肪酸，包括亚麻酸、二十碳五烯酸、二十二碳六烯酸等。创伤大的手术必定产生较为严重的创伤性应激，补充ω-3多不饱和脂肪酸有利于产生抑制炎症反应的细胞因子，使增强炎症反应的前列腺素、血栓素A2及白三烯水平等细胞因子减少，从而减轻炎症反应。对于ω-3多不饱和脂肪酸的供给，围手术期的用药似乎优于术后的用药，但仍需大样本的数据来证明[6]。因此，尽管存在争议，但对于长期素食者，体内的ω-多不饱和脂肪酸尤其缺乏，建议术前进行补充，以利于患者的术后恢复。此外，术前补充一氧化氮的前体、抗氧化剂等[7]，如鸟氨酸，也可以作为促进患者恢复的辅助手段。

（三）注意再喂养综合征

长时间食物摄入不足，在开始供给营养液时，患者可能出现再喂养综合征，这是一种危及生命的并发症，虽然发生率不高，但是一旦发生，则抢救和治疗困难。一般来说，禁食超过7天，开始营养支持或摄入食物时即可能出现再喂养综合征。

五、客观监测营养支持的效果

术前营养支持的时间不宜太长，一般为7～14天，患者在体重上不一定可以出现可检测的变化，因此需要注意评估方法，用更精准的方法进行评估，例如前白蛋白等生化检查。但是这些生化检查的结果也不一定完全准确，有时在纠正水电解质紊乱后，这些指标可能再次降低，但并不代表营养状态的恶化。由于术前营养支持主要是增加机体的储备能量，因此人体成分分析可以准确测定蛋白质或肌肉的含量，更适合准确评估营养支持的效果。

六、营养认知教育

由于受不同知识背景和传统观念的影响，不同患者对营养的认知存在很大差异，手术前对患者及其家属进行营养认识的教育，可以使患者和家属具备正确的营养知识，更加配合术前和术后的营养支持治疗。

以上为术前营养支持方案的一般模式，但是不同患者患病情况差异大，不同医院的条件差异也很大，应该根据实际的病情进行个性化处理。

第三节　术后营养支持

手术后的营养支持是基于手术创伤对代谢的影响而制订营养支持治疗的处方。手术后营养支持的一般原则如下。

一、术后24 h可开始营养支持

目前，医学界对手术后何时开始营养支持的观点已经逐渐统一，主张无特殊情况，手术后早期开始营养支持，以利于患者的恢复[8]。术后24 h可开始营养支持，对于手术当天是否实施营养支持则争议较大，目前没有一致的观点。

二、首选经肠内营养支持的方式

手术后首选经肠内营养支持的方式，也可采用经口服的营养支持方式[9]，经口进食，根据手术的性质决定进食的种类，一般从流食开始。如患者无法经口进食，也可以采用肠外营养支持。如果肠内营养支持的热量摄入和蛋白质摄入低于60%的目标量，可联合使用肠内肠外营养支持。如果考虑手术后有较高的需要营养支持治疗的并发症，例如吻合口漏（瘘）等，或者出于疾病的原因需要超过4周[10]的营养支持，手术中应该考虑留置空肠营养管，以便术后实施肠内营养支持治疗。由于腹部手术后肠功能被抑制，以往一般提倡使用短肽型或氨基酸型肠内营养制剂，但实践表明，使用整蛋白型营养制剂并不影响消化和吸收。此外，短肽型营养制剂渗透压相对整蛋白型高，可能更容易导致腹泻。

三、营养处方

能量的供给可按每千克体重每天供给量进行估算，但是由于术后的特殊代谢特点，可以供给较低水平的热量，在临床营养上称为允许性低热卡。允许性低热卡在重症和创伤大的手术中可以明显改善预后，特别是对代谢影响大的肝脏手术。一般在腹部外科手术后，每千克体重每天供给15～20 kcal即可。允许性低热卡的热量供应不能太低，一般要求大于机体需求量的70%，在术后48 h，代谢的消落期结束后，进入起涨期，由允许性低热卡转变为较高的热卡供应[11]。理想的方式是通过间接热量测定仪测定患者实际的能量需求。营养素的提供、热氮比、糖脂比等原则与术前营养支持相同，药理营养素根据具体的病情应用。需要注意的是，具体的营养处方需要根据消落期、起涨期和恢复期的不同而调整。

四、营养支持的终点

由于手术后患者的食欲降低，摄食减少，特别是腹部手术后，患者出院后往往摄食明显减少，出院后短期即出现明显的体重减轻，对患者身体健康和后续治疗的耐受性产生很大的影响，因此围手术期营养支持的终点不应是患者切口愈合拆线，而应该支持到患者恢复正常的摄食量和代谢完全正常后，出院后门诊的营养随诊、评估与干预非常重要[12]。Liang Li 等[13]及Wobith M 等[14]在患者出院后仍采用空肠营养管，持续进行营养支持，可以明显提高患者的幸福感及避免术后6个月内体重的减轻。

五、注意康复锻炼

与术前营养支持一样，术后营养支持的内涵也包括功能锻炼，适当的康复锻炼可以促进肌肉的内分泌，形成有利于蛋白质合成的内环境，有利于营养支持目标的达成。

六、注意适时监测

由于术后特殊的代谢特点，建议在消落期、起涨期和恢复期进行动态监测。人体成分分析是较为理想的监测手段，可以测定机体蛋白质及肌肉含量的变化，监测较为精准。其他检测手段，如生化检查、手握力检测等，也应定期进行，并且根据检测的手段进行营养处方的动态调整。

第四节　围手术期营养支持的特殊问题

腹部手术也包括一些特殊的术式，这些手术治疗会对营养产生很大的影响，并且各具特点。

一、减重手术是否需要术前营养支持

肥胖与营养物质不足都是营养不良的表现，肥胖患者也可能存在微量元素和维生素等不足的表现，肥胖患者入院后也应按照常规进行营养筛查与评估、营养评定、营养干预等措施。

（1）肥胖患者的目标能量供给建议采用间接热量测量仪测定，可参阅本书第四章采用计算法计算能量。

（2）肥胖患者多见维生素B_1、维生素B_{12}及微量元素缺乏，术前可口服补充。

（3）手术后尽早恢复经口进食。

（4）手术后应注意长期的营养管理问题（可参阅本书第十一章）。

二、器官移植手术的围手术营养支持

器官移植手术中，无论是对于捐献者还是接受器官移植者，营养支持治疗的原则与腹部大手术相同，营养支持功能以维持体内代谢和维持移植器官功能为目标。研究表明，腹腔内脂肪含量和腰大肌指数及肝移植受者的并发症和死亡率相关[15]，而脂肪代表体内的能量储备，腰大肌指数代表肌肉的蛋白储备，肝移植手术创伤大、代谢影响大，可见肝移植患者需要更好的术前营养支持，以提供更好的营养储备。营养支持不仅有利于患者的恢复，Doi J 等[16]发现维生素D对降低肝移植的急性排斥反应也有正面的意义，还有助于减轻排斥反应。

三、手术后低蛋白血症

手术前的低蛋白血症提示白蛋白的缺乏，可能与营养不良有关，由于白蛋白的半衰期为15天，白蛋白可以作为营养不良的指标，但不是一个敏感的指标。如果手术前白蛋白正常，手术后出现低蛋白血症的主要原因是手术创伤引起的血管通透性增强，导致白蛋白渗出至组织间隙，引起血液中白蛋白浓度下降，并非真正的缺乏，而是白蛋白再分布的结果。白蛋白进入组织间隙的结果是组织的胶体渗透压升高，血管内的胶体渗透压降低，以致容易出现组织水肿、肺水肿等重要脏器的水肿，在不同程度上影响呼吸功能，对术后恢复不利，而在血管通透性增强的情况下补充白蛋白可能增加组织中白蛋白的浓度，实现加重组织水肿的效果。因此多数情况下，不要急于纠正低蛋白血症。对于手术后白蛋白的使用存在较多争议，虽然造成低蛋白血症的具体炎症分子机制不明，但姜思源、张锦[17]指出，针对低蛋白血症的发病机制，控制炎症，降低炎症因子造成的蛋白质渗漏，才能从根本上解决低蛋白血症。

围手术期营养支持的处方依据是手术创伤引起的代谢改变，包括对热量供应物质（糖和脂肪）的需要量，以及代谢物质（蛋白质）的需要量，还包括炎症物质生成的调节等方面；患者储备能量体现在蛋白质和肌肉量上，因此术前营养支持需要提供足够的氨基酸底物，并进行适当的功能锻炼，以促进蛋白质特别是肌肉蛋白质的合成。

参考文献

[1] SEO J M, JOSHI R, CHAUDHARY A, et al. A multinational observational study of clinical nutrition practice in patients undergoing major gastrointestinal surgery: the nutrition insights day [J]. Clinical nutrition ESPEN, 2021, 41: 254-260.

[2] 中华医学会肠外肠内营养学分会. 成人围手术期营养支持指南 [J]. 中华外科杂志, 2016, 54（9）: 641-657.

[3] OTAGIRI H, YAMADAV S, HASHIDUME M, et al. A clinical investigation of the association between perioperative oral management and prognostic nutritional index in patients with digestive and urinary cancers [J]. Current oncology, 2020, 27（5）: 257-262.

[4] 宋燕京, 宋京海, 韦军民. 肝胆胰外科围手术期营养支持的规范应用 [J]. 中华普通外科学文献（电子版）, 2020, 14（4）: 305-310.

[5] HARRIS L, DARBY P. Enhanced recovery after abdominoplasty using perisurgical nutritional supplementation [J]. Plastic and reconstructive surgery-global open, 2020, 8（12）: e3314.

[6] CALDER P C. Intravenous lipid emulsions to deliver bioactive omega-3 fatty acids for improved patient outcomes [J]. Marire drugs, 2019, 17（5）: 274.

[7] LOUGHNEY L, MCCAFFREY N, TIMON C M, et al. Physical, psychological and

nutritional outcomes in a cohort of Irish patients with metastatic peritoneal malignancy scheduled for cytoreductive surgery（CRS）and heated intrapertioneal chemotherapy（HIPEC）：an exploratory pilot study［J］．PLoS One，2020，15（12）：e0242816.

［8］MA B Q，CHEN S Y，JIANG Z B，et al. Effect of postoperative early enteral nutrition on clinical outcomes and immune function of cholangiocarcinoma patients with malignant obstructive jaundice［J］．World journal of gastroenterology，2020，26（46）：7405–7415.

［9］SANDRUCCI S，COTOGNI P，DE ZOLT PONTE B. Impact of artificial nutrition on postoperative complications［J］．Healthcare（Basel），2020，8（4）：559.

［10］李子禹，闫超，李沈．胃癌围手术期营养治疗中国专家共识（2019版）［J］．中国实用外科杂志，2020，40（2）：145–151.

［11］陈钦，孙卫江，李松端，等．胃肠肿瘤围手术期营养代谢变化与营养治疗策略探讨．消化肿瘤杂志（电子版），2018，10（1）：21–24.

［12］NAKANO T，KOYAMA K. Surgery and perioperative management of esophageal cancer patients with malnutrition［J］．Kyobu Geka，2020，73（10）：876–882.

［13］LIANG L，YOUCHUN W，MINGZHE L，et al. Clinical observations of the effect of continuous enteral nutritional support through an indwelling jejunal feeding tube in the abdominal wall on improving subjective well-being after surgery and during chemotherapy［J］．Dig Med Res，2019，2（15）：1–5.

［14］WOBITH M，WEHLE L，HABERZETTL D，et al. Needle catheter jejunostomy in patients undergoing surgery for upper gastrointestinal and pancreato-biliary cancer-impact on nutritional and clinical outcome in the early and late postoperative period［J］．Nutrients，2020，12（9）：2564.

［15］MALAMUTMANN E，FRENZEN A，KARADAG H I，et al. Inner abdominal fat and psoas muscle as predictive factors for the outcome after liver transplant［J］．Exp Clin Transplant，2021，19（2）：131–136.

［16］DOI J，MORO A，FUJIKI M，et al. Nutrition support in liver transplantation and postoperative recovery：the effects of vitamin D level and Vitamin D supplementation in liver transplantation［J］．Nutrients，2020，12（12）：3677.

［17］姜思源，张锦．手术应激后低蛋白血症起因及治疗的最新进展［J］．中华危重病急救医学，2017，29（3）：284–288.

（邰沁文　谢肖俊　邹湘才　李亮）

第八章 加速康复外科的营养支持治疗

加速康复外科（enhanced recovery after surgery，ERAS）的理念由丹麦的 Kehlet教授于1997年提出，是一种包括外科、麻醉、营养、护理等多学科优化路径的围手术期管理措施，并迅速在近20年成为外科界推崇的围手术期管理理念。国内于近十多年来引进加速康复外科理念，也在大力推广和应用中，发展迅速。

一、加速康复外科的主要内容

加速康复理念的核心是减少围手术期创伤的应激，减少并发症，缩短住院时间。加速康复外科的主要内容包括：完善的多模式疼痛管理以实现充分止痛；术后早期下床活动；术后早期经口进食；减少或尽量不使用鼻胃管、引流管等；缩短术前进食水的时间；避免术中过度补液或补液不足；鼓励使用微创手术等。在这些措施中，与营养支持治疗有直接关系的是术后早期经口进食和缩短术前禁食水的时间。但是，营养支持治疗与加速康复外科有关的内涵超出单纯的营养问题范畴。

二、加速康复外科措施与营养支持治疗的关系

加速康复外科中完善的多模式疼痛管理与术后早期经口进食之间并不是孤立的关系，此外，疼痛管理也不是单纯为了减轻疼痛感，两者有生理上或病理生理上的联系。

（一）多模式疼痛管理的意义

疼痛被称为第五大生命体征，而食欲受抑制也是应激症状之一，减轻疼痛，能刺激患者的进食欲望。加速康复外科的完善多模式疼痛管理包括对疼痛产生、传导和感受各个环节的阻断，以阻断创伤引起的应激反应，与食欲有内在联系。

1. 大脑感受平层的阻断

腹部手术主要采用以吸入麻醉为主的复合麻醉方式，吸入麻醉是全身麻醉的一种，主要目的是阻断大脑对疼痛信号的感受，即患者感受不到疼痛，但疼痛信号的产生和传导，以及引起的反射仍然在不断进行，所引起的病理生理也仍在进行，导致机体出现应激反应。

2. 硬膜外腔阻滞麻醉

在加速康复外科理念下，腹部手术常在气管插管吸入全麻的基础上，采用硬膜外腔阻滞麻醉，其意义与神经的解剖学基础有关。脊髓发出的交感神经对腹部脏器的支配有一定规律，T5～T12节段中间带外侧核的交感神经节前纤维，在更换神经元后，其节后纤维支配肝、脾、肾等实质性器官和结肠左曲以上的消化管；来自脊髓上腰段中间带外侧核的节前纤维，在更换神经元后，其节后纤维支配结肠左曲以下的消化管，以及盆腔脏器和下肢的血管、汗腺和竖毛肌。副交感神经即由脑干或骶髓发出节前纤维，基于这个解剖特点，硬膜外腔阻滞麻醉阻滞了交感神经的传导，但对副交感神经的传导无影响。

硬膜外腔阻滞麻醉的加速康复外科意义包括以下两点。

（1）阻断创伤信号经脊髓的传导。

手术对目标脏器的操作产生的信号经神经传导到脊髓，在脊髓中介后传导到其他脏器，也会引起非手术操作目标脏器的反应，这种反应不是以疼痛的方式呈现，但可引起脏器的应激反应，导致患者术后乏力和疲惫。应激是机体对抗外伤等疾患的对抗机制，有利于对抗疾病，但有时也会造成机体损伤，硬膜外腔阻滞麻醉可以阻断这种反应，本质是阻断应激反应经神经的效应，有利于患者手术后的康复[1]。此外，内脏痛也是经交感神经传入纤维传导到大脑，交感神经传导的阻断也有利于减少疼痛信号对大脑的刺激。这些创伤应激信号阻断在加速康复外科上的意义：①应激的神经传导被阻断，全身炎症反应明显减轻，患者术后由应激引起的疲惫感等不适症状明显减轻；②食欲抑制是应激表现之一，阻断了这些反应，对患者术后恢复经口进食有积极意义。

（2）有利于胃肠动力的恢复。

腹部手术后的肠麻痹是不可避免的问题，但可利用交感神经与副交感神经的效应来调节。在胃肠动力的神经效应上，交感神经活性的增强可以加重肠麻痹，不利于胃肠动力的恢复，而副交感神经的活力增加，有利于抑制交感神经的活性，促进胃肠动力的恢复。临床观察也证明，硬膜外腔阻滞麻醉的患者手术后肛门排气时间明显提前。因此硬膜外腔阻滞的意义还在于对胃肠动力的恢复，对消化和吸收也有促进作用。

3. 周围神经的阻断

周围神经的阻断包括阻断周围神经对疼痛信号的传导和阻断神经末梢疼痛信号的产生，主要的措施包括：采用超声引导的办法，在腹横肌与腹内斜肌之间注射局麻药物，阻断走行于其间的腹壁神经，阻断其神经信号的传导；手术切开皮肤前，在切口周围注射局麻药物，阻断疼痛信号的产生。

以上多模式的疼痛管理阻断了可以引起疼痛的各个环节，包括疼痛信号的产生、传导和感知，也阻断了疼痛对全身各个脏器的效应，最大限度地减轻了创伤的应激反应。手术后的疼痛管理也遵循多模式疼痛管理的原则，除了让大脑保持清醒外，引起疼痛的其他环节都需要阻断，以达到完善的疼痛管理效果，从而达到调节应激的目的。

4. 营养意义

完善的多模式疼痛管理在营养上的意义：对患者的摄食行为影响最小，对消化道功能的抑制影响最小，并且恢复快；经口进食和疼痛管理也有相互促进的正面作用，进食引起的消化生理作用和神经内分泌作用也可加快患者的恢复速度。因此加速康复外科的营养管理，不是单纯的营养支持治疗问题，而是对应激的管理问题，营养支持治疗是其中一个重要环节。在营养支持治疗上，一些具有免疫调节功能的药理营养素，如 ω-3多不饱和脂肪酸[2]、精氨酸[3]、谷氨酰胺[4]等，可降低术后创伤性炎症引起的免疫反应，也有利于患者的恢复。

（二）控制输液量

输液的意义是补充循环量，但在手术创伤的情况下，毛细血管通透性增强，液体容易渗出到组织间隙，导致组织水肿。输液过多同样可能引起消化道水肿，不利于手术后胃肠动力和消化功能的恢复，因此手术中控制输液量有利于患者的恢复，具体方法是按目标需要量进行输液，达到维持血流动力学的稳定性和组织器官灌注的目标即可[5]。

（三）缩短术前禁食

长时间的禁食导致机体糖原消耗，机体以利用脂肪氧化供能为主，这种代谢类似应激的代谢过程，也会产生胰岛素抵抗的问题，不利于患者的应激管理。同时，禁食会引起患者饥饿、口渴、烦躁等症状，影响患者的心理，这些不良的心理因素也可能影响患者的恢复。因此，在手术前一晚和术前2 h，让患者口服葡萄糖液，可减轻术后的胰岛素抵抗，有利于患者代谢的管理，改善临床结局[6]。

（四）术后早期经口进食

对早期经口进食的加速康复意义有较多的解释，其中一个解释是口服营养支持情况下，营养物质对肠黏膜有"涵养"的作用，这种解释并不反映问题的本质，而是一个模糊的解释。加速康复外科的措施本质上是应激管理的一部分，营养支持治疗也需要从应激代谢的角度进行考虑。术后早期经口进食，食物对胃肠道的刺激可促进胃肠道动力进一步恢复，最符合胃肠道的生理特点；同时，消化与吸收的生理效应有利于增加胃肠黏膜的血供，加快胃肠道血液和淋巴的循环，减轻胃肠道的水肿。胃肠道水肿的减轻更利于胃肠道的蠕动，因此可起到相互促进的作用。

三、加速康复外科的营养支持治疗要点

加速康复外科的营养支持治疗，本质上是围手术期营养支持治疗的一个方面，其基本原则不变，只是流程上更加优化。

（一）营养筛查与评估、营养评定

加速康复外科需要在患者入院前实施规范的营养筛查与评估，对腹部外科而言，常用的量表是NRS 2002、SGA或PG-SGA。对有营养风险或营养不良风险者，需要进行全面的营养评定与术前营养支持。

（二）术前禁食问题

加速康复外科要求术前禁食6 h，患者在术前6 h前可进食胃容易排空的食物，例如淀粉类食物，不进食胃难以排空的食物，如油炸类、脂肪类、高蛋白类食物或牛奶。术前2 h禁水，患者在术前2 h之前可以饮用无渣饮料，如糖水、咖啡、清茶等。常见的做法是术前10 h饮用12.5%葡萄糖液500～800 mL，术前2 h饮用200～400 mL，这些低剂量的葡萄糖液可以补充机体的需求，避免分解代谢和胰岛素抵抗。

（三）术后营养支持

术后早期恢复进食的安全性已经被证明，进食的最早时间需要待患者麻醉完全清醒后，一般在术后24 h内开始进食[7]，具体的进食时间应该根据手术创伤的大小和手术类型决定，结直肠手术当天即可恢复进食[8]，在无法进食期间，可以通过咀嚼口香糖或所谓的"假饲"促进胃肠道蠕动的恢复。一般饮用低渣或无渣的整蛋白制剂，但需根据具体的病情灵活处理，美国加速康复和围手术期质量协会（American Society for Enhanced Recovery and Perioperative Quality）推荐如下[9]。

（1）排除肠道完整性受影响、肠道缺血或持续性肠梗阻的情况后，推荐给予高蛋白或传统的清流食。

（2）术后蛋白质的摄入目标比能量目标更加重要。

（3）推荐使用标准的术后治疗方案。

（4）对于所有实施大型手术后的患者推荐给予免疫营养制剂至少7天。

（5）对于营养不良的患者，如无法达到蛋白质/营养比值的50%，则推荐24 h内早期肠内营养支持。

（6）推荐采用胃残余量作为肠内营养不耐受的指标，胃残余量＞500 mL时，需要暂停或减量。

（7）对于开始给予肠内营养或肠外营养的患者，推荐持续给予肠内营养或

肠外营养，直至患者经口摄入量达蛋白质/能量比值的60%以上。

（8）对于所有实施大手术后的患者，特别是既往营养不良、高龄和消瘦者，推荐术后给予口服营养支持以满足蛋白质和能量的需要。

目前在加速康复外科领域有不少指南或共识可以参考，不同病种也有相应的指南和共识，其共同点是要求每个环节都做到减少应激与创伤[10]，在临床应用时可以参考手术情况、患者营养状态和应激管理的原理，灵活应用。

（四）加速康复外科的其他围手术期措施

加速康复外科是一种综合的围手术期管理措施，除了前面的措施外，还包括多方面的内容，例如呼吸锻炼，心理辅导，术中体温管理，术后恶心、呕吐的预防等。具体的措施可参阅相关指南。

参考文献

［1］王帅，邱远，江恩来，等. 从手术应激的角度看加速康复外科［J］. 中国普外基础与临床杂志，2018，25（7）：878-882.

［2］ZHAO Y, WANG C. Effect of omega-3 polyunsaturated fatty acidsupplemented parenteral nutrition on inflammatory and immune function in postoperative patients with gastrointestinal malignancy: a meta-analysis of randomized control trials in China［J］. Medicine（Baltimore），2018，97（16）：e0472.

［3］ROSENTHAL M D, CARROTT P W, PATEL J, et al. Parenteral or enteral arginine supplementation safety and efficacy［J］. J Nutr, 2016, 146（12）：2594S-2600S.

［4］HARRIS L, DARBY P. Enhanced recovery after abdominoplasty using perisurgical nutritional supplementation［J］. Plast Reconstr Surg Glob Open, 2020, 8（12）：e3314.

［5］陈凛，陈亚进，董海龙，等. 加速康复外科中国专家共识及路径管理指南（2018版）［J］. 中国实用外科杂志，2018，38（1）：1-20.

［6］NYGREN J, THORELL A, LJUNGQVIST O. Preoperative oral carbohydrate therapy［J］. Curr Opin Anaesthesiol, 2015, 28（3）：364-369.

［7］MCCLAVE S A, TAYLOR B E, MARTINDALE R G, et al. Guidelines for the provision and assessment of nutrition support therapy in the adult critically ill patient: Society of critical care medicine（SCCM）and american society for parenteral and enteral nutrition（ASPEN）［J］. JPEN J Parenter Enteral Nutr, 2016, 40（2）：159-211.

［8］董明，周建平，姚宏伟. 结直肠癌围手术期营养支持中国专家共识（2019版）［J］. 中国实用外科杂志，2019，39（6）：533-537.

［9］WISCHMEYER PE, CARLI F, EVANS D C, et al. American society for enhanced recovery and perioperative quality initiative joint consensus statement on nutrition screening and therapy within a Surgical Enhanced Recovery Pathway［J］. Anesth Analg, 2018, 126（6）：1883-1895.

［10］车国卫. 加速康复外科——人文 or 技术？［J］. 中国肺癌杂志，2018，21（3）：168-172.

（伍友春 邬沁文 谢肖俊 李亮）

第九章　高排量肠造口的治疗与营养管理

肠造口是胃肠外科急诊、胃肠肿瘤手术的治疗手段之一，根据造口的肠管不同分为小肠造口和结肠造口，根据肠造口的目的不同分为预防性（临时性）肠造口和永久性肠造口。结肠造口，尤其是乙状结肠造口，常见于直肠癌的手术，由于排出大便相对成形，水电解质的流失少，对机体的影响小，但合并糖尿病的情况下也可有较大的肠造口高排量的风险[1]。小肠造口，尤其是近端小肠造口，使肠液大量流失，不可避免地会造成体液平衡紊乱和营养物质吸收障碍，对机体的营养状态和体液平衡造成很大的影响，这种情况有时也见于近端结肠的造口术。

一、高排量肠造口的标准

肠造口的排量因肠造口的种类、进食等不同有较大的差异，一般的肠造口24 h排量差异较大，介于500～2 000 mL，随着时间的延长，肠造口排出物逐渐成形，排量逐渐减少。一般手术后短期内造口排出量不稳定，排出量大的情况不做高排量造口处理。高排量肠造口目前无统一定义，一般认为造口排出量＞1 500 mL为高排出量，排出量＞2 000 mL有临床意义[2]。根据肠造口高排量出现的时间可分为早期高排量肠造口和晚期高排量肠造口，其标准[3]为：3周内出现的造口高排出量称为早期高排量肠造口，3周以后出现的造口高排出量称为晚期高排量肠造口。

二、高排量肠造口的病理生理问题

高流量肠造口可以产生短期和长期的并发症，主要是体液代谢电解质紊乱和营养障碍两方面的问题。小肠每天产生8～10 L的液体，大部分被小肠重新吸收，大约1.5 L液体到达结肠，因此造口的排出量很大程度上取决于剩余小肠的长度。肠道分泌液体中的电解质与血浆成分相似，高排量肠造口排出的肠液开始时可以造成等渗性脱水，细胞内外的电解质浓度和比例没有发生变化，因此开始时除了脱水表现外，没有电解质紊乱的临床表现。当液体损失超过一定程度时，机体的代偿机制启动，优先代偿和维持正常的血容量，因此尿量减少，组织间液转移到血管内，出现血液电解质成分的稀释，并导致相应电解质异常的症状，严重者可出现休克。同时，大量的营养物质随肠液流失，小肠的吸收减少带来不同程度的营养障碍，尤其多见于长期的高排出量肠造口。不少高排出量肠造口合并短肠综合征，营养障碍问题也更加突出。

三、高排量肠造口引起的临床表现

成年人保持持续3天以上的造口高排出状态即可出现临床表现，初期有脱水表现，如口渴、皮肤干燥、少尿或无尿、乏力和眩晕，严重脱水时可出现脉搏细数等休克症状，当出现电解质紊乱时可出现相应症状，如低钠血症、低钾血症、低镁血症、低钙血症等临床表现（具体的临床表现可参阅本书相关的章节）。长期高排出量肠造口如得不到合适治疗，将出现慢性营养不良，具体表现为消瘦、微量元素缺乏和维生素缺乏的症状，儿童和青少年会出现发育停止或迟缓的现象。

四、高排出量肠造口的监测

高排出量肠造口丢失大量体液，因此需要记录每天摄入量和排出量，特别是造口排出量和尿量。生化检查方面，应注意监测血清电解质的浓度、尿电解质的浓度、血液有无浓缩等状况。长期高流量肠造口需要注意营养监测，并进行人体成分分析、微量元素含量和维生素含量等检查。

五、肠造口高排出量的治疗

肠造口高排出量主要引起体液代谢和营养障碍，本质上是一种短期（临时性肠造口）或长期（永久性肠造口）的肠功能衰竭。肠造口手术后的近期，其治疗的重点[4]是减少体液丢失，纠正水电解质的紊乱，采取营养支持治疗，寻找潜在的原因和治疗可能的败血症（常见于坏死性小肠炎等疾病术后）。远期治疗的重点是维持水电解质平衡，并监测和维持机体营养的平衡。

（一）液体疗法

液体疗法根据脱水和电解质紊乱的性质决定，提倡尽早采用，避免体液丢失太多引起复杂的水电解质紊乱，造成治疗上的被动，具体补液量的计算可参考本书第五章。由于口服补液的液体部分或者大部分经肠造口排出而不能达到有效补液的目标，特别是在大段切除小肠的情况下[5]，所以一般需要静脉补液和口服补液相结合。

（二）止泻药

止泻药有利于减少肠造口的排出量，达到减少肠液丢失的目的，常用的药物包括：大便成形剂，如蒙脱石粉；肠道蠕动抑制剂，如Alicia Mackowski等使用大剂量洛哌丁胺治疗肠造口的高排出量[6]，取得良好效果；肠道分泌抑制剂，如生长激素抑制剂或其类似物也可以减少肠道的分泌[7]，从而达到治疗的目的。

（三）营养支持与肠液回输

营养支持的途径包括肠外营养支持和肠内营养支持两种方式，对于高排出量肠造口的患者，肠道吸收障碍应以肠外营养与肠内营养相结合的方式来喂养，至于肠外营养支持与肠内营养支持的具体比例，应根据具体的病情决定。在高排量肠造口的患者中，部分是短肠综合征患者，肠道吸收功能有限，需要以肠外营养为主或实施全肠外营养。

1. 要素膳/半要素膳

要素膳或半要素膳有利于肠道的吸收[8]，可经口进食者，也可通过管饲途径给予，常用于肠造口的高排量状态的营养支持。要素膳是含有氨基酸、脂肪乳和葡萄糖等营养物质和电解质等的制剂，半要素膳与要素膳的不同点是以短肽代替氨基酸。要素膳/半要素膳的渗透压为 $400 \sim 800$ mOsm/L[9]，半要素膳以短肽作为氮源，渗透压较要素膳低，所以半要素膳一般具有更好的耐受性。

2. 使用要素膳/半要素膳的注意事项

由于要素膳/半要素膳具有较高的渗透压，因此也有可能导致肠造口排量增加，加重病情，具体实施时需要从小剂量开始，逐渐增加，如患者无法耐受，可以稀释后再使用。要素膳/半要素膳的优点是无须肠道消化或者只需轻微消化即可吸收，但是对肠道黏膜无刺激生长的作用，需要逐渐过渡到整蛋白型和含纤维素的营养制剂。

3. 消化液回输

消化液含有大量的消化酶和电解质，收集消化液，经纱布过滤，重新经胃管或空肠营养管回输，可以改善患者的体液代谢、电解质紊乱和营养支持的效果。需要注意[10]肠液回输最好与肠内营养液一起回输，以利于肠内营养液的吸收。

六、高排出量造口的管理

临时性的肠造口在肠造口关闭回纳腹腔后，其丢失体液和营养障碍问题即可纠正，无须长期管理，但其中部分患者剩余的结肠无足够储粪功能，或剩余的小肠过短，肠液大量进入结肠，手术后仍然可以造成顽固性腹泻，丢失大量体液和出现营养障碍，这种情况引起的问题相当于高排量的肠造口。对于永久性肠造口患者，高排量肠造口会对患者的体液代谢、营养问题造成长期影响，需要有相应的慢病管理措施。

（一）心理护理[11]

永久性肠造口对患者造成的压力较大，并且易受多种因素影响，护理人员或慢病管理专业人员应根据患者具体情况采取相应措施，缓解患者肠造口压力，促进患者康复。

（二）造口护理

高排量肠造口肠液排出量大，容易污染肠造口周围皮肤，并且肠液含有消化酶等物质，对皮肤具有腐蚀性，容易出现造口周围皮肤损害，出现皮肤刺激性炎症。造口护理时常规采用造口护肤粉、3M保护膜及防漏膏等[12]，尽量减少对皮肤的污染，并指导患者及家属掌握造口护理的方法[13]。

（三）营养监测、家庭营养支持

对于永久性肠造口患者，肠造口的高排量造成患者慢性的营养问题，应定期就诊于营养门诊，接受评估和检查，并进行相应的干预。对于高排量肠造口患者，特别是短肠综合征的患者，需要给予终生的肠外营养支持来维持正常的营养需求和体液平衡，因此患者或家属需要掌握家庭肠外营养支持的相关知识和技能，并与营养医师、专业营养支持护理人员或社康中心的慢病管理人员保持密切联系。

参考文献

[1] TAKEDA M, TAKAHASHI H, HARAGUCHI N, et al. Factors predictive of high-output ileostomy: a retrospective single-center comparative study [J]. Surg today, 2019, 49 (6): 482-487.

[2] 赵泽英, 邓颖辉, 丁妮, 等. 肠造口高排量的研究进展 [J]. 护理研究, 2020, 34 (2): 291-294.

[3] ARENAS-VILLAFRANCA J J, LÓPEZ-RODRÍGUEZ C, ABILÉS J, et al. Protocol for the detection and nutritional management of high-output stomas [J]. Nutr J, 2015, 14: 45.

[4] ADABA F, VAIZEY C J, WARUSAVITARNE J. Management of intestinal failure: the high-output enterostomy and enterocutaneous fistula [J]. Clin Colon Rectal Surg, 2017, 30 (3): 215-222.

[5] HANDAYA A Y, WERDANA V A P, FAUZI A R. Nurse supervised combined refeeding and home parenteral nutrition in traumatic intestinal failure: a case series [J]. Int J Surg Case Rep, 2019, 61: 199-201.

[6] MACKOWSKI A, CHEN H K, LEVITT M. Successful management of chronic high-output ileostomy with high dose loperamide [J]. BMJ Case Rep, 2015, 4 (22).

[7] CUYLE P J, ENGELEN A, MOONS V, et al. Lanreotide in the prevention and management of high-output ileostomy after colorectal cancer surgery [J]. Journal of drug assessment, 2018, 7 (1): 28-33.

[8] AHMAD S J, KHAN A, MADHOTRA R, et al. Semi-elemental diet is effective in managing high output ileostomy; a case report [J]. Gastroenterol Hepatol Bed Bench,

2019，12（2）：169-173.

［9］陈莲珍，费小非，李璐，等．肠内营养制剂产品配方评价［J］．临床药物治疗杂志，2019，17（4）：43-46，64.

［10］周文星，吕传新，宋超．消化液收集回输对肠内营养支持治疗患者的影响［J］．广东医学，2014，35（21）：3359-3361.

［11］李来娟，李伟，朱守林．结肠癌患者永久性结肠造口相关压力的影响因素分析［J］．癌症进展，2019，17（22）：2725-2727，2735.

［12］陈燕林．造口患者造口高排量的相关因素分析及护理［J］．护理学杂志，2017，32（10）：33-35.

［13］李银玲，杜晓妍，万敏敏，等．回肠造口围术期护理进展［J］．中西医结合护理（中英文），2020，6（1）：190-194.

（刘铮　邹湘才　邰沁文　李亮）

第十章 短肠综合征的营养管理

短肠综合征（short bowel syndrome，SBS）是指由于各种原因引起广泛小肠切除或旷置后，肠道有效吸收面积显著减少，残存的肠管黏膜吸收功能不能维持患者正常的生理需要，临床上主要表现为水电解质代谢失衡及各类营养物质吸收障碍。短肠综合征不仅导致高死亡率，还严重威胁患者的生活质量，许多患者甚至终生需要全肠外营养（total parenteral nutrition，TPN）以维持生命，背负沉重的经济负担。随着肠外肠内营养支持治疗、促进肠道康复的药物治疗、增加肠道黏膜有效吸收面积，以及小肠移植技术、移植后免疫治疗的不断成熟，不少患者已被治愈并长期生存，少部分患者甚至能摆脱肠外营养支持生存。

第一节 小肠生理与短肠综合征

短肠综合征的常见原因包括急性肠扭转、肠系膜血管病变、克罗恩病、腹部外伤、肠道或肠系膜肿瘤、肠系膜血管损伤及某些先天性疾病。目前国内短肠综合征发病率呈逐年上升的趋势，但并无全国范围内确切的发病率统计数据。

一、小肠的解剖及生理

小肠起自幽门，终于回盲瓣，分为十二指肠、空肠和回肠三部分。十二指肠上接幽门，成人十二指肠长25～30 cm，成人小肠平均长5～6 m，小肠上2/5为空肠，下3/5为回肠。小肠的长度存在明显的个体差异，也与测量方法有关，直接在人体上测量时为3 m左右。小肠肠壁分为4层：浆膜、肌层、黏膜下层和黏膜。小肠黏膜层有大量的黏膜皱襞、绒毛和微绒毛，大大增加了小肠的有效吸收面积。小肠的主要生理功能是消化和吸收，人体所需的大多数营养物质都在小肠内吸收，小肠不同部位对各种物质的吸收能力和速度是不同的。小肠也是重要的内分泌器官，分泌多种具有调节消化道功能作用的重要激素。

（一）空肠的消化吸收

空肠虽然较短，但由于其内的黏膜皱襞远较回肠高而密，黏膜表面积远大于回肠，所以是消化系统作用的主要部位。糖类、蛋白质和水溶性维生素主要在空肠近端吸收。近端小肠包括十二指肠，对钙、镁、磷、铁和叶酸等多种微量元素具有重要的吸收功能。

（二）回肠的消化吸收

脂肪的吸收主要在回肠，脂肪的消化吸收与胆盐代谢有关，因此脂肪吸收障碍还可能影响脂溶性维生素的吸收。回肠对水、钠的重吸收作用显著，促进肠内容物有效浓缩，另外一部分水及电解质在升结肠吸收。

（三）回盲部的作用

在回肠末端与盲肠交界处的环行肌显著加厚，称为回盲括约肌，静息状态下回肠末端内压比结肠内压高15～20 mmHg。回盲括约肌具有活瓣样作用，不仅可以控制小肠内容物不要过快进入结肠，有利于其充分吸收，也可阻止大肠内粪便倒流。

（四）短肠综合征对消化吸收的影响

小肠的消化吸收有强大的代偿功能，当空肠被切除时，回肠可以代偿空肠的吸收功能而成为进行消化吸收的主要部位，但是当小肠的长度短到一定极限时，小肠的消化吸收功能则难以代偿，从而导致严重的营养问题，出现短肠综合征。对于剩余小肠的长度与营养代偿问题，没有统一的标准，切除小肠的50%可导致小肠严重吸收不良，切除小肠的70%可引起短肠综合征[1]，但是不同的人差异很大，一般认为剩余肠管长度小于60 cm为界定短肠综合征的标准，按一般成人体重为60 kg计算，小肠长度的最低极限是1 cm/kg。维持足够营养素吸收的最短小肠长度依赖剩余肠道黏膜的吸收能力，同时回盲瓣、结肠是否保留也都影响着剩余小肠的吸收功能，此外，结肠的长度对腹泻的程度也会产生影响，远期结肠也可发生一定程度的消化吸收代偿性变化[2]，因此不能单纯以剩余肠管长度作为诊断标准。行小肠大部切除术后所致的短肠综合征患者的消化道吸收面积减少，糖、氨基酸、脂肪三大元素及微量元素、维生素等营养物质的吸收都受到很大影响，此外，小肠吸收时间也缩短，未消化吸收的营养物质进入结肠，导致腹泻，或未消化吸收的小肠内容物经造口排出，形成高排量造口，造成严重的脱水和内环境紊乱。短肠综合征也破坏了肠肝循环，从而导致胆盐缺乏和脂肪吸收障碍。短肠综合征患者由于大部分肠管被切除，如同时伴有十二指肠病变的短肠综合征患者，胆胰液异常分泌将加重吸收不良。

二、短肠综合征的临床表现及诊断

短肠综合征患者常常出现水电解质紊乱和严重的蛋白质-能量营养不良，严重者可导致器官功能衰竭，甚至危及生命。严重腹泻、脱水、吸收不良、维生素缺乏、消瘦及营养不良是困扰短肠综合征患者的常见表现，而疾病的轻重程度及预后取决于原发病，残留小肠的长度、部位，是否保留回盲瓣与结肠，是否行肠造口等因素。诊断短肠综合征应是基于解剖因素与病理生理因素的综合考虑[3]，即结合小肠长度及对营养的影响综合考虑，无统一的标准。

（一）断肠综合征的分型

根据患者小肠大部切除后肠道重建的解剖结构关系，短肠综合征分为以下3个类型[4]。

1. 空肠末端造口术

由于空肠造口丢失大量的肠液和营养物质，这种类型的短肠综合征水电解质平衡紊乱及营养障碍明显。

2. 空肠-结肠吻合（回盲瓣切除）

这种类型的短肠综合征根据小肠和结肠的长度不同而有不同的表现，较长的结肠有利于水和电解质的吸收，减少腹泻，长远来看结肠也有一定的消化吸收代偿功能。

3. 空肠-回肠吻合（保留回盲瓣）

这种类型的短肠综合征由于保留了回盲瓣，对阻止小肠的快速排空有利，也有利于营养物质的吸收，肠道代偿能力较强。

（二）短肠综合征的临床分期

短肠综合征的临床过程经历以下3个阶段。

1. 急性期

此阶段通常发生在小肠广泛切除术后3~4周，临床表现主要为严重腹泻，导致严重的水电解质、酸碱平衡失调，内环境紊乱严重者将危及生命。

2. 代偿期

此阶段一般发生在术后1个月，往往持续1~2年。患者腹泻症状将逐渐缓解，水及电解质丢失得到缓慢的纠正，但随着病程的延长，患者将出现进行性营养不良，体重下降，许多患者出现低蛋白血症和组织水肿，维生素和矿物质摄入不足也会出现相关的临床表现，充足的营养支持治疗是此阶段治疗的关键。绝大多数结构上和功能上的适应性变化发生在这一阶段，患者能否脱离肠外营养取决于该阶段残余肠道功能的代偿程度。

3. 恢复期

经过代偿期的治疗，当小肠代偿达到稳定后，机体达到平衡状态，没有新的适应性变化和进展发生，小肠可能处于无法代偿、部分代偿或完全代偿的状态。

第二节 短肠综合征的治疗及营养管理

短肠综合征治疗分为非手术治疗和手术治疗两个部分，营养支持治疗是贯穿治疗全程的基础治疗。典型的短肠综合征病程需经过急性期、代偿期和恢复期3个阶段，在各个时期营养支持的侧重点各不相同。当患者病情稳定后，需要对患者进行长期的营养管理。因患者的营养问题贯穿治疗的全周期，持续时间长，甚至是终生的问题，因此本章将其营养的处置问题定义为营养管理。

一、短肠综合征的营养支持治疗

短肠综合征的治疗根据其3期代谢特点的不同而有明显的差异，营养管理也可根据3期特点进行分阶段的治疗。大约2/3的患者能在最初的住院中存活下来[5]，1年后也有相似比例的患者存活[5]，可见急性期和第1年内营养支持治疗的重要性。

（一）急性期

急性期短肠综合征患者，肠道排空加快，进食甚至饮水将进一步加重症状，可出现严重的腹泻，导致大量体液的丢失，治疗的重点是纠正水电解质和酸碱平衡紊乱，纠正内环境的失衡。术后2～3天，患者循环稳定，电解质紊乱纠正后可马上开始肠外营养支持治疗。营养支持的要点包括以下几个方面。

1. 营养筛查与评估、营养评定、营养干预

短肠综合征是严重的营养代谢异常疾病，在急性期，也需要对患者进行营养筛查与评估、营养评定，以制订营养支持方案。急性期患者代谢异常明显，加上创伤或感染等因素，根据计算法得出的能量需求往往不准确，过度喂养或喂养不足都可导致代谢的并发症，因此条件具备时，应采用间接测热法来确定热量需要量。

2. 营养液的配制

营养液配置需避高糖，以避免渗透性利尿剂代谢并发症；尽量选择肝损伤少的氨基酸、脂肪乳的制剂。脂肪乳以中长链脂肪乳为主，能量不超过总热量的40%；及时补充每日正常需要量的维生素及微量元素；电解质应根据生化指标变化随时调整。

3. 肠内营养支持

过早进食将有可能加重腹泻、脱水等不良反应，在经过初步治疗，患者体内水电解质和酸碱平衡稳定，排便量降至2.5 L/d以下，经评估后可选择合适时机给予肠内营养，可放置鼻饲管开始肠内营养支持。肠内营养液应注意选择无须过多消化、易吸收的物质，以短肽类、单糖、氨基酸、脂肪酸为主要成分。肠内营养应从低容量、低浓度开始，如耐受良好，可逐渐添加整蛋白型肠内营养及膳食纤维。如患者肠内营养耐受好，可逐步减少肠外营养量，增加肠内营养支持量。病情稳定后，鼓励患者经口饮食，最终使患者恢复正常的饮食。对于有肠造口的患者，肠液回输既可改善电解质紊乱，也可改善患者的消化吸收功能。

（二）代偿期

在代偿期，通常残余小肠逐渐代偿，肠黏膜绒毛变长，皱襞增多，可吸收面积亦相应增加。随着小肠和结肠黏膜吸收能力提高，腹泻量明显减少，肠内营养和膳食可逐渐加量。

1. 营养筛查与评估、营养评定、营养干预

重新对患者进行营养筛查与评估，如条件具备，除常规检查外，也可进行人体成分分析检查、维生素及微量元素含量等精细的营养评定。因此期患者病情已经稳定，并经急性期的治疗，能量供给上有一定的参考数据，可以采用计算法得出能量需求并动态调整，但此期患者由于机体代偿的需求、能量需求大，个体差异仍明显，最理想的方式仍然是采用间接代谢测定仪进行能量需求监测。静息能量消耗（resting energy expenditure，REE），需同时考虑活动量的能量需求。由于急性期的应激和消耗，骨骼肌或骨骼肌蛋白不可避免地减少，营养支持的理想目标是避免肌少症，恢复机体的瘦体组织量。在确定机体的营养需要量后，肠内肠外的分配需要根据肠道吸收能力决定，肠内营养供给过多不仅会因超出肠道的吸收能力而丢失，也可能造成各种并发症。

2. 营养支持的方式

在稳定期，可以肠内营养支持为主，管饲有利于准确控制营养供应量，对进行精细营养支持有利，如果能够耐受，管饲可作为理想的营养支持方式。不足部分予肠外营养支持补充，同时鼓励患者进食。当肠内营养提供的能量超过每日需要量的一半时，可考虑逐渐减少肠外营养。

3. 肠道康复治疗

黏膜上皮增生是肠代偿的基础，恢复期的康复治疗是重要基础之一。目前研究证实，许多物质能促进肠道结构及功能的代偿，可以根据具体的病情选择使用，包括[6]谷氨酰胺、生长激素、胰岛素样生长因子-2（IGF-2）、替度鲁肽（teduglutide）、表皮生长因子（epidermal growth factor，EGF）、膳食纤维等。复合蛋白较氨基酸更能促进成人短肠综合征患者的肠道代偿，高生物学活性的蛋白质是推荐使用的。乳酸杆菌、双歧杆菌等益生菌也可促进黏膜的增生[7]，增强肠道的再生能力，促进肠道的代偿。

4. 注意肠内营养对大便性状的影响

腹泻引起患者体液丢失和内环境紊乱，同时也会使营养物质丢失，影响营养支持治疗的效果，需要注意肠内营养的配方和实施。此外，长期使用抑制胃肠道蠕动和控制消化液分泌的药物，对控制粪便量也很重要，对比应注意以下几个方面。

（1）是否保留结肠。

对于保留结肠的短肠综合征患者，高糖（占总热量50%～60%）和低脂肪饮食（占总热量20%～30%）可减少粪便热量丢失，改善总体能量代谢。对于无结肠的短肠综合征患者，高糖饮食可增加粪便排泄，不必限制脂肪的摄入。

（2）乳糖不耐受问题。

大部分短肠综合征患者常保留近端空肠，乳糖耐受性良好。如肠管大部切除后发生乳糖酶缺乏及乳糖耐受不良，患者会出现腹泻及严重胀气，可试用无乳糖饮食，严格控制饮食一段时间后，往往会获得一定效果。

（3）营养液或饮食的渗透压。

食物中脂肪与糖类的比例对热量吸收影响不大，高纤维、低营养饮食和浓缩糖饮食，特别是果汁，能产生高渗透压负担，加重腹泻，应避免食用。食用过多的单糖类可增加渗透压负担，加剧腹泻。复合碳水化合物能降低渗透压，并且能促进肠道代偿。

由于解剖差异对大便性状的影响，或由于营养物质或食物对大便性状的影响，不同的个体差异很大，需要根据临床上患者对治疗的反应进行调整。

5. 注意维生素、微量元素、矿物质的吸收和代谢问题

补充足量的维生素和微量元素，并根据剩余肠道的吸收特点进行调整。短肠综合征患者脂肪吸收不良较常见，大量微量元素丢失、钙离子消耗可导致草酸盐肾结石和骨骼脱钙。草酸盐肾病在结肠患者中的发病率为25%。因此对保留结肠的患者，要限制使用草酸盐。

6. 适当的康复运动

阻抗运动和有氧运动对患者合成代谢的加强，尤其是蛋白质合成代谢的加强有积极的促进作用，应在专科医生或康复师的指导下适当进行康复运动。

（三）恢复期

在恢复期，部分患者残存的肠道黏膜增生，功能代偿，或者经过外科手术后，能自行获得足够的营养支持，这部分患者可成功脱离肠外营养支持。部分短肠综合征患者即使残存的肠管黏膜增生，吸收功能增强，仍不足以满足日常能量需要，患者可能需要终生肠外营养支持。患者在恢复期内也可能出现肥胖、脂肪组织增多，但瘦体组织往往减少，也可能发生代谢综合征[8]，因此营养支持的理想目标是维持合适的脂肪和瘦体组织量。

1. 定期到外科或营养门诊随诊

完全代偿的患者并不一定可以获得均衡营养，因此无论是完全代偿的患者，还是不能代偿的患者，都需要定期到外科或营养门诊随诊，以便发现相关的营养问题，并及时处理。欧洲临床营养与代谢协会（European Society for Clinical Nutrition and Metabolism，ESPEN）建议医生在患者出院1～2周后与患者建立密切的联系以观察患者的康复情况，此后每3个月应嘱咐患者返回医院随诊。患者的体重、血红蛋白、炎症指数（如白细胞计数和C-反应蛋白）、肾功能、肝功能、微量元素（6个月）、维生素和人体测量应在每次复诊时复查。建议同时对某些特殊的患者进行额外监测，包括糖尿病患者的血糖监测、骨密度、生活质量调查、人体测量、炎症标志物、患者问题解决清单和使用抗凝血剂患者的国际标准化比值（international normalized ratio，INR）。

2. 终生补充维生素及微量元素，注意补充矿物质

骨质疏松和肝脂肪变性是长期肠外营养支持治疗时出现的并发症[9]，补充足够的矿物质等是预防方法之一，此外还需要适当的运动。经口饮食时微量元素及维生素的吸收常常是不足的，肠外营养支持也存在维生素和微量元素不足的问题，需要定期补充，无法通过口服途径补充的维生素可通过肌肉注射等途径补充。

3. 制订个体化饮食方案

即使是完全代偿的患者，不同患者的营养问题也存在较大的差异，因此需要在营养医师的指导下制订个体化的饮食方案。考虑患者的生活质量，对一部分患者，不必做严格的限制，如代偿期患者病情稳定1年以上并已耐受经口饮食，可以不限制脂肪摄入，也不必将液体和固体食物分开。由于从肠道吸收的营养物质量差异大，不足的部分需要由肠外营养补充。

4. 制订合适的运动方案

恢复期的运动有利于患者走出患者的角色，保持良好的心态，融入社区生活。运动也可以促进蛋白质合成，保持肌肉量，避免肌少症，还可以促进骨质代谢，避免出现骨质疏松等长远并发症。

5. 长期营养支持及家庭、社会支持

由于短肠综合征患者的营养支持是个长期过程，部分患者甚至终生依赖肠外

营养支持，需要家庭肠外营养（home parenteral nutrition，HPN）支持，因此需要专科医生、营养师与社区医生进行密切的合作，以指导患者及家属正确实施家庭营养支持，确保和改善HPN患者的生活质量。无法代偿的患者往往处于不良的心境，长时间的肠外营养支持治疗影响患者的生活质量[10]，研究表明[11]，短肠综合征患者处于中等希望水平，因回盲瓣缺失的患者代偿能力差，医护人员应尤其重视回盲瓣缺失的患者，建立良好的随访管理系统，鼓励患者和家庭适应全肠外营养支持的生活[12]，提高患者的自我管理能力，减少并发症。家庭营养支持的另一个重要任务是并发症的预防和处理，长期肠外营养支持的主要并发症是导管并发症和肝功能损害，需要早期发现并做相应的处理，必要时应转到专业的治疗中心处理。

二、短肠综合征的外科治疗

给予肠内营养支持治疗，使肠道发生适应性变化是短肠综合征治疗的基础，外科手术是用来支持这一过程的手段[13]。其目的是：①关闭造口，恢复肠道的连续性；②保证所有的肠道都参与消化吸收；③减慢肠道的传输，让营养物质被充分吸收；④刺激肠黏膜的增生；⑤移植新的小肠，替代功能不足的原有小肠。外科手术对医疗管理和患者的生存质量有积极的作用[14]，但外科手术的疗效也不确定，因此需要严格选择适应证。除了造口关闭手术外，临床上短肠综合征患者可选择的常用手术方式有以下3类。

（一）延长食物在肠道内滞留时间的手术方式

小肠肠段倒置术、结肠间置术通过延长食物在肠道内的滞留时间来达到治疗短肠综合征的目的，并取得一定的疗效。小肠肠段倒置术是将一段小肠倒置吻合，成人倒置的肠段通常为10～12 cm，婴儿为3 cm，一般位于造口末端或小肠结肠吻合口附近。此术式使肠内容物传输迟滞，延长了吸收时间，有利于吸收。结肠间置术是指截取一段长度合适的结肠置于小肠之间做顺行或逆行吻合，通过该方法可有效延长食物在肠道中的运动时间。此外，还有人工瓣膜法，在小肠的末端用手术的方法造成人工肠套叠，减慢小肠排空的速度，延长营养物质在小肠内的停留时间，以促进吸收。

（二）增大肠吸收面积的手术方式

将一段小肠沿长轴切开一分为二，并注意将肠系膜血管分开，以保持各自的血供，分别缝合成两个细的肠管，其直径为原肠管的一半，长度为原肠管的2倍，该手术称为纵行小肠延长术（longitudinal intestinal lengthening and tailoring，LILT）。连续性横向肠成形术（serial transverse enteroplasty，STEP）是每隔一定距离在沿肠管的系膜缘和对系膜缘交替对向不完全离断，使肠管呈"之"字形，从而使营养素沿着变窄但延长了的肠管通过，延长了营养物质的通过时间，使吸收作用增加。

（三）小肠移植

由于小肠移植本身的严重并发症问题，小肠移植手术例数不多，但当短肠综合征患者出现肝功能衰竭等严重肠外营养并发症时[15]，小肠移植仍是短肠综合征患者唯一可选择的治疗方案。

三、现有短肠综合征的营养支持指南

目前无专门针对短肠综合征的营养支持指南，涉及短肠综合征比较权威的指南为"ESPEN guidelines on chronic intestinal failure in adults"及国内的《中国短肠综合征诊疗共识（2016年版）》，其中包含慢性肠衰竭、短肠综合征的相关内容，可以作为重要的参考资料。以下为"ESPEN guidelines on chronic intestinal failure in adults"关于短肠综合征营养支持的相关建议[16]，可作为重要的参考。

（一）短肠综合征的饮食建议

（1）建议短肠综合征患者食用常规的普通饮食，并鼓励他们少食多餐来弥补因吸收不良而导致的营养不足。

（2）建议饮食咨询由专业营养师指导，根据患者的主观经验，最好有客观代谢平衡测量的支持，以确保高依从性。

（3）保留结肠的短肠综合征患者食用富含复杂碳水化合物和低脂肪的饮食，而脂肪与碳水化合物的比例在没有结肠的患者中似乎不那么重要。

（4）保留结肠的短肠综合征患者采用中链甘油三酯含量高的饮食，与常规长链甘油三酯的饮食相比，它对整体能量吸收具有更好的效果。

（5）在低脂饮食或长链甘油三酯已被中链甘油三酯替代的SBS患者中，注意潜在的必需脂肪酸和脂溶性维生素缺乏症。

（6）不建议在饮食中添加可溶性纤维（例如果胶）来增强肠道整体吸收功能。

（7）乳糖不应被排除在短肠综合征患者的饮食之外，除非已经在临床上诊断为乳糖不耐受。

（8）建议在处于营养不良风险临界状态的短肠综合征肠衰竭患者中增加口服等渗营养补充剂。

（9）建议在HPN依赖程度较低的慢性肠功能衰竭（chronic intestinal failure，CIF）患者中，将肠管饲喂与口服饲喂结合使用，并期望通过管饲使他们摆脱HPN。建议在接受肠管饲喂的CIF患者中，使用聚合等渗肠内饮食。

（10）不建议在饮食中添加谷氨酰胺、益生菌或其他补充营养物质，以促进肠道康复。

（11）建议短肠综合征患者自由使用盐，并限制与膳食相关的液体摄入。

（12）建议处于脱水或钠耗竭边缘的患者使用等渗高钠口服补液溶液弥补钠损失。

（13）限制低钠低渗（例如水、茶、咖啡或酒精）和高渗（例如果汁、可乐）溶液的口服摄入量，以减少净分泌和高位空肠造口术患者的排出量。

（二）短肠综合征的药物治疗

（1）建议使用H2受体拮抗剂或质子泵抑制剂来减少粪便湿重和钠排泄，特别是在手术后的头6个月，主要针对那些粪便输出超过2 L/d的SBS患者。

（2）在个别患者中，H2受体拮抗剂或质子泵抑制剂在长期减少粪便湿重和钠排泄方面也是有效的。

（3）行肠道切除术后的短期内，使用奥曲肽治疗高输出型空肠造口患者。在这些患者中，尽管使用常规治疗，但液体和电解质管理仍然存在很多问题。

（4）仔细监测使用奥曲肽治疗的患者，以防止与治疗有关的液体滞留，以及避免在长期使用期间对肠道适应过程的潜在不良影响和潜在的负面干扰。

（5）行造口术的短肠综合征患者口服洛哌丁胺，以减少湿重和钠的粪便排泄。

（6）洛哌丁胺优先于阿片类药物，如磷酸可待因，因为它不会造成上瘾或产生镇静作用。

（7）在高输出型的短肠综合征患者中，洛哌丁胺的使用应以客观测量效果为指导。

（8）肠道运动障碍的短肠综合征患者，包括残余小肠有扩张节段或盲袢等，并有细菌过度生长的症状，有时使用抗生素治疗可获益。

（9）不建议在保留结肠的短肠综合征患者中常规使用抗生素，因为结肠细菌可将吸收不良的碳水化合物发酵成短链脂肪酸。

（10）对短肠综合征患者使用生长激素治疗时，可以将替度鲁肽（GPL-2）作为治疗的第一选择。

（11）建议肠道生长因子治疗仅由具有短肠综合征诊断和治疗经验的专家开出处方，这些专家应具有客观评估和平衡该干预措施的获益和临床意义的能力和设施。

（12）应详细告知因短肠综合征引起的肠功能衰竭患者生长因子治疗的潜在

获益和风险的相关情况。这些信息应包括治疗后可能减少对HPN需求的概率、生活质量改善的概率、预期治疗时间、停止治疗后的预期效果、治疗的潜在不良影响和风险、治疗的成本等，所有指标都需要进行仔细和定期监测。

（13）标准化测量液体、电解质，并评估能量平衡来检验生长因子治疗的有效性。

（14）短肠综合征患者应仔细评估残余肠的吸收能力，了解药物的理化特性，以及评估药物是否可以在客观测量的效果或血浆浓度的测量情况的基础上给予个性化药物治疗。针对肠道吸收功能有限的短肠综合征患者，肠外和透皮途径的使用和栓剂的使用也应考虑在内。

短肠综合征是外科疑难问题，有的患者还合并严重的腹腔感染、休克等危重情况，因此除了营养治疗外，这些并发症的治疗也是疑难的临床问题，但营养支持治疗是基础，也是患者恢复后的终生医疗问题，贯穿在整个疗程中。

参考文献

［1］李利发，周彤. 成人短肠综合征非手术治疗现状［J］. 医学综述，2016，22（1）：129–132.

［2］LE BEYEC J，BILLIAUWS L，BADO A，et al. Short bowel syndrome：a paradigm for intestinal adaptation to nutrition? ［J］. Annu Rev Nutr，2020，40：299–321.

［3］MASSIRONI S，CAVALCOLI F，RAUSA E，et al. Understanding short bowel syndrome：current status and future perspectives ［J］. Dig Liver Dis，2020，52（3）：253–261.

［4］AUSTIN K，BONNES S，DANIEL H. Controversy in nutrition recommendations for short bowel syndrome：how type of SBS impacts response ［J］. Curr Gastroenterol Rep，2019，21（12）：64.

［5］GUILLEN B，ATHERTON N S. Short Bowel Syndrome ［M］. Treasure Island（FL）：StatPearls Publishing，2020.

［6］吴国豪. 短肠综合征患者的代谢改变及营养支持治疗［J］. 中华胃肠外科杂志，2017，20（10）：1117–1121.

［7］林海军，黄雨桦，李幼生. 肠道菌群及代谢产物与短肠综合征肠适应的关系［J］. 腹部外科，2020，33（4）：317–320.

［8］CHIPLUNKER A J，CHEN L，LEVIN M S，et al. Increased adiposity and reduced lean body mass in patients with short bowel syndrome ［J］. Dig Dis Sci，2020，65（11）：3271–3279.

［9］PARREIRAS-E-SILVA L T，DE ARAÚJO I M，ELIAS JR J，et al. Osteoporosis and hepatic steatosis：2 closely related complications in short-bowel syndrome ［J］. JPEN J Parenter Enteral Nutr，2020，44（7）：1271–1279.

［10］NORDSTEN C B，MOLSTED S，BANGSGAARD L，et al. High parenteral support volume is associated with reduced quality of life determined by the short-bowel syndrome quality of life scale™ in nonmalignant intestinal failure patients ［J］. JPEN J Parenter Enteral Nutr，2021，45（5）：926–932.

［11］梁枫，黄迎春，彭南海. 短肠综合征患者希望水平现状研究［J］. 实用临床护理学电子杂志，2019，4（36）：67-68.

［12］SOWERBUTTS A M, PANTER C, DICKIE G, et al. Short bowel syndrome and the impact on patients and their families：a qualitative study［J］. J Hum Nutr Diet，2020，33（6）：767-774.

［13］张昕，苏国宏，曹维嘉，等. 短肠综合征的非移植手术治疗［J］. 中华普通外科杂志，2018，33（8）：706-708.

［14］CRUZ JUNIOR R J, MCGURGAN J, BUTERA L, et al. Gastrointestinal tract reconstruction in adults with ultra-short bowel syndrome：surgical and nutritional outcomes［J］. Surgery，2020，168（2）：297-304.

［15］李幼生，蔡威，黎介寿，等. 中国短肠综合征诊疗共识（2016年版）［J］. 中华医学杂志，2017，97（8）：569-576.

［16］PIRONI L, ARENDS J, BOZZETTI F, et al. ESPEN guidelines on chronic intestinal failure in adults［J］. Clinical Nutrition，2016，35（2）：247-307.

（李亮　邹湘才　洪春虹　邰沁文）

第十一章 消化吸收与消化道重建手术后的营养管理

胃肠外科手术中，往往需要切除部分胃肠道，并进行重建，以恢复消化道的连续性，恢复消化吸收的功能。由于重建后的消化道与正常的消化道或多或少有区别，对消化吸收会产生不同程度的影响，且消化道的重建也不可避免地产生营养方面的问题，这种情况尤其以上消化道的手术最为明显。

第一节 营养物质吸收的生理

食物经口摄入后，即开始进行消化吸收，大多数营养物质通过被动扩散的形式在小肠被吸收，但是在消化道的不同部位，消化吸收也存在差异。

一、消化道不同部位对营养物质的吸收

正常生理情况下，消化道不同部位对营养物质的吸收有一定的规律，乙醇在胃被吸收，胆固醇可在小肠的任何区域被吸收，水和单价离子可在小肠和大肠的任何区域被吸收。

（一）近端小肠、十二指肠和空肠是消化吸收的最重要区域

十二指肠和空肠是正常人体营养物质吸收的主要部位，大多数营养物质在此部位被吸收，主要包括以下营养物质。

（1）二价阳离子，例如Ca^{2+}、Fe^{2+}。多数微量元素属于二价阳离子，也主要在这个部位被吸收。

（2）己糖：葡萄糖、半乳糖、果糖。

（3）氨基酸与短肽。

（4）脂类：脂肪酸、单酰甘油。

（5）水溶性维生素与脂溶性维生素。

虽然这些营养物质主要在十二指肠和空肠上段被吸收，但是当空肠被切除或旷置时，也可以在回肠被吸收，营养物质吸收的效率与回肠的长度有关，且存在

个体差异。

（二）主要在回肠被吸收的营养物质

虽然大部分营养物质在十二指肠和空肠被吸收，但是由于吸收原理的不同，也有一些物质在回肠或末段回肠被吸收，这些物质的吸收特点与胆汁酸盐的吸收相关，主要包括以下物质。

（1）维生素B_{12}和胆盐在末段回肠被吸收，此外维生素B_{12}的吸收还需要胃分泌的内因子的协助，因此内因子分泌不足或胃部手术对维生素B_{12}的吸收也会产生影响。

（2）维生素K_1与脂肪和胆汁酸的吸收相关，也主要在回肠被吸收。

（三）由肠道菌群合成的营养物质在结肠被吸收

在结肠被吸收的营养物质多数属于结肠内菌群发酵产生的营养物质，主要包括以下物质。

（1）由肠道菌群发酵纤维素产生的短链脂肪酸是结肠黏膜上皮细胞的营养来源。

（2）维生素K_2主要由大肠杆菌属的拟杆菌属、真细菌属和丙酸菌属合成，存在于纳豆、豆腐、奶酪等发酵食品中，被输送至肝外组织，在骨骼和动脉中起作用。

（3）细菌发酵产生的生物素（又称维生素B_7），人体一般不需要额外补充，因此维生素B_7有时被称为"被遗忘的维生素"。

正常生理情况下，多数营养物质在小肠内被吸收，结肠吸收其中的水分和剩余的少量葡萄糖等物质，但是当小肠被大量切除（例如短肠综合征的情况），右半结肠的上皮可以逐渐转化为具有吸收功能的上皮，对吸收发挥代偿作用。

二、糖、蛋白质、脂肪的吸收

（一）单糖的吸收

单糖主要包括葡萄糖、果糖和半乳糖，其中葡萄糖是碳水化合物的主要来源，主要在十二指肠和空肠被吸收。单糖由肠黏膜细胞的转运蛋白转运至细胞，最后经门静脉进入肝脏。哺乳动物的单糖（己糖）转运蛋白称为己糖转运子，分别为钠-葡萄糖耦联转运体（sodium-glucose linked transporter，SGLT）、葡萄糖转运体（glucose transporter，GLUT）。SGLT分布在小肠黏膜细胞面向肠腔的一面，负责从肠腔中吸收葡萄糖（己糖），而GLUT分布在小肠黏膜细胞的基底侧或两侧，负责将细胞内的葡萄糖（己糖）转运至组织间隙，最后进入门静脉中。SGLT分为SGLT1和SGLT2两种，参与葡萄糖的主动转运。2分子Na^+与1分子葡萄糖（己糖）共同与SGLT结合，顺Na^+的浓度差进入细胞内，因此肠黏膜细胞内外的Na^+浓度差有利于葡萄糖的吸收。进入细胞内的Na^+在$Na^+–K^+ATP$酶的作用下与细胞间隙的K^+进行交换，泵出至细胞间隙中。SGLT1存在于小肠黏膜中，并且只存在于成熟上皮的绒毛区域，是吸收葡萄糖的主要载体，可以吸收葡萄糖和半乳糖，不吸收果糖；SGLT2存在于肾近曲小管中，发挥对糖的重吸收作用。

目前发现的GLUT存在多种亚型，常见的亚型分别为GLUT1、GLUT2、GLUT3、GLUT4、GLUT5。GLUT1、GLUT2、GLUT5存在于小肠黏膜中，其中GLUT1和GLUT2可转运葡萄糖、半乳糖和果糖，而GLUT5只转运果糖，饮食中高浓度的葡萄糖或果糖可上调GLUT2，促进葡萄糖或果糖进入血液中，起到血糖调节作用。GLUT1也存在于其他类型的细胞膜上，顺葡萄糖浓度转运葡萄糖进入细胞内，癌细胞的GLUT1表达明显高于正常的细胞，因此GLUT1也可以作为癌症代谢干预治疗的一个靶点。GLUT3主要存在于大脑中，是脑细胞糖代谢的转运子。GLUT4存在于肌肉和脂肪细胞上，是一种胰岛素敏感的葡萄糖促转运子，在糖的代谢上发挥重要的作用。GLUT5也可分布于小肠黏膜细胞的绒毛尖端和侧面，以异化扩散的形式吸收果糖，因此果糖和葡萄糖以各自独立的途径进入细胞内。

（二）短肽和氨基酸的吸收

人体每天摄入蛋白质的主要作用是吸收人体不能合成的8种必需氨基酸，补充经尿液排出而丢失的氮。人体的消化道每天分泌的物质也包含一定量的蛋白质，例如各种酶和黏蛋白，一般为10～30 g，每天脱落进入消化道的上皮细胞也含有25 g左右的蛋白质，大多数可以被消化吸收。人体经大便排出的蛋白质主要是细胞碎片和肠道微生物的蛋白质，一般为10～20 g。蛋白质进入消化道后被各种消化酶（如胰蛋白酶、胰凝乳蛋白酶、弹性蛋白酶等）降解为氨基酸和短肽，最终的产物为二肽、三肽、四肽、氨基酸。十二指肠的弱碱性环境有利于胰腺分泌的消化酶发挥活性，人体摄入的蛋白质有50%以上在十二指肠内被消化，然后进入空肠及回肠被吸收。人体的消化道多数吸收氨基酸、二肽、三肽，也可吸收微量的完整蛋白。

1. 氨基酸的吸收

小肠黏膜细胞的刷状缘存在7种氨基酸载体蛋白，其中5种为Na^+浓度依赖型，负责从肠腔中吸收氨基酸，其转运方式与SGLT1对葡萄糖的吸收相似。细胞的基底侧存在3种氨基酸载体蛋白，负责将细胞吸收的氨基酸转运至细胞侧的缝隙，进而进入血管。每个载体都由一组氨基酸共享，而共享氨基酸之间存在载体蛋白结合位点的竞争问题。

2. 短肽的吸收

短肽通过短（寡）肽转运蛋白进入肠黏膜上皮细胞，与二肽或三肽结构类似的短肽类药物也可通过这些转运蛋白进入细胞。短肽转运蛋白有2种类型，分别是通过pH依赖性非能耗Na^+/H^+转运体系以及依赖H^+或Ca^{2+}浓度电导的主动转运，需要消耗ATP。吸收后的短肽在细胞内被二肽酶或三肽酶分解为氨基酸，然后通过细胞基底膜的氨基酸转运蛋白进入细胞间隙。肠黏膜上皮细胞对短肽的吸收比氨基酸快，并且不存在氨基酸转运蛋白结合位点竞争的问题，可以更快地被肠道从食糜中吸收。若氨基酸转运蛋白缺陷导致某些氨基酸无法被吸收，则包含这些氨基酸的短肽可以被吸收，以弥补特定氨基酸吸收不足的缺陷。

（三）脂肪的吸收

由于脂类多数不能溶于水，为了能被肠道吸收，进入消化道的脂类被胆汁酸包裹成脂滴，胆汁酸在外，脂滴在内，形成可溶于水的结构，该结构被称为胶束或微胶束。这种可溶于水的胶束结构类似于胶体，表面的胆汁酸带有负电荷，因此可以相互排斥，保持稳定。胶束的粒径多数为4～6 nm，由20个脂质分子组成，主要是三酰甘油及其消化后的产物，还可含有胆固醇、磷脂酰胆碱、脂溶性维生素、磷脂等脂溶性物质。胶束的形成有利于脂肪酸发挥作用，如果发生胆道梗阻等胆汁减少的情况，即可影响脂肪的吸收。

1. 脂肪的消化

人类膳食中的脂肪大部分为三酰甘油，胃内也可以消化一部分脂肪，脂质的胶束结构会受到很大的影响，一般含有中短链脂肪酸和多不饱和脂肪酸的脂类形成的胶束相对稳定。胃脂肪酶特异性地水解甘油三酯中3位置的酯键，对脂肪的消化只生成一分子的脂肪酸和二酯甘油。大部分的脂肪在肠道中可被胰腺分泌的脂肪酶分解，脂肪酶作用于三酰甘油1,3位置的酯键，以水解的方式，最终形成2-单酰甘油和脂肪酸。胆固醇酯酶水解胆固醇中的酯键，形成游离胆固醇和脂肪酸。胆固醇酯酶还可以较慢的速度水解三酰甘油、溶血磷脂、单酰甘油、脂溶性维生素等脂类物质。磷脂酶A2可以水解2位置上的酯键，得到脂肪酸和溶血磷脂等产物。这些消化产物组成胶束，成为吸收的基础。

2. 脂肪的吸收过程

在小肠上皮细胞的表面有一层流体层，厚200～500 nm，称为未搅动层。胶束必须穿过未搅动层，与肠黏膜上皮细胞接触，才能被吸收。十二指肠和上段空肠吸收了大部分的脂肪酸和单酰甘油，胶束在小肠移动的过程中，脂质物质逐渐减少，胆汁酸逐渐增多，胶束中的胆汁酸在回肠被吸收，成为肝脏再次合成胆汁的材料，完成肝肠循环。胶束是脂肪及其消化产物在水溶媒环境中存储和运输的形式，使脂肪及其消化产物与小肠黏膜的脂质膜高效接触，完成吸收。这些脂类物质通过扩散进入肠黏膜上皮细胞，在细胞内进行再合成等加工过程。在肠黏膜上皮细胞的内质网里，2-单酰脂肪酸与其他脂肪酸重新合成新的甘油三酯，与胆固醇、脂蛋白、磷脂结合生成乳糜微粒。乳糜微粒被细胞的侧面排出，并被乳糜管吸收，最后经胸导管进入血液循环，被运送至肝脏、脂肪组织和肌肉等组织器官。由于克罗恩病对小肠黏膜上皮的破坏，导致脂肪吸收障碍，形成克罗恩病特征性的乳糜泻。有些脂类可溶于水，可以直接到达肠黏膜上皮细胞的表面，通过被动运送的形式被吸收。与直接进入乳糜管的脂肪酸不同，这部分脂肪酸被吸收进入血液循环。这些水溶性脂肪酸包括碳链上碳原子数小于10的短链脂肪酸、多不饱和脂肪酸等。

3. 胃对脂肪的吸收

在胃内，胃脂肪酶消化产生的中短链脂肪酸可以直接经胃黏膜吸收，经门静脉进入肝脏，进行β-氧化而供应能量，具有快速供应能量的意义。

在糖、氨基酸、脂肪这三种最重要的营养物质的吸收上，单糖与氨基酸的吸收相似，Na^+依赖明显，通过黏膜上皮相应的转运蛋白进入细胞内。脂肪的物理化学性质特殊，与单糖和氨基酸的吸收特点也相差较大，经乳糜管等淋巴系统运送至组织器官的脂肪一般储存在这些组织并合成新的甘油三酯，而经门静脉直接吸收的脂肪酸则直接作为肝脏的能量被消耗。

第二节　消化道重建手术对营养吸收的影响及营养管理

消化道的重建手术使消化道的结构发生了改变，因此不可避免地对消化吸收产生影响，因为胃、十二指肠、空肠是重要的消化吸收器官，因此又以胃的手术后消化道重建对吸收的影响最大。

一、减重手术对消化吸收的影响及营养管理

目前的减重手术主要有两种方式，即袖状胃手术和胆胰分流术。袖状胃手术切除大弯侧的大部分胃，保留小弯侧的管状胃（图11-1），从而限制食物的摄入量，达到减少消化吸收的目的。胆胰分流术本质上是一种Roux-en-Y的重建手术，将胃切断，然后在小肠距回盲瓣50～100 cm处切断，小部分食管侧胃保留与远端小肠吻合，大部分远端胃、小肠被旷置，并与远端的小肠行端侧吻合（图11-2）。两种手术都可以实现术后食欲减退，使消化道的消化吸收作用减少，因此可以达到减重的目的。

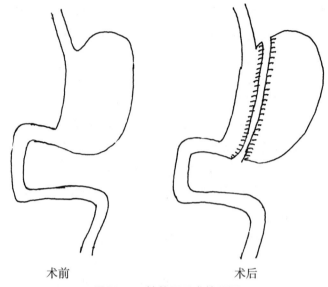

术前 术后

图11-1 袖状胃手术效果图

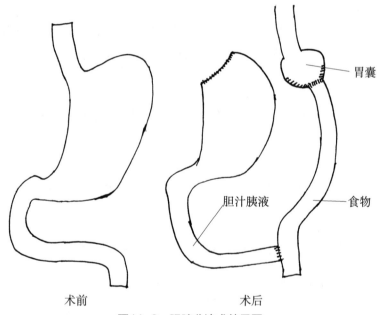

胃囊

胆汁胰液

食物

术前 术后

图11-2 胆胰分流术效果图

（一）袖状胃手术

袖状胃手术极大地缩小了胃的容积，尤其是对于肥胖患者，胃容积缩小非常明显，但十二指肠和空肠的消化吸收功能仍完整。由于大部分的胃被切除，内因子的分泌大幅减少，影响维生素B_{12}的吸收，因此手术后应定期随访，补充维生素B$_{12}$。

（二）胆胰分流术

胆胰分流术是消化道改变程度最大的手术之一，手术的主要原理是旷置空肠，利用较短的回肠，必定对消化吸收产生较大的影响。

（1）由于近端胃剩余容积少，进食减少。

（2）食物从胃到小肠端侧吻合口的一段，由于消化液中消化酶少，脂肪和蛋白质基本没有被吸收，淀粉等糖类在唾液淀粉酶的作用下可以部分被消化吸收。由于水溶性维生素主要在十二指肠和空肠被吸收，虽然回肠可以代偿性吸收，但是吸收效率受到影响，也可导致水溶性维生素的吸收不足。

（3）由于脂溶性维生素需要与脂肪及胆汁酸形成胶束，因此脂溶性维生素在空肠与空肠吻合口及回盲瓣之间的小肠被吸收，由于吸收面积大为减少，也可能导致吸收不足。以维生素D为例，减重手术导致维生素D缺乏的因素包括[1]：①进食较少，维生素补充不足；②小肠吸收面积减少，维生素吸收不足；③胆盐不能充分与脂肪混合，脂肪吸收减少，导致脂溶性维生素吸收减少；④术后脂肪泻影响维生素D的吸收；⑤迷走神经损伤，影响胆汁和胰液分泌，从而影响维生素D的吸收；⑥减重后皮下脂肪减少，维生素D储存减少；⑦术后患者体弱导致户外活动不足，7-脱氢胆固醇转化为维生素D减少。其他脂溶性维生素的吸收不足与维生素D的吸收不足具有相似的原理，可作为参考。

（4）微量元素主要在十二指肠和近端空肠被吸收，远端回肠的代偿性吸收可能导致吸收不全，从而出现骨密度减少、骨折风险增加。铜是减重手术后常见的容易出现不足的微量元素，其主要原因有[2]：①铜主要在十二指肠和近端空肠被吸收，由于手术的旷置，导致无法在这个部位被吸收；②食物与消化液混合不充分，导致其不能被充分吸收；③手术后的腹泻也影响铜的吸收。其他二价阳离子的吸收不足与铜的吸收不足具有相似的原理，可作为参考。由于未消化或消化不全的蛋白质及脂肪进入结肠，可产生恶臭的大便。

（5）营养物质在末段小肠内与消化酶混合，由于吸收的面积少，胰腺的消化酶分泌减少，使消化吸收不足，导致蛋白质、脂肪和糖吸收不足和不均衡，其中以蛋白质吸收不足影响最大，其可导致某些必需氨基酸的吸收不足。

（6）由于胆汁的肝肠循环被打破，胆汁酸会吸收不足，胆汁的成石性增加，胆道结石发生率增加。

（7）倾倒综合征影响消化吸收。

胆胰分流术可以达到理想的减重效果，但是也会带来消化吸收生理过程的巨大变化，对营养和代谢产生很大的影响，手术后需要终生进行全面营养管理。

（三）营养管理

减重手术的术后营养问题突出，需要较为专业和个性化的管理，除了终生补充营养素外，减重手术后的营养筛查和随访对于维持治疗效果也非常重要[3]，因此实施减重手术的团队一般配备专门人员管理患者的术后营养问题，这类人员一般被称为"个案管理师"。由个案管理师负责随访，并联系多学科团队的专家干预手术后的营养问题。

1. 制订随访计划

由于实施减重手术后需要长期监测手术的疗效及营养问题，因此对每一例患者均需要制订周密的随访计划，并常规进行代谢和营养学监测。术后随访的时间根据患者的术前状况及手术方式决定，胆胰分流术对消化吸收生理影响大，随访频率应该更高。一般为手术后2周及手术后1个月随访一次，手术后第一年每3～6个月随访一次，一年后每6个月随访一次，持续终生。

2. 鼓励患者加入患者（胖友）互助组织

养成写营养日记的习惯。

3. 定期补充水溶性及脂溶性维生素、微量元素

无法通过肠道吸收的维生素可以进行肌肉注射，如维生素B_{12}。对于是否需要定期进行身体成分分析，如监测维生素、微量元素含量，可根据各地的具体医疗条件制订，定期检查和检测可及时发现营养失衡，及时补充。

4. 注意与营养有关的疾病

与营养有关的疾病包括铁吸收障碍导致的贫血、Ca^{2+}吸收不足导致的骨质疏松、维生素B_1缺乏导致的Wernicke脑病等。

5. 营养素补充方案

中华医学会肠外肠内营养学分会营养与代谢协作组、北京协和医院减重多学科协作组2018年发布的《减重手术的营养与多学科管理专家共识》建议，手术后长期营养补充如下[4]。

（1）水分：建议摄入量>2 000 mL/d。

（2）蛋白质：建议摄入量为60～80 g/d，实施胆胰分流术后的患者在此基础上增加30%。

（3）常规服用多种维生素和微量元素，2次/d，以口服为首选途径，在生化检查之前即应补充高于起始补充量的微量营养素。

常规口服的要求尽量包含各种维生素和微量元素，包括铁、叶酸和维生素B_1，1 200～1 500 mg钙（通过饮食摄取或以枸橼酸钙的形式分次给予），至少3 000 U维生素D（治疗剂量的25-羟维生素D，滴定至少>30 μg/L），并补充维

生素B_{12}以使其水平维持在正常范围内（非口服方法包括舌下含服、皮下注射、肌肉注射，如吸收充分亦可口服），铁的总摄入量为45～60 mg。

（4）维生素B_1不足。出现以下情况时则提示维生素B_1不足：术后发生快速体重下降、持续呕吐、酗酒、肾脏疾病、脑病及心力衰竭，此时肠外营养补充不足也是原因之一。重度维生素B_1缺乏（疑诊或确诊）的患者应静脉补充维生素B_1 500 mg/d，3～5天后，改为250 mg/d继续治疗3～5天，症状消失后再改为口服维生素B_1 100 mg/d，直至危险因素解除。中度缺乏可静脉注射维生素B_1 100 mg/d，共7～14天。

（5）锌不足。发生脱发、异食症、味觉障碍及男性低性腺激素、勃起障碍等的术后患者应考虑锌元素缺乏。锌的建议摄入量为8 mg/d。

（6）铜不足。当患者发生贫血、中性粒细胞减少、脊髓神经病及切口愈合延缓时应检查铜的水平。铜的建议摄入量为2 mg/d。

（7）磷不足。低磷血症一般由维生素D摄入不足引起，注意补充维生素D，口服磷酸盐。

以上方案只是一般的建议方案，肥胖症患者的营养问题个体化明显，应该根据术后监测的具体情况制订具体的方案。对于实施袖状胃手术后的患者，虽然固体饮食受到限制，但是对饮料等流质饮食的影响较小，需要避免摄入过多含糖的饮料；单糖与Na^+共同吸收，因此术后需要限制Na^+的摄入。无论是哪种术式，都应该保证足够蛋白质、维生素和微量元素的摄入。此外，还应该注意进食障碍、便秘等非营养问题，这些问题有时也会直接影响内脏器官的功能和生活质量[5]。

二、胃手术后消化道重建方式对消化吸收的影响及营养管理

胃的切除或部分切除术以往多见于消化性溃疡，现多见于胃的肿瘤性病变。胃手术后消化道重建方式多样，是胃肠手术后重建方式最多的手术之一。

（一）胃手术后消化道重建方式

目前最常见的重建方式包括：毕-Ⅰ式、毕-Ⅱ式、Roux-en-Y、远端胃与食管吻合。其他重建方式在临床应用少，不再介绍。

1. 毕-Ⅰ式

胃远端部分或大部分切除后，剩余的胃与十二指肠吻合的消化道重建方式称为毕-Ⅰ式重建（图11-3）。由于切除了包括胃窦在内的部分胃或大部分胃，胃酸及内因子分泌减少，会影响维生素B_{12}的吸收，但是由于恢复了近似正常的胃十二指肠结构，食物经胃、十二指肠进入空肠，与正常的生理过程相同，更符合生理特点而利于食物消化吸收。

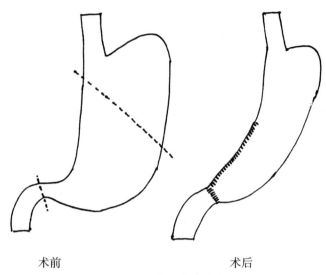

术前　　　　　　　　　　　　　术后

图11-3　毕-Ⅰ式重建

2. 毕-Ⅱ式

胃远端部分切除或大部分切除术后，十二指肠残端封闭，剩余的胃与空肠吻合，称为毕-Ⅱ式吻合（图11-4）。根据空肠与横结肠的关系，可分为结肠前吻合与结肠后吻合。由于旷置了部分空肠和十二指肠，食物没有经过十二指肠，刺激胰腺和肝脏的分泌作用减弱，但是旷置的空肠长度短，对整体消化吸收影响较小，对营养的影响类似于毕-Ⅰ式。

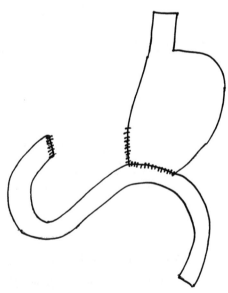

图11-4　毕-Ⅱ式吻合

3. Roux-en-Y

Roux-en-Y（图11-5）常用于全胃切除术后食道与小肠间的重建，也可用于胃部分切除术后胃与小肠间的重建。十二指肠球部封闭，一般距蔡氏韧带15～20 cm切断空肠，远端空肠上提与食管或胃吻合，近端空肠距吻合口45～60 cm与远端空肠端侧吻合。与毕-Ⅱ式相比，这种术式旷置了更多的空肠，但是与小肠长度相比，对整体消化吸收影响不大，对营养的影响与毕-Ⅱ式类似[6]，但反流发生率较毕-Ⅱ式低，长远生活质量较高[7]。毕-Ⅰ式重建保留内脏脂肪较Roux-en-Y高[8]，可能与毕-Ⅰ式重建胆汁酸与脂肪结合生成胶束的效率更高有关，从而有利于脂肪的吸收。Lee K 等[9]也发现毕-Ⅰ式和较大的残胃容积与术后较好的营养状态和更少的肌少症相关，因此总体而言，毕-Ⅰ式具有更好的营养优势是普遍认可的观点。Roux-en-Y重建与减重手术的旁路手术相似，因患者的消化吸收具有个体差异，在部分患者中可能产生蛋白质-能量营养不良[10]，治疗的方式之一是采用Roux-en-Y重建时恢复食物经过十二指肠这一过程[10]，使消化吸收接近正常生理状态。

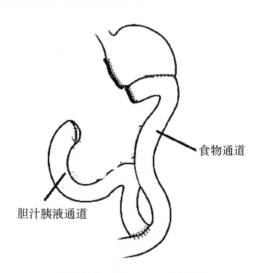

图11-5　Roux-en-Y重建

4. 远端胃与食管吻合

近端胃切除后，远端胃与食管吻合，完成消化道连续性的重建（图11-6）。这种重建方式也保留了胃与十二指肠的完整性，对消化吸收影响较小。但是由于切除了部分胃或大部分胃，胃酸及内因子分泌受到影响，同样会影响维生素B_{12}的吸收。这种手术由于切除了贲门，失去了胃食管结合部的抗反流作用，胃食管反流严重，对部分患者的进食影响明显，导致患者营养摄入不足，从而引起营养问题。采用间置空肠的方式，可以减少胃食管反流的发生，改善患者术后营养状况[11]。采取空肠间置，保留残胃的生理通道有利于患者术后的营养恢复[12]，对于ⅠA期的胃癌，近端胃切除术也有较好的营养结局[13]，但是这种术式在国内开展并不广泛。笔者推测其原因是：①手术操作较为复杂；②从发表的文献看，外科医生更多关注的是胃食管反流问题，缺乏从长远营养角度考虑术式选择的意识。

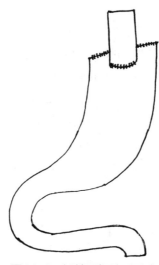

图11-6　近端胃切除后重建

（二）营养管理

手术后饮食的恢复与小肠的蠕动有关[14]，而与残余胃的容积无直接关系，因此手术后恢复期三种重建方式对营养的恢复无本质上的差异。国内汪洋等[15]的研究表明，胃切除后行不同消化道重建方式，叶酸、维生素B_{12}及铁蛋白水平均有所下降，但相较于远端胃切除后行毕-Ⅱ式重建和全胃切除术后行Roux-en-Y重建，远端胃切除后行毕-Ⅰ式重建影响比较小。叶酸、维生素B_{12}及铁的吸收障碍都可能导致贫血，因此术后需要定期随诊，并补充相应的营养素。

三、全胃切除术后的消化道重建方式对消化吸收的影响及营养管理

对于上部癌、贲门癌，通常采用全胃切除的手术方式，其中也包括各种改进方式。根据食物是否经过十二指肠，较为常见的消化道重建方式包括如下几种。①食物不经十二指肠，无储袋：Roux-en-Y法。②食物不经十二指肠，有储袋：

Roux-en-Y加近端储袋（图11-7A）或远端储袋（图11-7B）。③食物经十二指肠，无储袋（图11-7C）：间置空肠代胃。④食物经十二指肠，有储袋：空肠袋间置及连续空肠袋间置。⑤双通道法：Roux-en-Y有无储袋加十二指肠通道（图11-7D）。国内常见的消化道重建方式是食道空肠吻合的Roux-en-Y术式，对消化吸收的影响与远端胃切除术后行Roux-en-Y重建的影响相似，不同的是胃完全没有分泌胃酸和内因子，对维生素B$_{12}$和铁的吸收影响更大。在食管和十二指肠之间间置空肠，使食物经过十二指肠进入空肠，理论上更符合生理特点[16]，但临床使用较少，临床研究上没观察到明显的获益[17]。

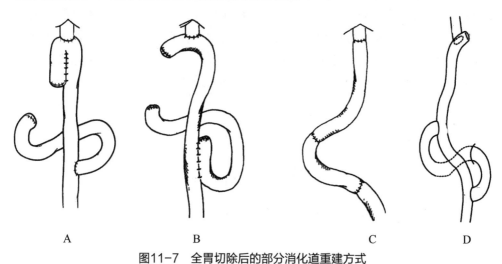

| A | B | C | D |

图11-7 全胃切除后的部分消化道重建方式

四、食管手术后消化道重建方式对消化吸收的影响及营养管理

食管切除术后的消化道重建涉及以其他消化道替代食管的问题，一般包括管状胃代食管、小肠代食管、结肠代食管。在国内最常用的是管状胃代食管，需要沿胃小弯侧切除大部分的胃，影响胃酸及内因子的分泌，在术后短期限制患者的进食量，也会产生使患者反酸、烧心等胃食管反流的问题，因此其在营养方面的影响与胃大部分切除术类似。予小肠或结肠代食管，由于对胃及小肠的消化吸收影响不大，因此对营养方面的影响也不大。研究表明[18]，空肠间置是较优的方式，可以明显减少术后反流的发生。

五、胰腺手术后消化道重建方式对消化吸收的影响及营养管理

在胰腺手术中，对消化吸收影响大的术式为胰十二指肠切除术，胰头和胰

十二指肠切除后，通常也切除部分胃或胃窦部，将胃、胆道和胰腺的体部尾部与空肠吻合（图11-8），也有学者通过保留胃窦部和幽门的手术方式，以减轻对术后消化吸收的影响。胰十二指肠切除术创伤大，涉及复杂的消化道重建，手术后胃瘫相对常见，以保留幽门的手术多见[19]，一般在时间足够长的肠外营养支持治疗或肠内营养支持治疗后可恢复正常的胃动力。从远期的营养学角度，容易出现代谢方面的问题，表现为微量元素和维生素的吸收不足[20]，或代谢不足。虽然切除了部分胃，但是胆汁和胰腺的分泌仍然正常，对消化吸收的影响类似于胃大部分切除术后的毕-Ⅱ式重建。由于切除了胰头，在不同的个体中对胰腺外分泌的影响具有个体差异，部分患者可能出现胰腺外分泌不足即胰酶不足的情况，明显的胰酶不足导致未被消化或消化不全的蛋白质和脂肪进入结肠，产生恶臭的大便。胰腺外分泌不足导致蛋白质和脂肪吸收不足，从而出现营养失衡或不足，需要补充胰酶。

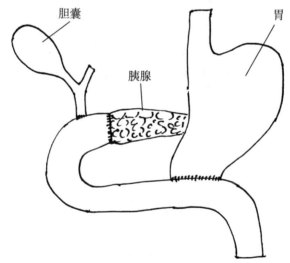

图11-8　胰十二指肠切除术后的消化道重建

六、小肠及结肠手术对消化吸收的影响及营养管理

如果不涉及长段的小肠切除，则对消化吸收的影响不大；如果剩余的肠道不足以满足消化吸收的需要，则可能出现消化吸收不足，出现短肠综合征的问题。结肠切除通常对消化吸收的影响也很小，在营养管理中多数情况下可以忽略其影响。

第三节 倾倒综合征与迷走神经切断术后腹泻

倾倒综合征常发生在远端胃切除术后，指食物没有受到幽门的控制，快速进入小肠引起的一系列临床表现。倾倒综合征以远端胃切除手术最常见，也可发生在全胃切除术或食管切除手术等其他上消化道手术后。迷走神经切断常见于胃溃疡或胃癌的手术，用于治疗胃和十二指肠消化性溃疡的单纯的迷走神经切断、选择性迷走神经切断或高选择性迷走神经切断术，也可导致相应的消化道功能紊乱。

一、倾倒综合征

正常进食情况下，食物在胃内与胃液充分混合，并形成等渗的食糜，在幽门的控制下进入小肠。幽门被切除的情况下，当食物快速进入小肠后，可能出现倾倒综合征，与开始肠内营养支持时速度过快的临床表现类似，其特征性的临床表现是心动过速、出汗、低血压和腹痛。其临床表现与下列病理生理改变有关。

（一）病理生理及临床表现

倾倒综合征的临床表现包括两组症状，其一是胃肠道的表现，如上腹部饱胀、恶心、腹部绞痛等；其二是心血管系统表现，如心悸、出汗、血压下降、苍白无力等。根据临床表现在进食后出现的早晚，可分为早期倾倒综合征和晚期倾倒综合征。

1. 早期倾倒综合征

食物快速进入小肠后，引起小肠内分泌细胞分泌大量血管活性物质，包括5-羟色胺、缓激肽、神经降压素、肠高血糖素等，引起心血管反应，如心悸、血压下降等。肠道高渗物质的快速增加，引起肠腔内渗透压增高，导致微循环的液体进入肠腔，引起腹痛、腹胀、恶心、呕吐等反应，也可能出现血压下降、冷汗、乏力等血容量下降的表现。早期倾倒综合征多出现在进食后早期，一般在20 min内，多数症状较轻。

2. 晚期倾倒综合征

晚期倾倒综合征发生在进食后2～4 h，表现为低血糖自主神经症状或血管活性症状，缺乏胃肠道症状，头晕、面色苍白、冷汗、脉搏细数等。主要是食物进入小肠后刺激胰岛素的分泌，持续的高胰岛素血症导致低血糖，因此晚期倾倒综合征是低血糖引起的自主神经症状[21]。减重或糖尿病的外科治疗采用的胃旁路手术，也会引起晚期倾倒综合征的术后低血糖问题。

倾倒综合征主要根据手术病史和临床表现进行诊断，对于不典型的病例，可以用倾倒刺激试验[22]帮助诊断，给患者口服100 mL 50%葡萄糖液，服用后1 h内心率增加大于或等于10次/min，则有90%的可能出现早期倾倒综合征，呼出气体中含有H_2也提示会出现早期倾倒综合征。

（二）治疗

倾倒综合征的长期存在，是由于患者害怕进食后的不适，因此减少进食，从而影响患者的营养。主要应通过调整饮食进行治疗，少数严重的顽固性倾倒综合征需要手术治疗。

1. 饮食调节

早期倾倒综合征主要通过少食多餐、减少饮食中碳水化合物的摄入、进食后平卧30 min以减慢食物在小肠内传输的速度等进行调节，避免进食过甜、过咸或其他口味过重的食物，避免食用乳制品等，经过饮食调节后多数患者症状减轻或消失。

2. 药物治疗

如果饮食调整效果不明显，使用生长抑素类药物进行治疗一般可以取得较好的效果。此外，补充膳食纤维，减慢葡萄糖的吸收，避免刺激胰岛素快速、大量分泌，可减少低血糖的发生。

3. 手术治疗

只有在少数症状难以控制的情况下才需要手术，手术的目的是减慢食物进入肠道的速度，一般是将空肠逆蠕动间置于胃和十二指肠之间。根据具体的术式，也可以将毕–Ⅱ式改为毕–Ⅰ式，或缩小原吻合口以减慢食物通过的速度。

二、迷走神经切断术后腹泻

胃的容受性舒张和顺应性由迷走神经介导，迷走神经切断后，这种神经介导的作用消失，导致早期饱胀感和咽下的液体迅速排空[23]。小肠也存在同样的问题，也受迷走神经介导。由于现在药物治疗消化性溃疡取得进步，运用迷走神经切断术治疗消化性溃疡已经不多见，在手术治疗消化性溃疡盛行的年代，确实观察到较高比例的术后腹泻现象[24]。迷走神经切断术后常出现腹泻与倾倒综合征同时发生的情况，迷走神经切断术后腹泻常发生在餐后30 min，为水样便，与肠蠕动增加、肠吸收减少以及刺激肠蠕动的体液因素增加有关，与倾倒综合征的原理不同。迷走神经切断术后腹泻多见于迷走神经干切断术的患者，也可见于选择性或高选择性迷走神经切断术患者，胃和食管手术常切断迷走神经，迷走神经切断术、选择性迷走神经切断术或高选择性迷走神经切断术常附加幽门引流的术式，因此倾倒综合征与迷走神经切断术后常合并出现腹泻。其主要鉴别点在于：①倾倒综合征以出现心血管反应为特征[25]，如明显或不明显的心动过速和低血压等；②多数情况下，单纯的倾倒综合征不出现腹泻，但并非绝对，严重的倾倒综合征也可以引起类似渗透性腹泻。迷走神经切断术后腹泻随着时间的推移多数可逐渐改善，药物治疗主要是：①抗泻剂治疗可减轻症状，如蒙脱石粉等；②口服抑制肠道蠕动的药物，如罗哌丁胺（易蒙停）常有效；③奥曲肽通常对患者有益，但是疗效比治疗倾倒综合征引发的腹泻差。罕见需要手术治疗的病例，手术的主要方式是将一段小肠倒置，以小肠的逆蠕动来减轻肠内容物快速通过造成的腹泻。

上消化道手术涉及复杂的胆道、胰腺和食物摄入通道的重建，对消化吸收造成不同程度的影响，可以造成严重或轻微的营养不良，同时可导致维生素和微量元素的吸收不足，需要根据具体的情况制订个体化的营养管理措施。小肠和结肠的手术，除非出现短肠综合征，多数情况下对消化吸收影响不大，一般不造成长远的营养问题。上消化道手术后的倾倒综合征和迷走神经切除术后腹泻也可能对营养产生影响，也需要在营养问题上进行管理。

参考文献

［1］罗金龙，姜淮芜. 消化道重建术后维生素D的研究进展［J］. 泸州医学院学报，2015，38（2）：207-209.

［2］杨九霄，姜淮芜. 消化道重建术后患者血清铜代谢的研究进展［J］. 西南军医，2020，22（1）：46-48.

［3］WRAY A，DAVIS R，WRAY N，et al. 减重手术前后的营养风险和不足：最佳饮食管理建议［J］. 中华肥胖与代谢病电子杂志，2018，4（4）：183-195，243-246.

［4］中华医学会肠外肠内营养学分会营养与代谢协作组，北京协和医院减重多学科协作组. 减重手术的营养与多学科管理专家共识［J］. 中华外科杂志，2018，56（2）：81-90.

［5］李子健，于健春. 减重手术的多学科诊疗与营养管理［J］. 中国医学科学院学报，2018，40（5）：577-580.

［6］SO J B，RAO J，WONG A S，et al. Roux-en-Y or billroth Ⅱ reconstruction after radical distal gastrectomy for gastric cancer：a multicenter randomized controlled trial［J］. Ann Surg，2018，267（2）：236-242.

［7］杨小进，钱程佳. Billroth-Ⅱ与Roux-en-Y重建消化道对高龄胃癌患者术后长期生存质量的影响［J］. 贵州医科大学学报，2020，45（4）：486-490.

［8］王恒雨，尚现章，张杰. 远端胃切除术后消化道重建方式的研究进展［J］. 腹部外科，2018，31（5）：372-375.

［9］LEE K，KIM K W，LEE J B，et al. Impact of remnant stomach volume and anastomosis on nutrition and body composition in gastric cancer patients［J］. Surg Oncol，2019，31：75-82.

［10］CENEVIVA R，SALGADO JÚNIOR W，MARCHINI J S．A new revisional surgery for severe protein-calorie malnutrition after Roux-en-Y gastric bypass：successful duodenojejunal reconstruction using jejunal interposition［J］．Surg Obes Relat Dis，2016，12（2）：e21-23.

［11］嵇晋，汪刘华，汤东，等．早期近端胃癌术后不同消化道重建方式对营养状况及胆囊结石的影响［J］．中华普通外科手术学杂志（电子版），2020，14（1）：31-34.

［12］YAMASHITA K，IWATSUKI M，KOGA Y，et al．Preservation of physiological passage through the remnant stomach prevents postoperative malnutrition after proximal gastrectomy with double tract reconstruction［J］．Surg Today，2019，49（9）：748-754.

［13］ASAOKA R，IRINO T，MAKUUCHI R，et al．Changes in body weight，skeletal muscle and adipose tissue after gastrectomy：a comparison between proximal gastrectomy and total gastrectomy［J］．ANZ J Surg，2019，89（1-2）：79-83.

［14］KIM T H，LEE Y J，BAE K，et al．The investigation of diet recovery after distal gastrectomy［J］．Medicine（Baltimore），2019，98（41）：e17543.

［15］汪洋，郑小丽，丁智．胃切除不同消化道重建方式后叶酸、维生素B_{12}及铁蛋白水平的随访研究［J］．包头医学院学报，2019，35（6）：5-7.

［16］薛英威，魏玉哲．从功能角度考虑全胃切除后消化道重建［J］．中华胃肠外科杂志，2104，17（5）：509-511.

［17］NAUM C，BÎRLĂ R，MARICA D C，et al．In search of the optimal reconstruction method after total gastrectomy．Is Roux-en-Y the best? A review of the randomized clinical trials［J］．Chirurgia（Bucur），2020，115（1）：12-22.

［18］俞阳，史乾灵，郑鹏，等．食管胃结合部癌术后不同消化道重建方式抗反流效果的网状Meta分析［J］．中华普通外科杂志，2020，35（3）：236-241.

［19］YAMAMOTO Y，ASHIDA R，OHGI K，et al．Combined antrectomy reduces the incidence of delayed gastric emptying after pancreatoduodenectomy［J］．Dig Surg，2018，35（2）：121-130.

［20］TIMOFTE D，LIVADARIU R，BINTINTAN V，et al．Metabolic disorders in patients operated for pancreatic cancer［J］．Rev med chir soc med nat iasi，2014，118（2）：392-398.

［21］ELISA ROGOWITZ，MARY-ELIZABETH PATTI，HELEN M．Lawler1．Time to Dump Late Dumping Syndrome Terminology［J］．Obes Surg，2019，29（9）：2985-2986.

［22］陈道达，张波．胃术后倾倒综合征［J］．中国胃肠外科杂志，2000，3（1）：4-7.

［23］TOWNSEND C M，BEAUCHAMP R D，EVERS B M．克氏外科学［M］．彭吉润，王杉，叶颖江，等译．19版．北京：北京大学医学出版社，2015：1237.

［24］CABROL CASTAÑO J，CATOT ALEMANY L，GARCÍA MONFORTE N，et al．Truncal vagotomy and pyloroplasty for non-complicated duodenal ulcer：results 22-26 years after surgery［J］．Rev Esp Enferm Dig，2001，93（5）：315-324.

［25］GYS B，PLAEKE P，LAMME B，et al．Heterogeneity in the definition and clinical characteristics of dumping syndrome：a review of the literature［J］．Obesity Surgery，2019，29：1984-1989.

（李亮　邹湘才　谢肖俊　邵沁文　于宏）

第十二章 胃瘫的营养支持

胃瘫（gastroparesis）是由胃的神经肌肉功能失调引起的以胃排空障碍为主要特征的慢性症候群，胃瘫常伴有胃窦动力减退，胃流出道阻力增加，而无机械性梗阻。继发于手术后的胃瘫称为术后胃瘫综合征（postsurgical gastroparesis syndrome，PGS），多见于上消化道手术，如食管手术、胃切除术、十二指肠手术、胰腺手术，是胃或残胃动力性障碍疾病。胃瘫表现为恶心、呕吐、腹胀、早饱及营养障碍，会对患者的生理、心理，以及患者的住院时间、经济负担、生活质量造成较大的影响。

一、胃瘫的分类

胃瘫是胃动力障碍性疾病，病因众多，归纳而言，主要包括外科手术引起的胃瘫、慢性疾病引起的胃瘫、特发性胃瘫。大部分的胃瘫为特发性胃瘫，占64%，糖尿病引起的胃瘫占31%，其余为外科手术后的胃瘫[1]。

（一）外科手术引起的胃瘫

各种涉及胃的手术是引起胃瘫的常见原因，例如胃大部分切除术、胃癌根治术、胃底折叠术、迷走神经切断术、食管切除术等。非胃部的手术也可引起术后胃瘫，例如结肠手术、胰腺体尾切除术等。临床上胃瘫常见于胰十二指肠切除术，可能与胰十二指肠切除术复杂的消化道重建、迷走神经的切断及较大的手术创伤等有关[2]。非腹部或消化系统的手术也可能引起术后胃瘫，Angleitner P 等[3]报道一例心脏移植术后的胃瘫案例，认为与术后免疫抑制剂的使用有关。甚至在心脏射频消融治疗后也可能出现胃瘫，其可能的机制是食管旁迷走神经的损伤[4]。

（二）慢性病引起的胃瘫

引起胃瘫的最常见原因为糖尿病，糖尿病引起微血管改变，对神经及肌肉等组织均可产生影响，影响胃肠道的动力。引起胃瘫的其他慢性疾病包括帕金森综合征、淀粉样变性、硬皮病、系统硬化症等。

（三）特发性胃瘫

特发性胃瘫主要是指病因不明情况下的胃瘫，例如病毒感染后可引起胃瘫，其具体病因不明。

二、胃瘫的病理生理

胃肠道有相对独立的神经系统，又被称为"肠脑"，同时接受来自中枢神经的交感神经和副交感神经的支配。胃肠道有自主的蠕动节律，胃体是这种自主节律的起搏点，胃体产生的自发性收缩沿胃肠道向肛门方向传播，并且节律逐渐降低，引起胃肠道的蠕动。胃肠道的神经网络主要分布于横肌与纵肌之间以及黏膜肌下，分别被称为肌间神经丛（Auerbach's plexus）和黏膜下神经丛（Meissner's plexus），肌间神经丛在平滑肌两层间中形成串珠状的网状末梢，负责胃肠道的运动，但并不直接与肌肉连接[5]。在胃肠道平滑肌与神经纤维之间为Cajal细胞（interstitial cells of Cajal，ICC）连接，ICC在横肌和纵肌之间分布最密集，在胃体上1/3区域、十二指肠、近端结肠分布较为密集，目前研究认为ICC具有自主节律，是胃肠道节律的起搏细胞，产生类似于心脏搏动的自主节律，驱使胃肠道蠕动，ICC细胞相关受体是胃肠动力障碍治疗的潜在靶点[6]。最新研究认为，胃瘫的原因是：胃壁肌间神经丛炎症细胞的浸润，环肌及纵肌的纤维化，神经纤维及ICC细胞的减少。

（一）糖尿病引起胃瘫的病理生理

糖尿病引起的胃瘫与以下因素有关。

（1）高血糖引起神经节内对腺苷三磷酸酶（ATP）敏感的K^+通道失活，抑制迷走神经功能，引起胃排空延迟。

（2）高血糖导致胃平滑肌、神经及ICC慢性损伤性改变，动物实验提示[7]，胃平滑肌的自噬可能是糖尿病引起胃瘫的原因之一。

（3）高血糖引起支配胃的自主神经慢性损伤性改变。

这些慢性病变可导致胃蠕动减弱变慢，收缩能力下降，排空延迟，并逐渐加重。由于糖尿病的影响是全身性的，从口腔到肛门的整个消化道均可能出现相似的改变[8]，支配消化道的自主神经也会发生相应的改变[9]，因此胃瘫常合并便秘结肠传输障碍的表现[10]。

（二）手术引起胃瘫的病理生理

手术引起的胃瘫为急性病变，其具体分子机制不清楚，常与以下因素有关。

（1）炎症细胞浸润见于腹部手术后，炎症细胞浸润及炎症因子的作用导致胃起搏节律改变。

（2）低蛋白血症、手术后胃的水肿，导致组织僵硬，胃蠕动出现障碍。

以上因素皆可导致胃动力性障碍，但无慢性病引起的组织慢性改变，病因解除后，多数可彻底恢复。

三、胃瘫的临床表现及诊断

胃瘫的临床表现主要是由胃排空障碍引起，表现为恶心、呕吐和腹胀，进食后症状明显，腹痛症状也并非少见[11]。不同病因引起的胃瘫，其表现也会有差异：腹部手术后的胃瘫多发生在术后肛门排气拔除胃管后，患者恢复进食即出现上述症状；糖尿病引起的胃瘫以1型糖尿病多见，表现呈慢性渐进性进展，开始症状较轻，餐后腹胀，食欲差，逐渐加重而出现餐后恶心、呕吐，一般罕见症状严重的病例，所以常称为糖尿病胃轻瘫。

（一）辅助检查

目前证明胃排空障碍的主要方法有3种：锝99闪烁扫描、无线胶囊内镜、C_{13}呼气试验。其中4 h固相锝99闪烁扫描术被认为是诊断的金标准[12]，但是临床更多采用上消化道造影术诊断胃瘫，尤其是外科手术后的胃瘫。条件具备时，也可进行胃电图检查，胃电图可见胃电慢波消失，胃电节律紊乱。

（二）诊断

在诊断上，根据引起胃瘫的病史（如腹部手术、糖尿病等慢性病），结合胃排空障碍的客观证据，排除胃排出道的机械性肠梗阻，即可诊断胃瘫。手术后胃瘫是临床常见的胃瘫类型，诊断有其特殊性，国内秦新裕[13]提出术后胃瘫的诊断标准：经1项或多项检查显示胃无明显流出道机械性梗阻，但有胃潴留；胃引流量>800 mL/d，且持续>10天；无明显水电解质紊乱和酸碱平衡紊乱；无引起胃瘫的基础疾病（如甲状腺功能减退、糖尿病等）；近期没有使用影响平滑肌收缩的药物史。手术后胃瘫需要排除电解质紊乱引起的胃肠道麻痹，因此诊断要求无明显的水电解质紊乱和酸碱平衡紊乱，但是糖尿病等慢性病引起的胃瘫由于患者长期摄入减少，可出现脱水及电解质紊乱的情况。需要注意的是，腹部手术一般需要禁食，有些急诊手术也存在患者术前水电解质紊乱和酸碱平衡紊乱的问题，因此需要全面看待水电解质紊乱和酸碱平衡紊乱的问题。

（三）胃瘫症状评估

目前评估胃瘫的主要工具为"胃瘫主要症状评估量表"（表12-1），主要根据胃瘫主要症状评估指数（gastroparesis cardinal symptom index，GCSI）来评估，是目前可靠、有效的工具[14]，将各项评分累加，得分越高，表示症状越严重。国内多针对急性胰腺炎患者使用，证实其良好的信效度[15]，主要内容如下。

表12-1　胃瘫主要症状评估量表

序号	主要症状	无	非常轻微	轻微	中等	严重	非常严重
1	恶心	0	1	2	3	4	5
2	干呕	0	1	2	3	4	5
3	呕吐	0	1	2	3	4	5
4	饱腹感	0	1	2	3	4	5
5	不能吃完正常体积的饭量	0	1	2	3	4	5
6	饭后过饱感	0	1	2	3	4	5
7	食欲丧失	0	1	2	3	4	5
8	腹胀	0	1	2	3	4	5
9	腹部明显变大	0	1	2	3	4	5

注：请评估过去2周内以上症状的严重程度，并在相应的数字上画圈。

四、胃瘫的治疗

胃瘫的治疗根据病因不同而存在差异，主要的方法是纠正脱水电解质紊乱，给予营养支持，可采用以下治疗方式。

（一）胃肠减压

手术后的胃瘫需要留置鼻胃管，吸出胃内容物，进行胃肠减压，但糖尿病等慢性病导致的胃瘫多数不需要进行胃肠减压。

（二）药物治疗

临床常用促胃动力药治疗胃瘫，包括多潘立酮、莫沙必利、西沙比利、甲氧氯普胺、红霉素等。促胃动力药物的临床疗效个体差异较大，不同的临床实践体会也有较大的差异。针对胃瘫的新型药物也在研究开发之中，研究表明[16]，内源性大麻素对糖尿病引起的胃瘫有较好的作用，尤其是对女性患者。对于特发性胃瘫，静脉注射免疫球蛋白8～12周也可取得较好效果[17]。

（三）电刺激

一种被称为"胃电刺激器"的设备可以发出脉冲的电刺激，促进胃的蠕动，目前也在临床上应用，其疗效有待时间的验证。电刺激疗法可用于手术后胃瘫、糖尿病胃轻瘫或特发性胃瘫，以在糖尿病胃轻瘫中应用较多，是一种安全、有效和经济的治疗方法[18]。

（四）心理干预

有些胃瘫患者具有特殊的心理特质，长时间的胃瘫治疗措施，如禁食、胃肠减压、肠内营养等也会对患者的心理产生不同程度的影响，而心理状态的改善有利于胃瘫的治疗。日常医疗和护理需要注意心理干预，必要时可使用抗焦虑和抗抑郁类药物。

（五）手术及内镜治疗

外科手术可作为胃瘫的治疗措施之一，如幽门成形术等，但在临床实践中，采用外科手段治疗胃癌少见。外科手术治疗可以改善患者腹胀、恶心、呕吐症状，但是需要个体化处理，并评估风险和获益[19]。采用内镜下幽门括约肌切开术，扩大胃流出道，有时也可取得治疗效果。由于内镜创伤小，Tan J等[20]开展的单中心研究也证明了该技术在外科术后胃瘫治疗上的安全性和远期疗效。

五、胃瘫的营养支持

由于胃瘫引起的胃动力障碍，患者进食少，且进食后引起恶心、呕吐等不适，患者往往拒绝进食或恐惧进食，导致水和营养物质摄入不足，需要注意营养支持。

（一）营养筛查与评估

采用目前常用的量表对患者进行营养筛查和评估，实现个体化的营养支持。目前常用的筛查评估工具是营养风险筛查2002和主观整体评估。

（二）评估胃瘫的病情，制订营养支持方式

不同病因引起的胃瘫，病情有较大的差异，营养支持的方式也不同。

1. 糖尿病等慢性病引起的胃瘫

血糖控制可以减轻胃瘫的症状，或减缓胃瘫发展。糖尿病胃轻瘫的患者食物摄入不足，导致营养障碍常见，可以通过饮食调节处理，一般分为3个阶段。

（1）第1阶段改变食物的黏稠度、体积、成分，以利于胃排空，可选择对胃黏附性低的食物成分，其中可溶性纤维的种类是重要的考虑因素，低黏附性的可溶性纤维是可考虑的选择[21]。

（2）如还无法摄入足够的营养，第2阶段可进一步采用液体食物[22]。

（3）当饮食调节无法满足机体的能量需求时，第3阶段可通过肠外营养补充部分营养。肠内营养支持需要留置鼻胃管或鼻空肠营养管，会给患者带来不适和生活上的不便，何时开始肠内营养支持是一个不易做出的决定，需要做全面的评估，一般原则是没有客观营养不良依据时不主张置管肠内营养支持[23]。

由于临床医生对饮食调节剂食品科学不熟悉，这种情况需要与营养师密切合作，有的食品的制作需要一定的知识和技巧，也需要患者或其家属参与。

2. 手术后引起的胃瘫

手术后引起的胃瘫，可能是单纯的胃动力障碍，也可能是胃和小肠同时出现动力障碍，营养支持的方式也因此有所不同。单纯的胃动力障碍，可以留置鼻空肠营养管进行肠内营养支持，或肠内营养支持联合肠外营养支持。多数手术后的胃瘫恢复时间长，因此条件允许时以肠内营养支持为首选。如果是胃和小肠同时存在动力障碍，则可能属于术后的炎症性肠梗阻或者肠麻痹，一般进行单纯肠外营养支持。

3. 留置肠内营养导管

由于手术后引起的胃瘫需要进行胃肠减压，同时需要进行肠内营养支持，因此建议可同时以胃内引流和进行空肠营养的三腔喂养管为首选[24]，三腔喂养管还可以对胃进行温盐水冲洗，有利于胃蠕动的恢复。可在胃镜或X线指导下置管，对于胃和食管的手术，只要胃镜操作轻柔，一般不会对吻合口产生影响。糖尿病、系统性硬化症等胃瘫患者可能需要长期的肠内营养支持，鼻空肠营养管可能带来不同程度的不适，因此对于长期需要肠内营养者，可以选择经皮内镜下空肠造口术[25]（percutaneous endoscopic jejunostomy，PEJ）。

4. 注意纠正水电解质平衡

慢性病引起的胃瘫常见于糖尿病引起的胃瘫，患者进食不足等导致热量摄入不足、体重下降、脱水、电解质平衡紊乱、维生素和微量元素缺乏等营养问题。手术后的胃瘫患者，由于长期禁食也可能同时存在脱水和电解质紊乱，需要同时纠正。

5. 注意创伤性炎症的影响

创伤性炎症产生的炎症因子或炎性细胞对平滑肌、神经纤维或ICC细胞的影响，也可能是导致胃瘫的原因，使用含有ω-3多不饱和脂肪酸，以产生有利于减轻炎症的细胞因子，可能对缓解胃瘫有一定的作用。

6. 能量的供应

慢性病或手术引起的胃瘫使患者处于特殊的代谢状态，根据体重进行估算的能量供给量难以准确满足患者的需求，提倡使用间接代谢测定的方法对患者的能量需求进行测量。营养底物的供应根据不同的疾病状态制订不同的方案，并注意补充微量元素和维生素。

胃瘫的治疗个体差异大，时间长，营养支持是重要的治疗措施之一。有的患者对药物和电刺激等疗法均无明显的反应，外科手术原因引起的胃瘫多数在足够长时间的营养支持后恢复，但慢性病引起的胃瘫由于胃组织本身的慢性病变，治疗较为困难。

六、胃瘫的预防

目前对引起胃瘫的确切病因尚不清楚，因此难以针对特定的病因进行预防。但是对于胃瘫的相关因素，不同的研究得出基本相似的结论，包括患者年龄、术前白蛋白水平、术前合并焦虑症、术前存在幽门梗阻、糖尿病、术中出血量、手术创伤、术中术后补液过多、吻合方式、术后镇痛方式、术后腹腔感染等。归纳起来主要是5个方面：年龄或慢性病引起胃组织的改变、术前营养状态差、液体管理及手术创伤引起的组织水肿、创伤性炎症、心理因素。因此，对胃瘫的预防，可通过完善的术前营养支持、精细化的手术操作、科学的围手术期管理、心理辅导等措施进行。这些措施在现代加速康复外科措施中体现得较为完善，预防胃瘫可借鉴加速康复外科的理念，结合疾病的具体特点制订个体化的方案。

七、小结

胃瘫的确切机理尚不清晰，不同原因引起的胃瘫也有不同的处理特点，外科手术引起的胃瘫，一部分可以通过术前完善的准备得以预防，多数在足够长的治疗后可恢复正常，但慢性病引起的胃瘫存在胃的慢性病变，治疗起来较为困难。

参考文献

［1］ BUDDAM A，HOILAT G J，DACHA S. Gastric Stasis ［M］. StatPearls ［Internet］. Treasure Island（FL）：StatPearls Publishing，2020.

［2］ 李涛，王福顺，朱继业，等. 胰十二指肠切除术后胃瘫的诊断和治疗［J］. 中华实验外科杂志，2016，33（3）：778-780.

［3］ ANGLEITNER P，ARNOLDNER M A，ZUCKERMANN A O，et al. Severe gastroparesis after orthotopic heart transplantation ［J］. Eur J Cardiothorac Surg，2021，59（3）：717-719.

［4］ ANABE J，SHIMIZU A，WATANABE N，et al. Severe gastroparesis after ablation for atrial fibrillation ［J］. Cureus，2020，12（6）：e8610.

［5］ SHAHRESTANI J，M DAS J. Neuroanatomy，Auerbach Plexus ［M］. StatPearls ［Internet］. Treasure Island（FL）：StatPearls Publishing，2020.

［6］ FOONG D，ZHOU J，ZARROUK A，et al. Understanding the biology of human interstitial cells of Cajal in gastrointestinal motility ［J］. Int J Mol Sci，2020，21（12）：4540.

［7］张默函，蔡英兰，朴丽花，等. 糖尿病胃瘫大鼠胃窦平滑肌自噬相关蛋白的动态变化及其意义［J］. 中华糖尿病杂志，2014，22（7）：653-655.

［8］MARATHE C S, JONES K L, WU T, et al. Gastrointestinal autonomic neuropathy in Diabetes［J］. Auton Neurosci, 2020, 229：102718.

［9］KUŹNIK E, DUDKOWIAK R, ADAMIEC R, et al. Diabetic autonomic neuropathy of the gastrointestinal tract［J］. Prz Gastroenterol, 2020, 15（2）：89-93.

［10］PARKMAN H P, SHARKEY E, MCCALLUM R W, et al. Constipation in patients with Symptoms of gastroparesis：analysis of symptoms and gastrointestinal transit［J］. Clin Gastroenterol Hepatol, 2020（20）：31502-31503.

［11］PARKMAN H P, WILSON L A, HASLER W L, et al. Abdominal pain in patients with gastroparesis：associations with gastroparesis symptoms, etiology of gastroparesis, gastric emptying, somatization, and quality of life［J］. Dig Dis Sci, 2019, 64（8）：2242-2255.

［12］USAI-SATTA P, BELLINI M, MORELLI O, et al. Gastroparesis：New insights into an old disease［J］. World J Gastroenterol, 2020, 26（19）：2333-2348.

［13］秦新裕，刘凤林. 术后胃瘫的诊断与治疗［J］. 中华消化杂志，2005，25（7）：441-442.

［14］REVICKI D A, RENTZ A M, DUBOIS D, et al. Gastroparesis Cardinal Symptom Index（GCSI）：development and validation of a patient reported assessment of severity of gastroparesis symptoms［J］. Qual Life Res, 2004, 13（4）：833-844.

［15］王旻静，张笑倩，陈明霞. 修订版胃瘫主要症状指数量表的汉化和信效度检验［J］. 中华现代护理杂志，2019，25（21）：2664-2667.

［16］BASHASHATI M, LEISHMAN E, BRADSHAW H, et al. Plasma endocannabinoids and cannabimimetic fatty acid derivatives are altered in gastroparesis：a sex-and subtype-dependent observation［J］. Neurogastroenterol motil. 2020, 33（1）：e13961.

［17］SOOTA K, KEDAR A, NIKITINA Y, et al. Immunomodulation for treatment of drug and device refractory gastroparesis［J］. Results Immunol, 2016, 6：11-14.

［18］GOURCEROL G, COFFIN B, BONAZ B, et al. Impact of gastric electrical stimulation on economic burden of refractory vomiting：a French nationwide multicentre study［J］. Clin Gastroenterol Hepatol, 2020（20）：31544-31545.

［19］MAROWSKI S, XU Y, GREENBERG J A, et al. Both gastric electrical stimulation and pyloric surgery offer long-term symptom improvement in patients with gastroparesis［J］. Surg Endosc. 2020, 35（8）：4794-4804.

［20］TAN J, SHRESTHA S M, WEI M, et al. Feasibility, safety, and long-term efficacy of gastric peroral endoscopic myotomy（G-POEM）for postsurgical gastroparesis：a single-center and retrospective study of a prospective database［J］. Surg Endosc. 2021, 35（7）：3459-3470.

［21］SURESH H, HO V, ZHOU J. Rheological characteristics of soluble fibres during chemically simulated digestion and their suitability for gastroparesis patients［J］. Nutrients, 2020, 12（8）：2479.

［22］LIMKETKAI B N, LEBRETT W, LIN L, et al. Nutritional approaches for gastroparesis［J］. Lancet Gastroenterol Hepatol, 2020, 5（11）：1017-1026.

［23］PAINE P，MCMAHON M，FARRER K，et al. Jejunal feeding：when is it the right thing to do?［J］. Frontline Gastroenterol，2019，11（5）：397-403.

［24］张昊龙，于镇滔，高子涵，等. 胃癌术后胃瘫综合征患者相关危险因素及其临床治疗［J］. 吉林大学学报（医学版），2019，45（3）：673-677.

［25］HITAWALA A，MOUSA O Y. Percutaneous Gastrostomy and Jejunostomy［M］. Treasure Island（FL）：StatPearls Publishing，2020.

（孙卫江　邹湘才　谢肖俊　李亮）

第十三章　术后早期炎性肠梗阻的营养支持治疗

术后早期炎性肠梗阻（early postoperative inflammation small bowel obstruction，EPISBO）是腹部手术后较为特殊的并发症，由腹腔脏器的炎症及渗出引起的粘连、肠管水肿、肠蠕动减弱等原因引起的动力性和机械性并存的肠梗阻，最早由黎介寿等于1995年提出[1]。营养支持治疗，尤其是肠外营养支持治疗，在其治疗中也发挥重要的作用。

一、病因

术后早期炎性肠梗阻的病因尚不明确，是综合因素作用的结果，创伤性炎症反应是主要原因，同时与身体状态、麻醉等因素有关。

（一）手术创伤

手术创伤，尤其是腹部手术对胃肠道有直接影响，主要表现在以下两个方面。

（1）手术创伤可导致机体释放各种炎症物质，对胃肠道的神经系统及自主神经造成影响，引起相应的抑制。胃肠神经引起胃肠的起搏及信号传导受到抑制，如抑制因素持续存在，引起胃肠道的持久动力性障碍。炎症因子可引起腹腔神经的功能紊乱，使交感神经兴奋性增加，副交感神经兴奋受到抑制，也可能出现术后早期炎性肠梗阻。因此后腹膜的手术也可能引起术后早期炎性肠梗阻。

（2）腹部手术后腹部渗出、粘连，限制胃肠道的蠕动，因此手术时间长、创面大的手术更易出现术后早期炎性肠梗阻。腹部手术也可引起胃肠道水肿，导致胃肠道在物理性能上比较"僵硬"，引起肠道蠕动困难。

手术创伤引起术后早期炎性肠梗阻已经是较为被认可的观点，但缺乏进一步深入的分子机制研究。

（二）腹腔感染

腹腔感染本身可直接导致胃肠蠕动功能受抑制，感染也可能加重腹腔的渗出，导致粘连增加，还可加重腹腔脏器的水肿，这些因素综合起来，也可导致胃肠蠕动的障碍。腹腔感染或污染情况下的手术，手术后吻合口漏、腹腔感染等，均可导致术后早期炎性肠梗阻的发生。

（三）麻醉

手术中的麻醉药物，以及手术后的止痛药，都可作用于胃肠道，导致其功能受抑制，肠蠕动减弱。虽然麻醉药物和止痛药物的作用都是临时性的，但是术后早期炎性肠梗阻往往持续较长的时间，因此麻醉的具体作用环节还不清楚。

（四）营养因素

肌少症与术后的炎症反应有关，但其具体机制不明，可能与影响白细胞介素-8（IL-8）的早期表达有关[2]。营养不良、术前机体储备不足，特别是肌少症患者，术后包括胃肠道平滑肌在内的内脏蛋白大量消耗，导致胃肠道蠕动功能减弱，恢复困难。

（五）内环境或基础疾病

手术后长时间的水电解质平衡紊乱难以纠正，尤其是低钾血症，可以导致胃肠功能抑制。某些基础疾病，如糖尿病等，可引起胃肠道蠕动功能的慢性损害，在此基础上进行腹部手术，手术后胃肠道蠕动功能受抑制明显，恢复慢。

腹部术后早期炎性肠梗阻是多因素作用的结果，手术创伤引起炎症介质的过度释放、炎症细胞的浸润等因素，引起过度炎症反应是其中的主要因素，其他因素在各个角度上也起到不同程度的作用。充分的术前准备、精细的围手术期管理、精细的手术操作，可以最大限度地减少腹部术后早期炎性肠梗阻的发生。

二、病理生理

术后早期炎性肠梗阻的主要病理生理问题：①胃肠道持续的动力性和机械性蠕动障碍；②导致术后早期炎性肠梗阻的炎症反应；③可能合并腹腔渗出、积液、腹腔脏器水肿；④合并腹腔感染，胃肠蠕动减弱或消失。

三、临床表现及诊断

术后早期炎性肠梗阻主要发生在腹部手术后，也可能出现在胸部或后腹膜手术后，根据以下情况可做出诊断：①术后炎性肠梗阻常出现在术后3～7天，一般在肛门恢复排气排便后，患者恢复进食后再次出现腹胀、恶心、呕吐、肛门停止排气排便的肠梗阻症状，可伴有不同程度的腹痛；②可伴有或不伴有腹部膨隆，一般腹部膨隆呈对称性，无腹膜炎体征，肠鸣音减弱或消失；③腹部平片检查可见肠管积气积液；④CT检查可见肠管积气积液、肠壁水肿，但无肠管器质性狭窄、粘连扭转点及其他明显机械性肠梗阻的表现。术后早期炎性肠梗阻常被误诊为机械性肠梗阻而实施手术治疗，增加不必要的创伤和并发症，并导致创伤增加、病情加重。

四、治疗

治疗术后早期炎性肠梗阻需要综合的治疗措施，但一般不建议手术治疗，肠外营养支持治疗可治愈大部分的患者[3]。术后早期炎性肠梗阻病程一般较长，可达2~3周至2~3个月，甚至更长，因此肠外营养支持治疗具有重要的地位，并且需要对治疗有足够的耐心，避免不必要的手术。

（一）基础治疗

基础治疗的主要目的是减轻胃肠道的压力和改善机体的内环境。主要措施包括：①禁食禁水、胃肠减压，减轻胃肠道的压力，孙家琛等[4]研究认为，采用鼻肠管可以有效减压小肠内液体而有利于恢复；②纠正水电解质紊乱和酸碱平衡紊乱；③纠正低蛋白血症；④根据具体的病情采用抗生素进行抗感染治疗或预防感染。

（二）促进胃肠动力的恢复

根据具体的病情，以不影响吻合口为原则，采取各种措施促进胃肠动力的恢复，包括：①咀嚼口香糖有刺激迷走神经、促进胃肠蠕动的作用；②温盐水洗胃在减轻胃水肿的同时可以促进胃动力的恢复，从而有助于胃肠功能的恢复；③低压灌肠、开塞露的使用等也可刺激结肠蠕动，有助于胃肠功能的恢复；④针灸或理疗也可以根据具体的病情采用。

促进胃肠动力对胃肠蠕动的恢复也可能有一定的作用，主要的药物包括：①5-HT受体激动剂类药物，如莫沙必利等；②多巴胺受体激动剂，如甲氧氯普胺、多潘立酮等；③乙酰胆碱受体抑制剂，如新斯的明等；④红霉素通过肠自主神经系统内的乙酰胆碱能使神经元或可直接作用于平滑肌上的胃动素受体，也可促进胃肠动力的恢复。这些药物均可尝试使用，但术后早期炎性肠梗阻与正常情况下有较大的差异，这些药物的具体疗效在不同的患者中差异很大，也可能没有明显的作用。

（三）抑制肠道分泌

生长抑素可有效抑制胃肠道的分泌，减少肠腔内的积气和积液，减轻胃肠道的压力，改善胃肠道的血供，从而对减轻水肿、恢复肠黏膜的完整性、减少毒素的吸收都发挥作用，其有效性和安全性经过系统回顾和Meta分析验证[5]，但生长抑素不能直接抑制炎症的发生和炎症细胞的浸润。采用生长抑素治疗时，建议予足够的剂量持续静脉泵入，以取得最大的抑制肠道分泌效果。

（四）抑制炎症反应

糖皮质激素可抑制炎症反应，减少炎症因子及炎症细胞浸润，也可减轻肠道的水肿。糖皮质激素还可抑制合成代谢，加速分解代谢、免疫抑制等，增加了术后吻合口瘘等并发症的发生风险，不宜长期使用。可采用短期、小剂量的策略[6]，并且宜在病情早期使用。国内许建多等[7]采用甲泼尼龙治疗术后早期炎性梗阻，可缩短治疗的时间，取得较好的疗效。

（五）营养支持治疗

肠外营养支持治疗在治疗术后早期炎性肠梗阻中有重要的地位，需要贯穿整个治疗过程，并根据术后不同的阶段做出调整，但是由于术后早期炎性肠梗阻作为独立疾病的概念被提出的时间不长，没有可参考的权威指南，营养支持的方案主要根据其病理生理制订。

1. 营养评定与营养处方

出现术后早期炎性肠梗阻后需要重新对患者的营养状况做出全面评定，条件具备时可行间接热量测定和人体成分分析测定，以指导营养处方的制订。由于手术后的应激阶段为允许性低热卡阶段，过多的能量供应可能引起相关的代谢问题，因此最好用间接热量测定仪测定能量需求，同时术后早期炎性肠梗阻腹腔脏器水肿明显，人体成分分析仪在测定脂肪和蛋白质含量的同时，还可以测定机体的水含量，有利于对水肿进行动态监测。如无测定条件，术后1～3天内，可按每千克体重20 kcal（1 kcal≈4186 J）的热量需求供给，3天以后，按每千克体重每天供应25～30 kcal的热量需求供给，氨基酸的补充按照不同阶段的需求供给，由于肠外营养支持时间长，肠道长时间无食物刺激，存在肠黏膜通透性增加及萎缩的风险，需要注意补充谷氨酰胺。

2. 留置中心静脉导管

由于需要长时间的静脉营养，需要留置中心静脉插管（如颈静脉插管等），做长期肠外营养支持的准备，同时注意护理，避免导管相关的感染。

3. 微量元素和维生素

补足维生素和微量元素，以满足营养均衡的需要。近年，文献报道胃肠道手术后韦尼克脑病（Wernicke encephalopathy）越来越多[8]，因此需要注意补充维生素B_1，以避免该病的发生。

4. 补充ω-3鱼油脂肪乳

由于手术创伤因素在引起术后早期炎性肠梗阻的发生中起到重要的作用，ω-3鱼油脂肪乳作为底物，可产生有利于恢复的细胞因子，抑制炎症因子的产生，有利于胃肠蠕动的恢复。可每天给予ω-3鱼油脂肪乳10 g（100 mL），但需要注意ω-3鱼油脂肪乳是作为药理营养素而给予的，避免作为能量供应而被消耗，否则无法发挥其药理营养素的作用。因此，需要在能量供应充足的情况下给予才能发挥最大的作用。

5. 注意液体量与营养物质供应的平衡

受肠外营养液配制的限制，补充足够的营养物质往往需要较多的液体，但过多的液体导致循环负担加重和组织水肿，对恢复不利，因此需要动态监测液体和电解质的平衡，必要时可以适当利尿，以减轻液体的潴留。

6. 适当活动

下床活动有利于胃肠功能的恢复，促进血液循环，同时可促进蛋白质的合成，对营养支持治疗有利。

经过治疗，患者的胃肠功能得到恢复，但不能立即停止肠外营养支持，应该开始少量经口进食，以流食为主，并逐渐过渡到正常饮食。

五、术后早期炎性肠梗阻的预防

减少或控制不必要的手术创伤是预防术后早期炎性肠梗阻的重要措施，围手术期的营养管理也起到重要的作用，完善的术前营养支持可以完善机体的储备功能，以应对手术的应激，减少肠梗阻等相关并发症的发生[9]。由于炎症因子在术后对引起炎性肠梗阻的作用[10]，对于估计应激可能较大的手术，术前补充ω-3鱼油脂肪乳，可以让机体储备一部分底物，对减少炎症因子的产生也有一定的作用。

参考文献

［1］李幼生，黎介寿. 再论术后早期炎性肠梗阻［J］. 中国实用外科杂志，2006，26（1）：38-39.

［2］SMEETS B J J, BRINKMAN D J, HORSTEN E C J, et al. The effect of myopenia on the inflammatory response early after colorectal surgery［J］. Nutr Cancer, 2018, 70（3）：460-466.

［3］BURNEIKIS D, STOCCHI L, STEIGER E, et al. Parenteral nutrition instead of early reoperation in the management of early postoperative small bowel obstruction［J］. J Gastrointest Surg, 2020, 24（1）：109-114.

［4］孙家琛，陈俊榕，刘亚男，等. 肠梗阻导管联合生长抑素治疗老年胃肠道肿瘤术后早期炎性肠梗阻的临床疗效［J］. 中山大学学报（医学科学版），2020，41（5）：741-746.

［5］WU Z, WANG S, YUAN S, et al. Clinical efficacy and safety of somatostatin in the treatment of early postoperative inflammatory small bowel obstruction：a protocol for systematic review and meta analysis［J］. Medicine（Baltimore），2020, 99（20）：e20288.

［6］徐玉彬，张培建．术后早期炎症性肠梗阻的发病机制与诊治进展［J］．中华普通外科学文献（电子版），2015，9（3）：234-237.

［7］许建多，刘云星，郑志刚，等．甲泼尼龙治疗腹腔术后早期炎性肠梗阻的效果及对血清炎性因子水平的影响［J］．河北医药，2020，42（18）：2814-2817.

［8］FEDELI P，JUSTIN DAVIES R，CIROCCHI R，et al. Total parenteral nutrition–induced Wernicke's encephalopathy after oncologic gastrointestinal surgery［J］. Open Med （Wars），2020，15（1）：709-713.

［9］LEE M J，SAYERS A E，DRAKE T M，et al. Malnutrition，nutritional interventions and clinical outcomes of patients with acute small bowel obstruction：results from a national，multicentre，prospective audit［J］. BMJ Open，2019，9（7）：e029235.

［10］STAKENBORG N，GOMEZ-PINILLA P J，BOECKXSTAENS G E. Postoperative ileus：pathophysiology，current therapeutic approaches［J］. Handb Exp Pharmacol，2017，239：39-57.

（洪楚原　邹湘才　邰沁文　李亮）

第十四章　慢性肝病、肝硬化患者营养管理及围手术期营养支持治疗

肝脏是营养物质代谢的中心器官，肝脏的病变特别是慢性病变对营养代谢产生很大的影响，尤其是肝硬化会引起与其相关的营养问题，对疾病的预后和手术风险产生很大的影响。

第一节　肝脏代谢及营养问题

胃、十二指肠、胰腺、脾脏、右半结肠的静脉血汇集到肠系膜下静脉，左半结肠及直肠的静脉血汇集到脾静脉，最后与肠系膜下静脉汇合，形成门静脉，并汇入肝脏。消化道吸收的营养物质，以及胰腺分泌的各种代谢相关的激素汇集注入肝脏，在肝脏进行复杂的生化反应，因此肝脏是人体最大的消化器官，也是机体物质代谢的中心。肝脏还具备解毒、分泌和排泄等功能，生理功能复杂。肝脏的重量只占体重的4%，却消耗了机体大约28%的血供、20%的氧供和20%的能量，这与其复杂的功能相关。肝癌、肝硬化及肝脏手术对机体代谢和营养的影响很大，营养支持无疑是肝癌治疗的重要手段之一。

一、肝脏的代谢

肝脏是各种物质代谢的枢纽，肝脏的代谢调节不仅需要满足自身的需求，还需要满足机体的需求，是维持机体营养的重要脏器，也是满足膳食能量、肝外脏器和组织能量需求的重要媒介。

（一）肝脏物质代谢功能的基本单位：肝腺泡

门静脉与肝静脉的小分支规律穿插排列，并与其中的肝细胞、胆管细胞共同组成肝腺泡，形成血供、物质代谢、胆汁生成和引流等复合功能的结构，是肝脏代谢的功能单位。根据肝细胞与肝腺泡门静脉分支的距离，人为地把肝腺泡分为3个分区（图14-1）：1区为靠近门静脉小分支的区域，3区为门静脉小分支末端

的区域，2区介于两者之间。3个区域的肝细胞得到的氧供和营养物质不同，代谢也存在差异：1区肝细胞可得到高浓度的营养物质和氧供，适应高浓度的氧化活性，含有大量的线粒体，主要的功能是糖的异生、脂肪的β-氧化、氨基酸分解、尿素生成、胆固醇和胆汁酸的合成；3区肝细胞得到的营养物质浓度和氧供低，是释放能量的部位，包括糖酵解和脂质生成，3区还具有解毒和药物的生物转化功能，通过谷氨酰胺清除血液中的氨；2区的功能介于两者之间，是一个过渡的区域。从1区到3区具有代谢梯度性的特点，Kupffer细胞、大颗粒淋巴细胞、星状细胞的数量在1区最多，基质蛋白质成分、葡萄糖和氧供应也呈梯度分布，交感神经末梢也以1区为多，因此当人处于全身性低灌注状态时，3区的肝细胞因缺血缺氧而死亡的可能性最大。

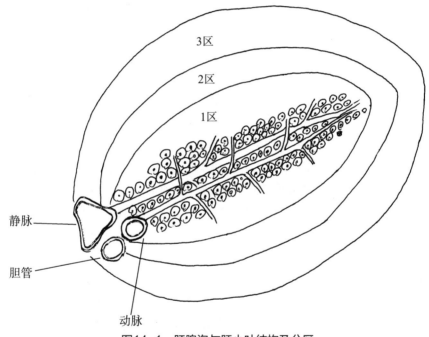

图14-1 肝腺泡与肝小叶结构及分区

（二）肝脏的糖代谢

在正常进食的情况下，门静脉的血糖浓度升高，肝脏摄取葡萄糖并以糖原的形式存储在肝脏；饥饿状态下，肝脏释放葡萄糖以保持正常的血糖浓度。人体的糖原主要储存在肝脏和肌肉中，分别称为肝糖原和肌糖原，肌糖原不能直接分解为葡萄糖，但可以通过糖酵解分解为乳酸，乳酸在肝脏异生为葡萄糖。因此肝脏在机体的糖代谢上发挥重要作用，可以维持血糖的稳定，保证心脑的葡萄糖供应。

1. 糖原的合成

糖原的合成主要在肝脏和肌肉进行，进食后肝脏的糖原重量可占肝脏重量的6%，饥饿状态持续12～18 h，肝脏的糖原储备即几乎被消耗完。进食后血糖升高，胰腺分泌胰岛素，肝脏和肌肉响应胰岛素的作用启动肝糖原和肌糖原的合成。肝脏摄取葡萄糖合成糖原，依次包括以下步骤：①6-磷酸葡萄糖的生成；②6-磷酸葡萄糖转变为1-磷酸葡萄糖；③1-磷酸葡萄糖生成二磷酸尿苷葡萄糖；④在糖原合成酶的催化下，二磷酸尿苷葡萄糖在引物的作用下，以α-1，4糖苷键相连，使糖原的直链逐渐延伸；⑤当α-1，4糖苷键延伸至10～15个残基时，分支酶发挥作用，使残基以α-1，6糖苷键相连，形成糖原的分支链。以上反应不断进行，最终生成分支复杂的肝糖原，以上反应过程中，Mg^{2+}起到重要的作用，所以当长期饥饿的患者再进食时，由于糖原等合成的消耗，Mg^{2+}可能出现不足。

2. 糖原的分解

糖原的分解并非糖原合成途径的逆过程，而是包括以下步骤：①磷酸化酶作用于糖原的α-1，4糖苷键，生成1-磷酸葡萄糖；②当一个肝糖原分支链的葡萄糖释放至剩下3个葡萄糖残基时，α-1，6→α-1，4-葡聚糖转移酶和脱支酶作用于糖原的α-1，6糖苷键，将葡萄糖残基转移至同一糖原的另一分支链，继续在磷酸化酶作用下生成1-磷酸葡萄糖，并生成少量自由葡萄糖；③1-磷酸葡萄糖转变为6-磷酸葡萄糖；④6-磷酸葡萄糖转变为自由葡萄糖。人体的肌糖原是直链结构，而肝糖原是复杂的分支结构，当血糖降低时，胰高血糖素启动肝脏对肝糖原的分解作用，肝糖原复杂分支结构的每一个分支都可以分解释放葡萄糖，以维持血糖的稳定，这也是肝糖原复杂分支结构的生理意义。

3. 葡萄糖的分解

正常生理情况下，氧供应充足，葡萄糖被彻底氧化，分解为CO_2和H_2O，当机体处于缺氧等特殊状态时，葡萄糖经糖酵解过程转变为丙酮酸和乳酸。糖酵解为葡萄糖的无氧分解，生成的能量只有有氧分解的1/5。糖酵解产生的丙酮酸和乳酸可以通过糖异生过程生成葡萄糖，供应心脑等重要脏器，满足其能量需求。此外，糖异生的底物还有氨基酸、甘油、脂肪酸等。丙酮酸可促进胰高血糖素的产生，促进糖异生。

肝脏的代谢确保肝脏有最大的糖原储存量，当肝脏的糖原过剩时，葡萄糖通过三羧酸循环生成氨基酸、脂肪酸等并储存。此外，肝脏对果糖、戊糖、半乳糖等单糖也有代谢作用，是糖代谢的中心器官。

（三）脂类的代谢

脂类包括脂肪和类脂，主要由肝脏合成并以脂蛋白的形式储存，仅小部分由脂肪细胞合成，肝脏和脂肪细胞之间存在持续的脂肪酸循环。脂肪开始分解时，脂肪酸转移到肝脏并开始代谢；进食时以酯化为主，合成甘油三酯并储存和转运，饥饿时以氧化为主，产生ATP和酮体。肝脏合成脂肪的能力很强，肝脏也是磷脂合成最活跃的器官，但是分解脂肪酸的能力和以脂蛋白形式分泌甘油三酯的能力不足，因此容易导致过多脂肪沉积，形成脂肪性肝炎，肝脏脂肪的堆积也是胰岛素抵抗的原因。

1. 甘油三酯合成

甘油三酯由乙酰辅酶A连接酶将脂肪酸进行酯化而产生，主要在肝脏细胞的内质网中进行，合成甘油三酯的脂肪酸为肝脏自身合成或脂库转运到肝脏的脂肪酸。脂蛋白与甘油三酯结合，以极低密度脂蛋白（very low density lipoprotein，VLDL）的形式释放进入血液循环，是血液中甘油三酯的主要来源。其他甘油三酯来源包括食物中的脂肪经小肠黏膜分解和重新酯化生成的甘油三酯，然后经肠的淋巴转运至肝脏。

2. 脂肪酸的分解

长链脂肪酸无法进入线粒体内，必须与肉毒碱结合才能进入线粒体内，是长链脂肪酸氧化的限速步骤，而中短链脂肪酸可以直接进入线粒体内。由肝脏释放到肝外器官的主要能源物质为葡萄糖和乙酰乙酸，葡萄糖源于糖原的分解和糖异生，乙酰乙酸源于脂肪的氧化。脂肪酸的分解以β-氧化的形式进行，最终的产物是乙酰辅酶A，并进入三羧酸循环，也可以经ω-氧化分解，脂肪酸末端的甲基氧化生成ω-羟酸，进一步氧化生成二羟酸，再经β-氧化降解。乙酰辅酶A也可以生成胆固醇、类胆固醇和胆汁酸。

（四）蛋白质的代谢

肝脏是蛋白质的代谢中心，参与蛋白质的合成、分解和储存，并处理过多的氨基酸和含氮废物。但是肝脏不能代谢支链氨基酸，支链氨基酸主要在肌肉中代谢。肝脏在蛋白质的代谢中主要功能如下。

1. 处理多余的氨基酸和含氮废物

机体摄入的蛋白质被分解为氨基酸供组织利用，多余的氨基酸在肝脏代谢，可以氧化供能，或转化为葡萄糖、酮体或脂肪。氨基酸分解产生的氨等含氮废物经鸟氨酸循环转化为尿素，并经尿液排出。

2. 肝脏是蛋白质合成的主要场所

肝细胞主要在粗面内质网中合成蛋白质，血浆白蛋白仅在肝脏合成，是最重要的血浆蛋白之一。其他包括纤维蛋白原、载体蛋白、凝血因子、糖蛋白、脂蛋白、机体应急的急性期蛋白等蛋白也在肝脏合成，这些蛋白发挥重要的生理作用。饥饿或慢性营养不良时，将影响这些蛋白质的合成，影响相应的生理功能，并产生相应的营养风险。

在慢性肝病、肝硬化的情况下，胃肠道吸收的营养物质减少，同时由于肝脏的代谢改变，糖、脂肪和蛋白质的代谢均出现障碍，使机体处于高分解状态，表现为[1]：以能量消耗增加、糖原储存减少、饥饿反应加速和蛋白质分解代谢为特征的代谢变化会导致肌肉和脂肪的消耗；吸收不良使肝硬化患者不能充分吸收或利用已经摄入的食物。

二、肝硬化、慢性肝病与肌少症

营养不良包括能量代谢的改变、脂肪量的减少、其他营养物质的缺乏或不足，以及肌肉量的减少。肌少症常见于恶性肿瘤和老化，但在一些慢性病中，肌少症也是重要的病理生理改变，包括肝硬化、心力衰竭、肾功能衰竭等。肝脏是能量代谢的中心器官，肝硬化的营养问题除了营养代谢和营养物质的改变外，还有肌少症，其他类型的慢性肝病也存在肌少症的情况。肝硬化患者对于肌少症具有更高的并发症发生率，包括更高的感染率、更高的脓毒血症发生率、更高的肝性脑病风险等，死亡风险增加1倍[2]，肌少症的肝硬化患者行肝移植手术也具有较高的排斥率和术后死亡率[3]，但其具体机制还不清楚。肝脏的蛋白质代谢与肌肉的蛋白质代谢密切相关，与以恶性肿瘤和老化的肌少症来指导肝硬化的肌少症的病因不同，需要进一步研究。

（一）肌少症的病因

在门脉高压症、腹水和肝性脑病等中，肝硬化的严重程度和持续时间都会持续影响肝脏的代谢，是肌少症的主要病因。非酒精性脂肪肝的患者常合并肥胖，肥胖可能掩盖肌少症。

（1）酒精和胆盐对肌肉有直接的影响，因此酒精性肝硬化和胆汁淤积性肝硬化肌肉损失最严重。

（2）门脉高压症影响消化道的运动和吸收，导致蛋白质等营养物质吸收减少。

（3）肝性脑病患者常采用低蛋白饮食，会加重肌少症。

（二）肌少症的机制

虽然肝硬化引起肌少症的具体分子机制不清楚，但肯定与肝硬化状态下肝脏的代谢有关。正常情况下，在餐后或持续进食状态，机体主要以氧化葡萄糖供给能量；空腹或吸收后状态时，机体以脂肪和氨基酸的糖异生途径产生能量。肝硬化患者更早出现在脂肪和氨基酸的异生途径产生能量。在蛋白质代谢上，与肌少症相关的机制包括以下因素。

（1）肝硬化患者循环中，支链氨基酸水平较低，芳香族氨基酸水平升高，循环中的睾酮和肝胰岛素样生长因子1降低，导致骨骼肌质量降低。

（2）肝硬化和慢性肝病患者，肝细胞生成尿素和排出氨的功能受损，骨骼肌摄取和转化氨的作用增加，骨骼肌代谢紊乱，会出现肌少症和肌肉质量下降。

（3）非酒精性肝病的肌少症与胰岛素抵抗、慢性炎症、氧化应激、脏器间（肝脏和肌肉）的内分泌活动等因素有关[4]。

肝硬化患者除了肌少症外，肌肉收缩能力也会下降，共同导致患者虚弱和易疲劳。肌少症和肌肉收缩能力的下降，导致活动减少，阻力运动和有氧运动减少，也可加重肌少症，两者互为因果，促进肌少症的发生和发展，这也成为治疗上的难题[5]。

第二节　慢性肝病、肝硬化的营养筛查与评定及营养处方的相关问题

营养干预的流程包括营养筛查、确定营养不良风险患者、营养状况评估、营养干预和营养疗效评价。肝脏是代谢的中心器官，评估肝脏功能为评估患者的营养状况、制订营养管理方案提供依据，也可为手术方案和围手术期营养支持方案的制订提供重要的依据。

（一）营养筛查和评估

国内常用的营养筛查量表为NRS 2002和PG-SGA，可使用NRS 2002进行初步的筛查，使用PG-SGA对肌肉、脂肪、体液状态做详细的评估，可以进行更精细的评估，适合对代谢影响大的肝癌手术进行营养评估，特别适合肝硬化合并肝癌的情况。NRS 2002总分≥3提示存在营养风险，需要制订营养支持计划和行进一步营养评估。PG-SGA量表的结果分为：A营养良好、B可疑或中度营养不良、C重度营养不良。英国皇家自由医院营养优先工具（RFH-NPT）和营养不良通用筛查工具（MUST）也是肝病的营养筛查工具，但是国内应用少，缺乏相应的经验。

（二）人体测量、实验室及器械检查

由于肝脏是物质代谢的中心器官，对于肝癌特别是肝硬化、慢性肝病合并肝癌的患者，需要全面评估肝脏代谢和机体的营养状况。

（1）除按要求进行常规的入院检查外，还需要检查营养评估有关的指标，包括血脂谱、前白蛋白、转铁蛋白、视黄醇结合蛋白等。需要注意的是，Mg^{2+}是物质代谢重要的金属辅酶，磷在慢性肝病患者中储备相对不足，大手术也会引起磷的降低，从而对内环境和代谢产生影响，由于肝脏是代谢中心，而Mg^{2+}和磷在代谢上是重要的物质之一，因此电解质检查不能局限于K^+、Na^+、Cl^-、Ca^{2+}，还应包括Mg^{2+}和磷。免疫营养状态与肝癌的预后相关，免疫学指标，包括C反应蛋白和淋巴细胞计数有重要的参考意义，也是营养评估的指标之一。

（2）由于慢性肝病和肝硬化存在明显或不明显水钠潴留的情况，BMI的营养评估意义受到影响，需要详细的人体测量来进行营养评估，包括肱三头肌皮褶厚度（triceps skirfold thickness，TSF）、上臂肌围（arm muscle circumference，AMC）、上臂中点肌围（mid-arm muscle circumference，MAMC）及手握力测试（hand grip，HG）等。上臂围和小腿围也可以作为肌少症的评估指标之一[6]。这些人体测量指标在缺乏人体成分分析等设备的情况下，可以更加全面地做出评估，是评估营养状况的重要依据。更专业的评估可以使用肝脏虚弱指数（liver frailty index，LFI）进行，LFI可以更加敏感地反映出肌肉的情况，LFI利用综合了握力、定时坐位和平衡测试的客观测量数据计算得出，属于一种肌肉功能测试，可以敏感地反映出肝癌肌肉减少或软弱的情况。

（3）肝癌和肝硬化都可能引起肌肉消耗和肌少症，最简单的肌少症评估是最大握力测试，也是慢性肝病患者肌少症评估的重要指标之一[7]，条件具备时最好进行人体成分分析，定量了解肌肉和脂肪的含量，以了解机体代谢的状况，人体成分分析同时也测定人体的基础能量需求，对机体判断能量需求也有定量的参考意义。肌酐身高指数（creatinine height index，CHI）是24 h尿肌酐与身高的比值，可反映机体蛋白质的代谢状态，与肌肉总量、体表面积及体重密切相关，并且不受水肿和腹水等因素的影响，也是评估肝硬化患者营养状况的可靠指标。CHI为60%~80%表示中度蛋白质缺乏，<60%表示重度蛋白质缺乏。影像学检查，例如CT[8]和MR[9]也可以评估肌肉的状况，以评估肌少症，但是缺乏较为普遍的标准，临床应用较少。目前以CT测量L3、L4或脐水平的腰大肌厚度作为营养评估的手段，但是没有在临床上广泛开展。在CT或MR检查下计算L3水平肌肉面积总和与身高平方的比值，得出L3骨骼肌指数（skeletal muscle index，SMI），目前多用于等待肝移植的患者，建议[10]男性<50 cm^2/m^2，女

性<39 cm^2/m^{2}者为营养不良（肌少症）。

（三）肝功能与代谢能力评价

对肝脏手术而言，评价肝功能及肝脏手术后剩余的肝脏功能状况非常重要，对营养支持而言，肝功能的评估也是肝代谢能力的评估，有重要的意义，但目前各种评价手段和检测手段缺乏特异性和准确性，有时也存在术后剩余肝功能不足或肝功能衰竭的情况。

1. 肝脏功能及代谢评价的检查

主要包括肝功能检查、肝酶学检查和凝血因子检查等，这些检查并不是特异性的检查，因此又称为肝功能的血液筛查，为诊断提供基本的线索。

（1）反映胆道梗阻的指标。

碱性磷酸酶（ALP）增高常见于胆汁淤滞或胆道梗阻，但ALP在骨骼、小肠、白细胞中也存在，特异性不强。γ-谷氨酰转肽酶（GGT）升高提示胆道梗阻可能，有助于诊断ALP的升高是否由胆道梗阻引起，但肾脏、精囊腺、脾脏、胰腺、心脏、脑等脏器也存在GGT，因此特异性也不强。

（2）反映肝细胞坏死的指标。

肝酶在肝细胞坏死时释放进入血液循环，常见的肝酶为谷丙转氨酶（ALT）和谷草转氨酶（AST），ALT只存在于肝脏，AST除存在于肝脏外，还存在于心脏、肌肉和肾脏。此外，谷氨酸脱氢酶、异柠檬酸脱氢酶、乳酸脱氢酶、山梨醇脱氢酶也是反映肝细胞坏死的指标。

（3）反映肝脏合成功能的相关指标。

凝血因子在肝脏合成，凝血指标的异常，代表肝脏合成功能的减退；白蛋白只在肝脏合成，反映肝脏的合成功能，是慢性肝病和慢性营养不良的指标之一，但白蛋白半衰期长达15天，对急性肝损伤导致的肝功能损伤敏感性不强。前白蛋白半衰期短，较白蛋白灵敏。

（4）反映肝脏转运阴离子和代谢有机物的指标。

胆红素代谢相关指标包括总胆红素、直接胆红素（结合胆红素）、间接胆红素（非结合胆红素）。总胆红素不是反映肝功能的敏感指标，将胆红素分为直接胆红素和间接胆红素，对评价肝功能更有意义。直接胆红素升高提示胆道梗阻或胆汁淤积，也可能见于某些先天性疾病和肝细胞病变，是由排泄减少或泄漏引起的。间接胆红素升高提示胆红素产生过多，见于溶血、新生儿黄疸或药物性肝损害，是由于胆红素产生过多、吸收或结合功能受损引起的。由于间接胆红素与蛋白质结合无法经肾脏滤过，不会出现在尿液中，而直接胆红素可以经肾脏滤过，因此尿液出现胆红素，即尿胆红素，也提示肝脏病变的可能。胆红素是不敏感的指标，如需较为准确反映肝脏的功能，可行肝脏清除试验，采用药物代谢的原理来评估肝脏功能，经常使用的药物包括氨基比林、安替比林、咖啡因和利多卡因。

（5）反映肝脏纤维化的指标。

肝脏穿刺活检是肝纤维化的标准检查方法，血清标志物的特异性不强，但也有一定的提示意义，包括透明质酸、Ⅳ型胶原、Ⅲ型胶原、层粘连蛋白等。此外，超声弹力图也可以对肝脏纤维化做出诊断。

肝功能与肝脏代谢有密切的关系，也是重要的营养评估参考，可反映代谢和营养状况：①当出现肝酶升高时，肝细胞已经受损，代谢能力也受损；②当出现胆汁排泄指标异常时，肝脏的微结构已经受损，影响到肝脏的排泄功能；③当肝脏合成功能的指标异常时，肝脏物质代谢已经失衡，身体处于消耗状态，储备功能差。

2. 肝硬化的评分系统

（1）Child-Pugh评分系统。

Child-Pugh评分系统（表14-1）是目前最常用的肝硬化评估系统，并广泛用于肝硬化情况下肝脏手术的术前评估，患者术后的死亡率和存活率与评分相关[11]。从外科角度看，评分A级的患者可以耐受大范围的肝脏切除手术，B级和C级的患者接受肝切除术，手术后死亡率较高。Child-Pugh分级与营养的关系总体上非常密切，其差异主要体现在病因与肝细胞功能障碍的程度上[12]。

表14-1　Child-Pugh评分

项目/分值	1	2	3
胆红素/（mg·dL^{-1}）	<2	2~3	>3
白蛋白/（g·dL^{-1}）	>3.5	2.8~3.5	<2.8
凝血酶原时间（延长秒数）	1~3	4~6	>6
腹水	无	少量	中量
肝性脑病	无	轻度	中度

A级：4~6分；B级：7~9分；C级：10~15分。

（2）马德华判别函数。

酒精性肝硬化或酒精性肝病由于其特殊的病理生理，也有特殊的评分问题，马德华判别函数（Maddrey discriminant function，MDF）是最常用的酒精性肝病或酒精性肝硬化严重程度预后判断系统，以凝血酶原时间和胆红素水平的数值为计算依据，计算公式：MDF＝4.6×凝血酶原时间+血清总胆红素，其中凝血酶原时间单位为s，血清总胆红素单位为mg/dL。Iyer A等研究表明[13]，在酒精性肝炎患者中，MDF<32和MDF>32，生存率分别为100%和42.25%，显示出优秀的预测效果。

（四）营养评定

患者的营养状态与肝功能密切相关，在肝脏结构和功能正常的肝癌患者中，一般无明显的症状，不影响进食，营养问题可能不突出，但是通过肝脏切除手术切除了部分肝脏，对肝脏代谢影响大，虽然没有营养不良的情况，但多数也存在营养风险，而多数肝硬化或慢性肝病患者都有不同程度的营养不良。

（1）由于肝脏是物质代谢的中心，肝癌患者尤其是合并肝硬化和慢性肝病的肝癌患者基本属于蛋白质-能量营养不良。但是不同的肝病对代谢的影响有一定程度的差异，酒精性肝病或酒精性肝硬化对脂肪的代谢影响大，影响了脂肪的氧化供能，能量储备问题更加突出，脂肪性肝病患者也常出现能量性营养不良。

（2）肝硬化患者存在物质代谢障碍，肝脏手术作为大手术，手术创伤大，创伤应激对代谢的影响也非常显著，加上肝脏手术特有的缺血再灌注损伤，都可能产生大量的能量消耗和蛋白质消耗，因此需要高度重视代谢问题的评估。营养预后指数（prognostic nutritional index，PNI）以血清白蛋白水平和外周血淋巴细胞计数来计算，PNI＝淋巴细胞计数总值（10^9/L）×5＋血清白蛋白（g/L），PNI及BMI与肝癌的预后相关，而白蛋白是肝脏合成功能的重要指标之一，因此PNI与肝脏手术密切相关。

（3）肝脏结构和功能正常的肝癌患者虽然可能存在术前营养评估正常的情况，但是当切除大部分肝脏后，手术创伤明显，如出现术后肝功能衰竭，营养不良的表现也可能十分突出，因此手术后不仅应该供应足够的营养物质及能量，还要平衡手术应激引起的代谢问题。

（4）肝硬化的患者存在肌肉消耗和肌少症的可能性很大，肌少症是患者有疲乏感的重要因素之一，也严重影响患者的手术耐受性和机体的代偿能力，骨骼肌是重要的预后指标之一，术前应重视蛋白质的补充和肌肉质量及其功能的恢复。

（5）肝癌合并肝硬化的情况下，微量元素和维生素的代谢和储备不足，需要注意补充，肝硬化患者需要注意维生素K_1的补充。

（6）肝脏的合成功能受损对营养的影响大，也影响凝血因子的合成，在术前营养支持治疗时应尽量维持肝脏足够的蛋白质储备。

（7）肝脏内单核-吞噬细胞系统丰富，肝切除术后患者单核-吞噬细胞系统功能大量丧失，免疫功能下降，术后感染的风险增加，术后添加免疫营养制剂可改善患者营养及免疫状态。系统免疫炎症指数（systemic immune-inflammation index，SII）是通过血小板、中性粒细胞和淋巴细胞计数来计算的一种可以预测癌症患者临床预后的新指标，SII=P×N/L（P、N、L分别为血常规中的血小板计数、中性粒细胞计数和淋巴细胞计数），也与肝癌的预后相关，肝脏同时也是重要的免疫器官，因此系统免疫炎症指数可作为应该注意免疫营养问题的指标之一。

（五）营养处方的相关问题

精准的营养处方主要适用于需要精确供给能量的情况，如围手术期和疾病危重状态，因此在处方的细节上需要做到准确测量和计算，以最大限度地减少代谢相关的并发症。

1. 能量问题

对于肝硬化的患者，能量的确定主要有2种方式。

（1）计算法。

目前的能量计算公式有多种，1919年Harris和Benedict创造的Harris-Benedict公式是其中的经典代表，可用来计算机体的静息能量消耗（REE）。

男性：REE（kcal/d）=66.4730+13.7513W+5.0033H-6.7750A

女性：REE（kcal/d）=655.0955+9.5634W+1.8496H-4.6756A

以上公式中：W为体重，H为身高，A为年龄。

但是这些公式都是以健康人为基础设计的，不适合临床的各种疾病状态，特别是不适合肝癌和肝硬化等代谢改变大的情况。一般认为，肝硬化患者的能量消耗大概是基础代谢率的1.3倍[10]，因此认为应按照患者的能量需求是基础代谢率的1.3倍计算，并由此得出能量需求，但这与实际能量需求也有较大的差异。此外，还可按相关指南推荐的每千克体重每日能量需求来计算，但由于肝脏的代谢改变多样，这些计算公式的准确性都存在问题。

（2）间接测热法。

由于慢性肝病、肝硬化患者的代谢改变差异大，故不同患者实际能量需求差异很大，使用间接测热法测量患者的静息能量需求也可以作为预后的指标，持续的静息能量需求增高是预后不良的标志[14]。儿童的终末期肝病有特殊的特点[15]：静息能量需求与体型有关，肝移植手术后儿童的静息能量需求与移植前静息能量需求与体重的比值有关。此外，肝脏外科疾病的营养支持特点有别于胃肠道疾病，不合理或过量的营养支持不但不能改善患者病情，还可能导致物质代谢紊乱，影响患者康复，因此在条件具备的医疗单位最好使用间接热量测量仪，定量测定机体的能量需求，再根据术前术后患者的不同状态进行动态测定。

2. 肠外营养补充问题

由于肝硬化患者肝脏能量储备不足，无法代偿能量供应不足的情况，会导致各种并发症，当口服或肠内营养供应不足时，不能像普通非肝病患者那样，可以等待5～7天再开始以肠外营养补充肠内营养的不足，而是应该立即开始加用肠外营养。

3. 糖、脂肪、氨基酸的种类及组成问题

（1）完全肠外营养时，以葡萄糖为糖类的来源，糖类占非蛋白能量的50%～60%，脂肪占非蛋白能量的40%～50%。

（2）中链脂肪酸可以直接进入线粒体，但是中链脂肪酸不含有必需脂肪酸，肝功能正常的情况下，可以使用中/长链脂肪乳，部分肝功能异常的患者无法代谢普通的中长链脂肪乳时，可以选用结构脂肪乳。肝硬化患者常缺乏多不饱和脂肪酸，因此需要适当补充多不饱和脂肪酸。

（3）肝功能正常者，对氨基酸种类的选择要求不高，可添加精氨酸、谷氨酰胺。肝功能异常或衰竭的情况下，特别是肝性脑病的情况下，应选择含支链氨基酸的制剂，即肝病适用型氨基酸，包括复方氨基酸注射液（3AA）、复方氨基酸注射液（6AA）、复方氨基酸注射液（17AA-Ⅲ）和复方氨基酸注射液（20AA）等。肝切除术后，剩余肝由于功能不足，会引发急性或亚急性肝功能衰竭，在补充氨基酸的同时应注意监测血氨和评估肝功能的情况。

4. 维生素及微量元素补充问题

在营养支持的起始阶段即应注意补充维生素及微量元素。

第三节　慢性肝病、肝硬化的营养管理

肝硬化是慢性肝病的最终结局，肝硬化营养代谢的特征是饥饿加速和合成代谢抗性，导致患肌少症和不良的临床结局；而非酒精性脂肪肝的特征是肥胖、胰岛素抵抗和肌少症。因此，肝硬化和慢性肝病的营养管理除了营养物质的补充外，还应该注意肌少症的防治。

一、饮食管理

对于肝硬化患者的营养管理，建议采取少食多餐的饮食模式，每天4～6餐，睡前加餐能提高糖的代谢，减少脂肪和蛋白质的代谢。能量摄入为35～40 kcal/kg，能量分配为糖占能量供应的50%，脂肪占40%～50%。蛋白质每

天摄入1.2～1.5 g/kg，肥胖或超重的肝硬化患者每日摄入蛋白质2 g/kg，同时注意维生素和微量元素的补给。植物蛋白含硫氨基酸的蛋氨酸和半胱氨酸含量少，不易诱发肝性脑病，同时鸟氨酸和精氨酸含量较多，可促进氨的清除，因此植物蛋白优于动物蛋白[16]。蛋白质的摄入是慢性肝病、肝硬化的特殊营养问题，保持100～120 kcal：1 g的热氮比，可以保证氮平衡的同时不增加肝脏负担[17]，应根据病情而采取不同的策略。

（一）非急性肝性脑病

对于1期和2期肝性脑病（肝性脑病分级标准见表14-2）患者，不应限制蛋白质的摄入，但3期和4期肝性脑病患者应限制蛋白质的摄入，补充富含氨基酸的营养制剂，需要注意长期使用支链氨基酸带来的氨基酸代谢失衡问题，长期仍需补充平衡氨基酸制剂。对于蛋白质的摄入仍存在争议，欧洲认为限制蛋白质摄入对肝性脑病患者不利，而我国认为严重肝性脑病患者需减少或限制蛋白质摄入，因此肝硬化患者的蛋白质摄入问题目前应个体化处理，但不应过度限制，对于严重的肝病患者，如实在担心肝性脑病问题，可以从较低的蛋白质供给量开始，并注意观察患者的临床表现和监测血氨水平，逐渐增加到最大耐受量[18]。

表14-2　修订的肝性脑病分级标准

分级	神经精神症状	神经系统体征
无HE	正常	神经系统体征正常，神经心理学测试正常
MHE	潜在HE，没有能觉察的人格或行为变化	神经系统体征正常，但神经心理学测试异常
HE1级	存在琐碎、轻微临床征象，如轻微认知障碍、注意力减弱、睡眠障碍（失眠、睡眠倒错）、欣快或抑郁	扑翼样震颤可引出，神经心理学测试异常
HE2级	明显的行为和性格变化；嗜睡或冷漠，轻微的定向力异常（时间、定向），计算能力下降，运动障碍，言语不清	扑翼样震颤易引出，不需要做神经心理学测试
HE3级	明显定向力障碍（时间、空间定向），行为异常，半昏迷到昏迷，有应答	扑翼样震颤通常无法引出，踝阵挛、肌张力增高、腱反射亢进，不需要做神经心理学测试
HE4级	昏迷（对言语和外界刺激无反应）	肌张力增高或中枢神经系统阳性体征，不需要做神经心理学测试

注：HE为肝性脑病，MHE为轻微肝性脑病。

（二）急性肝性脑病

对于急性肝性脑病患者，可以适当降低能量的供给，每天供给25～30 kcal/kg，蛋白质或氨基酸0.5～1.2 g/kg，在昏迷唤醒期，也可单纯静脉给予葡萄糖以满足能量需求。患者恢复进食后，可以从小剂量蛋白质供应开始，可从每天进食40～60 g蛋白质开始，每2～3天增加10～20 g，逐渐增加至最大耐受剂量。对于合并糖尿病的患者，予胰岛素控制血糖。

二、降氨措施

血氨及其代谢产物尿素可以影响骨骼肌蛋白质的代谢，引起肌少症，因此控制或降低血氨有利于提高营养支持治疗的效果。鸟氨酸–天冬氨酸循环给尿素和谷氨酰胺的生成提供底物，可以治疗血氨水平的升高。乳果糖、拉克替醇和肠道微生态治疗对降低血氨也起到不同程度的作用。

三、有氧运动和阻抗运动

有氧运动和阻抗运动使骨骼肌产生有利于肌肉合成代谢的细胞因子，阻断或减慢肌少症的发生，运动也是治疗非酒精性脂肪肝的重要手段之一。因此在慢性肝病、肝硬化患者的营养支持中，在患者身体条件允许的情况下，有氧运动和阻抗运动需要尽早实施。

第四节　肝脏手术围手术期营养支持治疗

肝脏是机体物质代谢的中心，三大营养物质糖、脂肪和氨基酸在肝脏代谢，肝脏与维生素的代谢也密切相关。肝病营养和肝脏手术的围手术期营养支持治疗是临床营养的重要领域和疑难问题。

一、肝脏手术对营养的影响

肝脏手术对营养的影响主要表现为以下几个方面。

（一）肝脏代谢能力降低

肝癌手术切除了一部分或大部分的肝脏组织，导致肝脏损失了一部分或大部分的功能，使肝脏的代谢能力降低，尤其对糖的代谢和蛋白质的代谢影响最为显著。

（二）创伤应激对代谢的影响

应激反应是机体受到强烈的刺激而发生的以交感神经兴奋和下丘脑–垂体前叶–肾上腺皮质功能增强为主要特点的一种非特异性防御反应，应激对代谢产生直接的影响，强烈而持久的应激可引起机体自稳态的失衡及全身炎症反应综合征。由于肝腺泡的1区交感神经末梢较2区和3区丰富，并且从肝脏腺泡的1区到3区，蛋白质、糖、氧逐渐递减，因此应激对物质代谢的影响也以1区最为显著，动物实验也表明，去除交感神经支配能够改善急性肝损伤时肝脏的功能。

（三）肝硬化的影响

肝硬化对肝脏代谢的破坏作用，使以上情况在肝硬化的背景下更加突出。酒精性肝硬化对代谢的影响与病毒性肝炎引起的肝硬化有一定程度的差异。酒精性肝病或酒精性肝硬化可导致线粒体功能障碍，影响线粒体内的脂肪酸β–氧化，从而影响脂肪代谢，因此在肝硬化或肝切除术后糖代谢不能有效供能的情况下，酒精性肝硬化患者脂肪代谢供应能量的代偿能力不足问题更加突出。肝硬化对体液代谢也产生不同程度的影响，尤其是合并腹水的情况和出现水钠潴留的情况，血管内有效血容量不足，肾素–血管紧张素–醛固酮系统持续激活，形成体液代谢失衡的恶性循环。

（四）肝门阻断对肝脏代谢的影响

肝脏手术时需要阻断肝门的血管，即行肝血流阻断术以减少手术中的出血，一般情况下每次实施肝脏血流阻断的安全时限为15～20 min，如无法完成手术，可解除阻断，恢复血流灌注5～10 min，然后再次阻断，并循环实施。肝脏血流的阻断使肝脏处于一段时间的缺血缺氧期，肝脏处于无氧代谢阶段，出现代谢性酸中毒，pH值降低、血钾升高，当再次恢复肝脏血流灌注时容易出现再灌注损伤，这种情况在肝硬化时更易发生或进一步加剧。

二、肝脏手术的围手术期营养问题

癌细胞、肝硬化和肝脏切除术可以导致物质代谢的改变，引起突出的营养问题。根据是否有肝硬化的情况，不同患者围手术期营养问题差异较大，概括而言存在以下营养问题。

（1）在没有肝硬化的情况下，切除大部分肝脏，只要剩余的肝脏体积为原肝脏体积的1/3以上，即可维持正常的生理功能。肝脏是物质代谢的中心器官，并存储糖原、脂肪和蛋白质等营养物质，手术后肝脏营养代谢的储备能力降低。这种情况在肝硬化下更加明显，并因肝硬化程度的不同而有较大的差异。

（2）肝硬化患者存在轻重不同的体液代谢问题，围手术期的液体管理不善容易影响肝脏的灌注，影响肝脏的功能。

（3）酒精性肝病或酒精性肝硬化的患者存在脂肪代谢障碍，在糖为主要能量且供应不足的情况下，容易引起组织能量供应不足，产生饥饿相关的代谢，并引起相应的并发症。

（4）肝脏维生素和微量元素储备减少，尤其以脂溶性维生素减少最为明显。

（5）肌少症是患者产生虚弱和疲乏感的主要原因，绝大多数肝硬化患者合并肌少症，尤其是在BMI<18.5 kg/m^{2}的情况下，肝癌本身也可以引起肌少症，两者相互加强，导致蛋白质代谢明显异常。

三、术前营养支持

鉴于肝脏在机体物质代谢中的重要性，肝脏手术前应做好充分准备，切实做好术前营养支持，强调营养支持时间足够、能量供应足够和动态的营养评估状况。

（一）术前营养支持时间

现代加速康复外科的预康复理念提倡足够的术前营养支持，能明显增强患者的体能和手术耐受性，术前营养支持治疗时间一般为7～10天，严重营养风险患者需要更长时间的营养支持，以改善患者营养状况，降低术后并发症的发生率。

（二）治疗肝功能异常相关问题

对肝功能异常者，根据肝功能的异常情况进行针对性的治疗，如注射维生素K$_1$，输注新鲜冰冻血浆、凝血因子Ⅶa，治疗腹水及肝性脑病等。肝硬化患者术前低蛋白血症与术后并发症和死亡率相关，应积极纠正，具体操作上可静脉输注白蛋白、口服乳清蛋白等，并调整膳食。

（三）适当运动

肌肉不仅是运动器官，也是重要的内分泌器官，肌肉纤维的收缩可以刺激肌肉蛋白的合成，同时也可以分泌一些物质，促进肌肉以外脏器和组织的合成代谢，对恢复机体的机能起到重要的作用，也有利于加强营养支持的效果。运动形式为阻抗运动及有氧运动，最好在专业的康复治疗师指导下进行。

（四）加速康复外科的术前措施

加速康复外科的理念已经渗透到外科的各个领域，肝脏外科也可实施加速康复外科的措施，加速康复外科的尽早下床活动等措施有利于机体的蛋白质代谢，对患者的整体营养有利，如果患者整体情况良好，特别是无肝硬化者，可实施加速康复外科的措施。

（五）避免或尽量缩短禁食时间

禁食引起机体的反应与饥饿类似，正常人经过一夜的禁食，肝脏的糖原基本消耗尽，并以脂肪酸的β-氧化供能。慢性肝病、肝硬化的患者肝脏糖原储存不足，特别是酒精性肝硬化的患者脂肪代谢功能受损，其饥饿的问题更加突出。Kobayashi K等[19]研究指出，手术前一晚补充葡萄糖和支链氨基酸，可以改善肝功能异常患者肝切除术后的营养状态。在术前准备和等待手术期间，静脉输注葡萄糖，也可避免不利的饥饿状态。

四、手术前考虑术后营养支持及置管方式

由于肝脏手术在上腹部进行，对胃肠道的影响较小，多数患者术后可以经口进食，但由于肝癌、肝硬化手术后的恢复差异大，手术后的营养支持方式和置管方式在术前手术方案的设计时应该考虑，并在术中根据手术的情况留置相应的导管，以免术后出现异常情况而陷入被动。

（1）有的患者术后无法进食足够的食物，营养摄入不足，即需要尽快进行肠外营养补充，因此需要留置中心静脉插管。

（2）有的情况下，估计术后患者恢复慢，需要进行肠内营养支持，可以留置经鼻或经腹壁的空肠营养管。手术前将空肠营养管末端插入胃内，手术中可以将导管放置到空肠。

五、手术中的液体管理可适当补充含糖的液体

由于肝癌和肝硬化的影响，肝脏糖原储备不足，手术中适当输注含糖的液体有利于保护肝脏的代谢功能，研究表明，手术中输注钠钾镁钙葡萄糖注射液可减少脂肪分解产生酮体[20]。

六、术后营养管理

手术后的营养状况与手术后的并发症有关，但由于肝硬化的病情异质性明显，术前的肝脏功能评估不一定能准确预计术后的情况，因此，在患者手术后需要重新评估，修正手术前的营养支持计划。由于手术应激等因素，手术后的营养支持应注意以下问题。

（1）与手术前营养支持的原则相同，过多或过少的能量供应都可能产生代谢问题，引起相应的并发症，因此术后需要精细管理营养支持的实施，准确计算每天消化吸收和代谢的营养物质量。

①由于手术应激、剩余肝脏功能状态不同或肝脏的代谢状态受到抑制，肝脏的功能状态与术前不同，代谢状态与手术前也不同，因此需要重新测定患者的能量需求，以制订营养支持处方。

②肠外营养选择氨基酸及脂肪乳的原则与术前相同，肠内营养建议选择整蛋白制剂。

③肝脏部分切除后，糖原储备不足，肝脏的糖代谢能力也受损，容易出现术后低血糖风险，应注意监测。

④手术后剩余肝脏代谢血氨的能力降低，需要注意监测，可采取降低血氨的药物治疗等措施。

（2）肝硬化患者存在有效血容量不足的病理生理问题，手术的应激也可能加重体液失衡的问题，因此术后需要进行体液平衡的管理，既要降低肝脏肾脏低灌注风险，又要避免过多晶体液导致急性肝淤血、静脉外渗，加重肺水肿、腹水，可以适当使用利尿剂。

（3）术后尽早恢复下床活动，对恢复机体机能和合成代谢有利。

（4）如果手术后的病情适合实施加速康复外科的措施，可以参阅本书相关章节实施。

七、营养支持效果的评估

由于肝癌、肝硬化代谢改变的异质性明显，肝硬化、慢性肝病合并肝癌的围手术期营养支持治疗是临床营养的疑难问题，对每一案例的营养支持进行总结评估，有利于不断总结经验教训，提高以后营养支持治疗方案的科学性。

八、肝硬化患者非肝脏手术的围手术期营养管理

临床上常遇到肝硬化患者合并其他疾病需要手术治疗的情况，如肝硬化胃底食管静脉曲张的手术治疗、脾功能亢进的手术治疗、肝硬化合并胃肠肿瘤的手术治疗等。这些手术与肝脏手术的不同点是没有肝脏手术肝门阻断的影响和肝脏体积减小对代谢的影响，手术对肝脏代谢的影响相对较小，但影响的方式相同，其围手术期营养支持治疗措施与肝脏手术原则相同。

慢性肝病、肝硬化患者的营养管理需要根据其病理生理的改变制订方案，肌少症在慢性肝病、肝硬化患者中的营养具有预后的意义，因此越来越受重视，在营养管理或围手术期营养支持治疗上，也应进行针对性的处理。

参考文献

［1］CHAPMAN B，SINCLAIR M，GOW P J，et al. Malnutrition in cirrhosis：more food for thought［J］. World J Hepatol，2020，12（11）：883-896.

［2］PATERNOSTRO R，BARDACH C，HOFER B S，et al. Prognostic impact of sarcopenia in cirrhotic patients stratified by different severity of portal hypertension［J］. Liver Int，2021，41（4）：799-809.

［3］KUMAR V，BENJAMIN J，SHASTHRY V，et al. Sarcopenia in cirrhosis：fallout on liver transplantation［J］. J Clin Exp Hepatol，2020，10（5）：467-476.

［4］MIKOLASEVIC I，PAVIC T，KANIZAJ T F，et al. Nonalcoholic fatty liver disease and sarcopenia：where do we stand?［J］. Can J Gastroenterol Hepatol，2020：8859719.

［5］PUGLIESE N，LANZA E，AGHEMO A. Sarcopenia in chronic liver disease：easy to diagnose but hard to treat［J］. Liver Int，2020，40（11）：2627-2629.

［6］ENDO K，SATO T，KAKISAKA K，et al. Calf and arm circumference as simple markers for screening sarcopenia in patients with chronic liver disease［J］. Hepatol Res，2020，51（2）：176-189.

［7］YOH K，NISHIKAWA H，ENOMOTO H，et al. Grip strength：a useful marker for composite hepatic events in patients with chronic liver diseases［J］. Diagnostics（Basel），2020，10（4）：238.

［8］MARASCO G，DAJTI E，RAVAIOLI F，et al. Clinical impact of sarcopenia assessment in patients with liver cirrhosis［J］. Expert Rev Gastroenterol Hepatol，2020，15（4）：1-12.

［9］JIN L，LI X. MRI-defined sarcopenia predicts mortality in patients with chronic liver disease［J］. Liver Int，2020，41（1）：223.

［10］段钟平，杨云生. 终末期肝病临床营养指南［J］. 实用肝脏病杂志，2019，22（5）：624-635.

［11］MARTIN-MATEOS R，GARCIA DE LA FILIA MOLINA I，ALBILLOS A. Pre-surgical risk assessment in patients with cirrhosis［J］. Acta Gastroenterol Belg，2020，83（3）：449-453.

［12］OLIVEIRA K S，OLIVEIRA L R，FERNANDES S A，et al. Malnutrition in cirrhosis：association with etiology and hepatocellular dysfunction［J］. Arq Gastroenterol，2020，57（4）：375-380.

［13］IYER A，DEVADAS K，VARGHESE A，et al. Comparison of conventional scoring systems versus MAGIC score to predict short-term mortality in patients hospitalized for alcoholic hepatitis［J］. Scand J Gastroenterol，2020，55（11）：1318-1323.

［14］YAO J，ZHOU X，WANG H，et al. Persistently increased resting energy expenditure predicts short-term mortality in patients with acute-on-chronic liver failure［J］. Ann Nutr Metab，2018，73（1）：2-9.

［15］KYRANA E，WILLIAMS J E，WELLS J C，et al. Resting energy expenditure of children with end-stage chronic liver disease before and after liver transplantation［J］. J Pediatr Gastroenterol Nutr，2019，69（1）：102-107.

［16］徐小元，丁惠国，李文刚，等. 肝硬化肝性脑病诊疗指南［J］. 中华内科杂志，2018，57（10）：705-718.

［17］朱彬，邹聪聪，郑昕．终末期肝病的营养不良评价体系和营养支持治疗［J］．临床肝胆病杂志，2017，33（9）：1699-1706.

［18］刘婧，乔馨瑶，石磊，等．2017—2019年肝病营养指南的质量评价及对比解读［J］．中国循证医学杂志，2020，20（9）：1083-1091.

［19］KOBAYASHI K，KANEKO J，YAMAGUCHI T，et al. Late-evening carbohydrate and branched-chain amino acid snacks improve the nutritional status of patients undergoing hepatectomy based on bioelectrical impedance analysis of body composition［J］．Gastrointest Tumors，2019，6（3-4）：81-91.

［20］刘艳秋，任益民，安丽，等．围手术期输注钠钾镁钙葡萄糖或乳酸钠林格液对肝脏酮体代谢的影响［J］．贵州医科大学学报，2018，43（1）：49-52.

（李亮　林煜光　邹湘才　邰沁文）

第十五章　胆汁淤积性肝病的营养支持治疗

胆汁淤积性肝病（cholestatic liver disease）是一种胆汁生成、分泌和排泄障碍的疾病，由于胆汁不能排泄入肠腔，在肝内淤积并反流入血，引起组织和器官损害、代谢障碍等病变。

一、疾病分类及病理生理

根据损害细胞的不同，胆汁淤积性肝病可分为肝细胞性胆汁淤积病、胆管细胞性胆汁淤积病和混合性胆汁淤积病。肝细胞性胆汁淤积病主要包括病毒性肝炎、药物性肝损害、酒精性肝病、妊娠期胆汁淤积病、遗传性胆汁淤积病等，往往发展为肝硬化，胆汁性肝硬化的营养问题可见本书第十四章。胆管细胞性胆汁淤积病主要包括药物性胆管炎、先天性胆管发育异常、继发性硬化性胆管炎等。混合性胆汁淤积病即包括以上2种类型。梗阻性黄疸是由于肝外胆道梗阻（如胆道结石、肿瘤引起的梗阻）、胆道外在压迫（如胰腺引起的胆道梗阻等），使胆汁不能排泄到肠道，胆汁反流入血，引起组织皮肤黄染的疾病状态，也属于胆汁淤积性肝病。因此可以将两者归为一类，分别为肝内胆汁淤积性肝病和肝外胆汁淤积性肝病，两者具有共同的特点，有类似的营养障碍问题。这些疾病的共同特点是具有胆汁生成、分泌或排泄障碍，反流入血而引起相应的临床表现，表现为皮肤瘙痒、皮肤黏膜黄染、疲乏、营养障碍等。疾病终末期可发展为肝硬化和肝功能不全。本章不对其病理生理及诊治进行详细的论述，读者可查阅相关的专著。

二、诊断

主要依据临床表现和相关的检查诊断，常用于诊断胆汁淤积性肝病的指标包括ALP、GGT、胆红素、胆汁酸等。胆汁淤积性肝病主要表现为ALP和GGT的升高，ALP和GGT均表达于肝细胞和毛细胆管，其中ALP主要表达于毛细胆管，GGT表达于包括毛细胆管在内的整个胆管系统。胆汁酸由肝细胞合成并排入十二指肠中，胆汁淤积性肝病胆汁酸也可不同程度升高，在诊断妊娠期胆汁淤积性肝病灵敏度高。胆汁淤积性肝病胆红素也可升高，以结合胆红素升高为主。常用的影像学检查包括：超声、CT、磁共振胰胆管成像［MR（MRCP）］、经内镜逆行胆胰管成像（ERCP）等。

三、营养障碍与营养支持治疗

胆汁淤积性肝病的营养问题与胆汁排泄障碍对消化吸收的影响，以及长期慢性肝病对代谢的影响有关。胆汁淤积性肝病也影响肠道的微生态[1]，易引起营养问题。

（一）脂肪代谢障碍

胆汁与脂肪的消化和吸收有直接的关系，胆汁与脂肪形成微胶粒是脂肪吸收的形式，胆汁的排泄障碍造成脂肪吸收不足，造成患者营养不良或营养不均衡，患者往往出现厌油和腹胀的症状。胆汁淤积性肝病患者往往存在高脂血症，主要特点为[2]：在疾病的早期和中期表现为高密度脂蛋白（HDL）显著升高和低密度脂蛋白（LDL）、极低密度脂蛋白（VLDL）适度升高，疾病后期HDL显著下降，LDL仍保持在较高的水平。肝脏是脂质代谢的中心器官[3]，高脂血症机制可能与肝细胞的脂肪代谢有关，也导致患者动脉粥样硬化率增加。

（二）脂溶性维生素不足

由于脂肪的吸收与脂溶性维生素密切相关，胆汁淤积性肝病也存在脂溶性维生素缺乏的问题，需要注意补充。病程长或疾病晚期，脂溶性维生素缺乏更加明显。

（三）肌少症

长期的胆汁淤积对肝细胞的代谢产生明显的影响，肝细胞与蛋白质的代谢密切相关，对机体整体的蛋白质代谢也会产生影响，导致肌肉蛋白质代谢障碍，引起肌少症，这种现象在动物实验中也可观察到[4]，肌少症也是引起患者疲乏感的原因之一。

（四）矿物质缺乏

原发性胆汁性胆管炎的患者骨质疏松发生率高，具体的发病机制仍存在争议，可能的原因是胆汁淤积可调节重塑骨质的细胞因子[5]，导致骨质疏松。

治疗的关键是解除胆道梗阻，恢复胆汁排泄的通常性，以恢复正常的消化吸收。在平时的营养管理上，应注意全面评定营养不良的问题，定期进行维生素、微量元素和矿物质的检查，口服胆汁酸制剂，如熊去氧胆酸等，以协助脂肪和脂溶性维生素的吸收。注意肌肉或人体成分的测量，并注意补充蛋白质，同时注意进行有氧运动和阻抗运动，预防肌少症。此外应补充足够的维生素和钙，预防或治疗骨质疏松。

四、围手术期营养支持治疗

外科疾病引起的梗阻性黄疸，一般出现临床表现的时间不长，但机体的代谢可能已经发生了较长时间的异常，因此手术前需要进行全面的评定，制订有针对性的术前营养支持治疗措施，其重点与慢性肝病类似，以增加肌肉的蛋白质储备为主。正常情况下脂溶性维生素有一定的储备，短期的摄入不足不易出现缺乏，但胆汁淤积性肝病患者的脂溶性维生素储备不足，围手术期需要注意脂溶性维生素的储备。若胆汁淤积性肝病发展为肝硬化，除了胆汁淤积性肝病的营养代谢特点外，其他与慢性肝病、肝硬化的营养代谢特点相同，具体可参阅本书第十四章的相关内容。

参考文献

[1] LITTLE R, WINE E, KAMATH B M, et al. Gut microbiome in primary sclerosing cholangitis: a review [J]. World J Gastroenterol, 2020, 26（21）: 2768-2780.

[2] SANYAI A J, BOYER T D, LINDOR K D, et al. Zakim & Boyer 肝脏病学 [M]. 陆荫英，张宇，译. 7版. 北京: 中国科学技术出版社, 2020: 726-746.

[3] ARVIND A, OSGANIAN S A, COHEN D E, et al. Lipid and Lipoprotein Metabolism in Liver Disease [M]. South Dartmouth（MA）: MDText. com, Inc., 2000.

[4] O'BRIEN A, CHINA L, MASSEY K A, et al. Bile duct-ligated mice exhibit multiple phenotypic similarities to acute decompensation patients despite histological differences [J]. Liver Int, 2016, 36（6）: 837-846.

[5] GUANABENS N, RUIZ-GASPA S, GIFRE L, et al. Sclerostin expression in bile ducts of patients with chronic cholestasis may influence the bone disease in primary biliary cirrhosis [J]. J Bone Miner Res, 2016, 31（9）: 1725-1733.

（李亮　谢肖俊　邰沁文　邹湘才）

第十六章　急性胰腺炎的液体复苏与营养支持

急性胰腺炎（acute pancreatitis）是常见的急腹症之一，是一种由胰腺外分泌异常引起的炎症性疾病。该病病因多样，病情从轻微到有生命危险，表现出的差异很大，异质性明显，营养支持治疗也是急性胰腺炎重要的治疗措施之一。

第一节　急性胰腺炎概述

急性胰腺炎虽然是常见的急腹症之一，但病情多变，近年来临床治疗理念也发生了较大的变化，理解基本诊治原则有利于营养支持治疗的开展。

一、急性胰腺炎的病因及病理

急性胰腺炎的病因多样，包括胆道结石、过量酒精摄入、暴饮暴食、药物因素、遗传因素、高血脂、高血钙、创伤、缺血等，其中以过量酒精摄入和胆道结石最常见。但不管是何病因，其基本的病理生理过程为：①胰腺局部的炎症，伴有腺泡组织坏死；②炎症进一步影响全身，引起全身炎症反应综合征；③胰腺局部坏死，并发感染，胰液引起自体消化，影响周围脏器和组织最终出现多器官功能不全。以上急性胰腺炎的病理生理过程是基于所谓的"胰酶激活"理论，即胰酶对自身组织的消化作用，但急性胰腺炎的病因极其复杂，还有很多未知的因素，单纯的"胰酶激活"理论不能解释全部的病情。

二、急性胰腺炎的分类系统

从病理的角度，急性胰腺炎可分为急性水肿性胰腺炎和急性出血坏死性胰腺炎；从临床的角度看，急性胰腺炎可简单分为轻型急性胰腺炎和重症急性胰腺炎。2012年修订的急性胰腺炎亚特兰大分类是基于病情分级转诊的分类系统（表16-1），以便将重症病例转诊到专业的治疗中心诊治。

表16-1　急性胰腺炎亚特兰大分类

分类	标准
轻度	无器官衰竭、无局部或全身并发症
中度	严重的暂时性器官衰竭和/或局部或全身并发症或既往并发症恶化
重度	持续器官功能衰竭（单个或多个）

三、急性胰腺炎的临床表现、实验室检查、影像学检查和诊断

急性胰腺炎常发生在暴饮暴食后或饮酒后，表现为中上腹部疼痛，疼痛激烈，可放射至背部，伴有恶心、呕吐、腹胀等不适。多数患者具有腹膜炎体征，可局限于上腹部或弥漫至全腹部。实验室检查除表现为炎症外，特征性的异常是胰淀粉酶、胰脂肪酶升高，胆道梗阻者还出现胆红素的异常。影像学检查常用的是超声检查和CT检查，超声检查可做初步的诊断，CT检查可为病情评估提供精确的信息。CT可以将急性胰腺炎准确分为水肿性胰腺炎和出血坏死性胰腺炎，并对其并发症进行影像学诊断，包括急性胰周液体积聚、急性坏死物积聚、包裹性坏死、胰腺假性囊肿等。根据临床表现、实验室检查和影像学检查，可以做出准确的诊断。

四、急性胰腺炎的治疗

急性胰腺炎的常规治疗包括禁食、胃肠减压、抗炎、抑制胃酸分泌、抑制胰腺外分泌、补液及营养支持等。轻症急性胰腺炎通过单纯禁食和补液即可治愈，重症急性胰腺炎则需要专业的监护、药物治疗、介入治疗、内镜治疗甚至外科手术治疗，具体的治疗措施可参阅相关的专著。早期液体复苏、器官支持、肠内营养支持治疗和预防或及时发现腹腔间隔室综合征仍然是治疗的基础[1]。与营养支持治疗密切相关的是何时及以何种方式开始营养支持治疗，在现代治疗理念下，液体复苏逐渐成为急性胰腺炎的重要治疗措施，液体复苏治疗有时也与营养支持治疗密切相关。

第二节 液体复苏与营养支持治疗

对于急性胰腺炎的营养支持治疗实施时机和方式存在不同的观点，其关注点集中在营养支持对胰腺外分泌的影响上，尤其是肠内营养支持治疗或经口进食，此外，肠外营养支持治疗也可能会加重高脂血症引起的急性胰腺炎的病情。

一、胰腺的胰岛-腺泡门脉系统是联系胰腺内分泌与外分泌的纽带

胰头的血供来自腹腔干和肠系膜上动脉发出的分支。来自腹腔干分支的胰十二指肠上前动脉、胰十二指肠上后动脉与来自肠系膜上动脉的胰十二指肠下前动脉、胰十二指肠下后动脉形成丰富的血管网，供应胰头和胰颈部。来自腹腔动脉的另一分支脾动脉在胰腺上缘发出分支，供应胰腺的体部尾部。这些血管发出分支进入胰腺实质内，分支为小叶间动脉，小叶间动脉通常与各级胰管伴行，小叶间动脉、小叶间静脉及其分支构成胰腺内的血液循环网络，供应胰岛、腺泡和导管。这些胰腺内微血管的特点：供血的小动脉首先流向胰岛（内分泌部），动脉在胰岛内再发出分支，类似肾小球的血管网结构，然后出胰岛，流向腺泡和导管（外分泌部），再分布于腺泡和导管周围，形成胰岛-腺泡的门脉系统（图16-1）。血液经过腺泡和导管后成为静脉血，汇聚到小叶间静脉，最后流出胰腺。胰岛-腺泡门脉系统的生理意义：①腺泡通过胰岛得到充足的血液供应；②胰岛分泌的激素使腺泡和导管暴露在高浓度的激素环境。因此胰岛-腺泡门脉系统使代谢有关的内分泌和外分泌在胰腺内存在实质的微解剖学上的联系。这种血液供应关系表明，胰岛分泌与代谢有关的激素可能对胰腺外分泌的消化功能有内在的联系，但是这方面的文献较少，其具体营养学意义仍然不明。

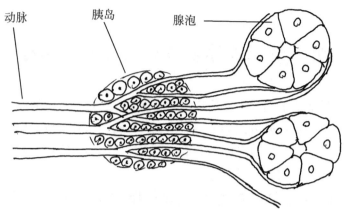

图16-1　胰腺胆道胰岛-腺泡门脉系统

二、胰岛-腺泡门脉系统与液体复苏的关系

在胰岛-腺泡门脉系统的血供关系中，胰岛和腺泡、导管都是富血供组织，胰岛的体积虽小，却得到大部分的血供，其血供约为腺泡的20倍[2]。在这种血供模式下，胰腺腺泡和导管细胞极易出现缺血，即使是全身血流动力学微小的变动，腺泡细胞也极易受损。急性胰腺炎容易引起血容量不足、毛细血管通透性增加，高凝引起微血栓，应激引起毛细血管内皮细胞损伤等。这些问题常导致胰腺微循环紊乱，腺泡和导管微血管灌注不足甚至缺血性坏死，胰酶外渗，引起自身消化代谢紊乱进而导致病情加重。入院时血液浓缩，如入院时红细胞比容（HCT）明显＞44%或持续升高，可准确预测持续的器官功能衰竭和胰腺坏死[3]。急性胰腺炎患者治愈后出现胰腺外分泌的不足[4]，与胰腺腺泡细胞坏死有关，因此在急性胰腺炎的情况下，维持胰岛-腺泡门脉系统足够的灌注，对于保持腺泡和腺管上皮的活力、避免胰腺坏死或进一步坏死而使病情加重有非常重要的意义。维持胰腺微循环正常的措施，称为急性胰腺炎的液体复苏，可以认为是急性胰腺炎的基础治疗，也可避免因腺泡坏死后外分泌不足带来的消化功能障碍。

（一）液体复苏的目的

液体复苏主要适用于病情较重的病例，但入院时临床表现轻的患者不代表其胰腺的微循环没有发生改变，因此液体复苏应常规进行，主要目的是恢复胰腺的灌注，改善胰腺的微循环，预防胰腺坏死及并发症的发生。

（二）液体复苏的方法

目前没有最佳急性胰腺炎液体复苏指南，一般在患者入院后评估患者的循环灌注情况，尽早开始液体复苏，在液体选择上，首选晶体液[5]，在12～24 h内按250～500 mL/h输注晶体液，也可按体重（千克）或其他方式估算液体量，并保持每小时尿量超过0.5 mL/kg，维持HCT在35%～44%[6]。急性胰腺炎患者的病情差异大，有的患者可能已经出现多器官功能衰竭，或合并心肺基础疾病，此时整体的复苏比挽救生命更重要，此外，过度输液也可能导致肺部并发症发生率升高，成为患者死亡的原因之一。因此，对于重症患者，需要将HCT结合血流动力学的监测，进行目标导向性输液，以精确指导液体复苏。

三、肠内肠外营养支持治疗

营养支持治疗对于急性胰腺炎恢复治疗的意义已经被广泛接受，其可以改善患者的代谢和预后，促进胃肠功能的恢复，减少细菌移位等，但受传统观点的影响，或者对加重病情的担心，对于营养支持实施的时机和方式存在不同的观点。目前的急性胰腺炎营养支持治疗，由提供适当的营养底物向代谢调节发展，以调节急性胰腺炎的高应激代谢、改善机体的免疫状态和保护器官功能，因此属于治疗的范畴，所以笔者将保护胰腺功能的液体复苏也定义为营养支持治疗的措施之一。

（一）营养筛查与评估、营养评定

急性胰腺炎的病例同样需要进行营养筛查与评估及营养评定，但急性胰腺炎的代谢改变大，特别是急性重症胰腺炎的病例，为避免不恰当营养支持治疗引起的代谢紊乱，热量的供给最好采用间接热量测定仪测定。

（二）营养支持治疗的方式

急性胰腺炎传统的治疗理念是让胰腺休息，避免胰液的分泌而加重病情，目前这种理念已经逐渐被抛弃。急性胰腺炎的营养支持原则上首先考虑肠内营养，不能耐受肠内营养者，或者5～7天的肠内营养不能供给足够的热量者，可考虑肠外营养或肠内肠外营养联合的方式。对于高脂血症引起的急性胰腺炎，无论是肠内营养支持还是肠外营养支持，均应注意脂肪的供给量。

（三）营养支持治疗的时机

原则上应尽早启动营养支持，研究表明入院48 h内开始肠内营养支持可以改善患者的预后[7]。一般将入院24～48 h内开始肠内营养支持定义为早期肠内营养支持治疗[8]，该定义在不同的研究或指南中也有一定的差异，急性胰腺炎病情差异大，应结合液体复苏的情况及患者的胃肠道情况，在完成液体复苏后尽早恢复肠内营养[9]。

（四）肠内营养支持治疗的方式

经鼻空肠营养管进行肠内营养支持的方式已经逐渐被多数专家接受，其安全性也被实践证明。也有学者认为，鼻胃管与鼻肠管的肠内营养支持在安全性及疾病的预后上不存在差异[10]。对于营养制剂的选择，一般选择短肽型制剂，以避免刺激胰液的分泌，但也有临床实践表明整蛋白型制剂并没有加重病情，与短肽型的疗效相当[11]，也属于安全的选择。急性胰腺炎患者胰酶分泌减少，并且减少的程度与胰腺坏死程度成正比[12]，因此也有观点认为急性胰腺炎经口进食是安全的，即使是重症的病例也可以选择经口进食。经口进食开始时选择流食，逐渐过渡到低脂饮食。当轻症患者症状消失，肛门排气正常时，可直接予低脂饮食，没必要由流食过渡。

（五）药理营养素

ω-3多不饱和脂肪酸可以改善机体应激的免疫状态，谷氨酰胺可以为肠黏膜的营养提供支持，改善肠黏膜的防御功能，NO前体物质可以改善微循环的状态，可以在营养支持治疗中选用。益生菌和益生元有利于改善肠道的微生态，对肠内营养支持有利，也可采用。

小结：积极实施早期液体复苏和肠内营养支持治疗已经彻底改变急性胰腺炎患者的治疗策略，这些不仅是提供营养底物的支持治疗措施，也是改善应激状态、保护胰腺功能的治疗措施，越来越多的临床实践证明其有效性，但仍需进一步的研究。

参考文献

[1] LEE P J, PAPACHRISTOU G I. Management of severe acute pancreatitis [J]. Curr Treat Options Gastroenterol, 2020, 19: 1-12.

[2] BERGER H G, WARSHAW A L, HRUBIN R H, et al. 胰腺疾病基础与临床 [M]. 赵玉沛，译. 3版. 北京：中国科技出版社，2020：280-286.

[3] KOUTROUMPAKIS E, WU B U, BAKKER O J, et al. Admission hematocrit and rise in blood urea nitrogen at 24h outperform other laboratory markers in predicting persistent organ failure and pancreatic necrosis in acute pancreatitis: a post hoc analysis of three large prospective databases [J]. Am J Gastroenterol, 2015, 110 (12): 1707-1716.

[4] PHILLIPS A E, OOKA K, POTHOULAKIS I, et al. Assessment of weight loss and gastrointestinal symptoms suggestive of exocrine pancreatic dysfunction after acute pancreatitis [J]. Clin Transl Gastroenterol, 2020, 11 (12): e00283.

[5] ZHENG Z, DING Y X, QU Y X, et al. A narrative review of acute pancreatitis and its diagnosis, pathogenetic mechanism, and management [J]. Ann Transl Med, 2021, 9 (1): 69.

[6] KOKSAL A S, PARLAK E. Fluid resuscitation in acute pancreatitis [J]. Turk J Gastroenterol, 2017, 28 (4): 322-323.

［7］朱永建，舒建昌，陈健鑫，等. 急性胰腺炎的营养支持治疗研究进展［J］. 新医学，2018，49（3）：145-149.

［8］JIN M，ZHANG H M，LU B，et al. The optimal timing of enteral nutrition and its effect on the prognosis of acute pancreatitis：a propensity score matched cohort study［J］. Pancreatology，2017，17（5）：651-657.

［9］赵亮，王卫星. 急性胰腺炎营养支持治疗研究进展［J］. 微循环学杂志，2018，28（1）：58-62.

［10］DAVIES A R，MORRISON S S，RIDLEY E J，et al. Nutritional therapy in patients with acute pancreatitis requiring critical care unit management：a prospective observational study in Australia and New Zealand［J］. Crit Care Med，2011，39（3）：462-468.

［11］ENDO A，SHIRAISHI A，FUSHIMI K，et al. Comparative effectiveness of elemental formula in the early enteral nutrition management of acute pancreatitis：a retrospective cohort study［J］. Ann Intensive Care，2018，8（1）：69.

［12］KANTHASAMY K A，AKSHINTALA V S，SINGH V K. Nutritional management of acute pancreatitis［J］. Gastroenterol Clin North Am，2021，50（1）：141-150.

（李亮　邰沁文　谢肖俊　周学付）

第十七章　慢性胰腺炎的营养管理

慢性胰腺炎是在已知的或未知的致病因素下，胰腺发生炎症损害，导致胰腺外分泌和内分泌功能被破坏，胰腺出现纤维化和免疫反应的一种疾病，最终导致营养不良和糖尿病[1]。

一、慢性胰腺炎的病因及病理分类

慢性胰腺炎发病人群以男性居多，其病因复杂，包括酒精摄入、遗传、自身免疫等。西方国家以酒精摄入为主要病因，国内与西方的病因存在较大的差异，酒精摄入在国内并非主要的致病因素。慢性胰腺炎以持续性的应急反应、反复发作的胰腺损伤导致的胰腺萎缩、纤维化和胰管扭曲等特征出现，导致胰腺分泌进入肠道的消化酶功能受损、分泌胰岛素调控血糖的功能受损，并出现慢性疼痛，对患者的健康与生活造成很大的影响。

（一）酒精性慢性胰腺炎

酒精摄入是慢性胰腺炎的主要病因之一，也是欧美患者的主要病因之一，多发生在酒精成瘾者，主要为以下机制：酒精导致胰液中蛋白质凝固增多，在胰腺导管内形成微栓子并钙化，导致导管阻塞；酒精的直接毒性作用，使胰腺腺泡萎缩变小；酒精诱导的氧化应激作用，引起一系列炎症反应，使胰腺纤维化。

（二）阻塞性慢性胰腺炎

阻塞性慢性胰腺炎病因是由各种原因引起的胰管阻塞，例如肿瘤、结石等，导致胰管不通畅，引起导管扩张，使胰腺组织萎缩并逐渐纤维化。

（三）自身免疫性胰腺炎

由于自身免疫反应的作用，胰腺组织中可检出大量炎症细胞浸润，炎性病变主要集中在胰头，使组织增大，经常形成肿块样的结构，导致胰管堵塞，最终引起胰腺萎缩和纤维化。

（四）沟槽胰腺炎

沟槽区是指胰头、十二指肠和胆总管之间的解剖区域，这个部位的胰腺炎症也可导致胰腺的局部萎缩，发生慢性炎症性改变。

（五）遗传性胰腺炎

遗传性胰腺炎是一种常染色体显性遗传病，常在儿童时期开始发病，其病理改变与酒精性慢性胰腺炎类似，但与酒精性慢性胰腺炎的不同之处在于，遗传性胰腺炎导管周围及腺泡周围间质纤维化明显，有些区域成纤维细胞富集，同时有淋巴细胞、浆细胞浸润。

（六）热带性慢性胰腺炎

热带性慢性胰腺炎主要见于热带地区的发展中国家，常见于青少年，主要表现为胰管结石，结石可广泛出现在主胰管和各级分支胰管，胰腺广泛的纤维化容易发展为糖尿病，也容易恶变。

各种原因引起的慢性胰腺炎的最终病理改变是胰腺的纤维化，导致胰腺萎缩，引起胰腺外分泌和内分泌的功能受损，对机体的营养产生重大的影响。

二、胰腺的外分泌

胰腺是消化系统重要的外分泌腺，同时也有重要的内分泌功能。胰腺的外分泌部由腺泡和导管组成，分泌胰液对食物进行化学消化，胰液由消化酶、非酶蛋白质、水和电解质组成，呈碱性，pH值为7.8～8.4，正常成人每天分泌量为1～2 L。胰液的渗透压与血浆相同，不会因为分泌量而改变。胰液含有高浓度的HCO_3^-，使胰液呈碱性，中和胃酸并为消化酶提供适宜的酸碱环境，其浓度一般为60～150 mmol/L，有时可高达血浆浓度的5倍。Na^+和K^+的浓度与血浆相同，Ca^{2+}浓度较血浆低。Ca^{2+}也是胰液中较为特殊的离子，一般作为消化酶的组成成分由腺泡分泌，也可经细胞间隙进入胰管，慢性胰腺炎患者胰液中Ca^{2+}浓度升高，可能与炎症引起胰腺导管细胞间隙通透性增高有关。胰腺可分泌多种消化酶，消化淀粉、脂肪和蛋白质。胰液中的胰酶以酶原形式存在，进入小肠后被激活而具有消化作用（表17-1），例如胰蛋白酶原需要被小肠上皮细胞分泌的肠激酶激活为胰蛋白酶才具有消化活性，消化生理可参阅本书第十一章。胰酶由胰腺腺泡细胞合成，所需原料源于血浆，合成后形成浓缩的酶原颗粒存在于细胞内的小泡中。酶原的分泌受神经和体液因素调节，包括交感神经、副交感神经、促胰液素、胆囊收缩素、促胃泌素等。细胞内以提高Ca^{2+}的浓度调节酶原颗粒的分泌，Ca^{2+}是细胞内胰酶分泌的主要信号因子。

表17-1　各种胰酶消化特性

名称	激活物	辅助物	产物
胰淀粉酶	—	—	淀粉、糖原水解为糊精、麦芽糖等
胰脂肪酶	—	辅酯酶、胆盐	将中性脂肪水解为脂肪酸、甘油一酯和甘油
磷脂酶A（原）	胰蛋白酶	胆盐、Ca^{2+}	水解卵磷脂，生成1分子脂肪酸和溶血卵磷脂[1]
磷脂酶B（原）	胰蛋白酶	胆盐、Ca^{2+}	把溶血卵磷脂水解为1分子脂肪酸和甘油磷脂酰胆碱
酯酶	—	胆盐	水解胆固醇酯生成脂肪酸和胆固醇，在胆盐的帮助下可水解甘油三酯中的中短链脂肪酸
胰蛋白酶（原）	肠激酶[2]	—	单独作用时，仅作用于碱性氨基酸的羟基所构成的肽链，生成碱性氨基酸为羟基末端的多肽，即胨和脉；与糜蛋白酶共同作用时，可将蛋白质水解为小分子多肽和氨基酸
糜蛋白酶（原）	胰蛋白酶	—	糜蛋白酶具有凝乳效应，消化芳香族氨基酸残基为羧基末端的多肽，也可消化谷氨酸、谷氨酰胺及蛋氨酸等氨基酸残基所构成的多肽
多肽酶A（原）	胰蛋白酶	—	在胰蛋白酶和糜蛋白酶的共同作用下，分解多肽链C端的芳香族或脂肪族氨基酸残基
多肽酶B（原）	胰蛋白酶	—	在胰蛋白酶和糜蛋白酶的共同作用下，分解多肽链C端的赖氨酸或精氨酸残基
弹性蛋白酶（原）	胰蛋白酶	—	水解亮氨酸、丝氨酸、苯丙氨酸、缬氨酸等氨基酸残基构成的多肽
核酸水解酶（原）	胰蛋白酶	—	把核糖核酸（RNA）和脱氧核糖核酸（DNA）水解为寡核苷酸

注：1. 溶血卵磷脂可乳化食物中的脂肪，促进脂肪酶对脂肪的消化。

2. 肠激酶由小肠黏膜分泌。

　　从表17-1可以总结出胰酶的消化具有以下特点：①胰淀粉酶不需要激活即具有消化活性；②胰脂肪酶不需要激活即具有消化活性，但胰脂肪酶需要胆盐和辅酯酶的协助才能发挥作用，其他消化脂肪的酶也需要胆盐的协助；③小肠黏膜分泌的肠激酶激活胰蛋白酶，胰蛋白酶可激活其他的蛋白酶和脂肪酶，从而发挥作用，可见胰脂肪酶和胰蛋白酶在消化中起到最关键的作用；④由于消化糖类的酶来源多元，在胰腺外分泌功能受损的情况下，机体对糖类的消化吸收一般不受影响。

三、胰腺的内分泌

胰腺中的胰岛是重要的内分泌组织，胰岛细胞及其主要分泌的几种激素如下：①胰岛B细胞分泌胰岛素，是体内胰岛素的唯一来源；②胰岛A细胞分泌胰高血糖素；③胰岛D细胞分泌生长抑素；④胰岛PP细胞分泌胰多肽；⑤此外还可分泌血管活性肠肽等。在慢性胰腺炎的病理改变下，胰岛也会受到影响，导致其内分泌功能不足，引起糖尿病等问题。

四、慢性胰腺炎的临床表现、营养问题及诊断

慢性胰腺炎的临床表现为慢性反复的过程，个体差异也很大，腹痛是主要临床表现之一，伴有胰腺外分泌与内分泌不足。慢性胰腺炎患者由于营养不良及糖尿病等因素，常出现体重减轻情况。还可能因酒精摄入增多导致肝硬化。

（一）腹痛

腹痛可出现在病程的早期，开始为间歇性腹痛，逐渐转变为持续性腹痛，性质可为隐痛、钝痛，程度可从轻微到激烈，部位多在中上腹部，可偏左或偏右，疼痛可放射到背部和两侧肋部，以放射到背部多见。疼痛时可伴有恶心、呕吐和食欲减退等不适。临床上常见腹痛分为A、B两型。

A型：腹痛发作时间<10天，间歇期可达数月至数年，腹痛发作时轻时重，表现为急性发作性胰腺炎的特点。

B型：腹痛为持续性，持续至少2个月，疼痛程度较为激烈，严重的腹痛每周发作2天以上。

腹痛的具体原因尚不明，与慢性胰腺炎纤维化引起胰腺内压力增高、胰管梗阻等因素有关。由于胆总管穿过胰腺组织，胰腺的萎缩也可能导致出现梗阻性黄疸的表现。

（二）胰腺外分泌不足

胰腺外分泌不足，对脂肪和蛋白质消化不良，导致患者食欲受到影响，出现食欲减退、腹胀、厌食油腻食物、恶心等。由于食物消化不足，患者常伴有脂肪泻或大便次数增多、大便不成形等，大便带有泡沫、恶臭、油脂，或带有没被消化的肌肉纤维。脂肪泻只有在脂肪酶分泌降低至正常值的10%以下时才出现[2]，因此脂肪泻不多见。酗酒影响食欲，导致营养素摄入差，胰腺的外分泌不足导致常量营养素和微量营养素吸收不足，脂肪泻导致脂溶性维生素不足，酒精中毒增加水溶性维生素的需求和丢失，因此各种维生素和微量元素普遍缺乏。腹泻和吸收不良也是骨质疏松的独立风险因素，但是慢性胰腺炎的骨健康问题往往被忽略[3]。

（三）糖尿病

慢性胰腺炎的早期糖耐量降低，后期可出现糖尿病。慢性胰腺炎导致胰岛的功能受损，使胰岛B细胞分泌胰岛素和胰岛A细胞分泌胰高血糖素的功能都受损，此外经消化道吸收的糖也可能不足，容易出现血糖波动，因此对外源性胰岛素的注射非常敏感，容易引起低血糖，常被称为"脆性低血糖"或"3c型糖尿病"。但是慢性胰腺炎合并糖尿病患者出现糖尿病酮症酸中毒较为少见。

（四）肠道菌群异常

胰腺外分泌不足、肠道内容物性质发生变化、胃肠运动异常、胃肠道内pH值改变等，导致肠道菌群发生了改变，使小肠菌群过度生长[4]，出现过度发酵和炎症，临床可能出现腹胀等不适。

五、诊断

根据病因和临床表现可以做出初步诊断，确诊主要依据以下三大要点：组织病理学、胰腺钙化、胰管改变。组织病理学的检查可以通过超声内镜穿刺获取标本，胰腺钙化和胰管改变可以通过影像学检查获得，例如CT、MR、超声等，磁共振胰胆管成像（MRCP）是较为理想的影像学检查方式，但最理想的获得胰管诊断信息的手段是经内镜逆行胰胆管成像（ERCP）。胰腺的外分泌检查既可作为诊断的手段，也可以作为营养管理的重要依据。晚期病变病理改变明显，早期病理改变不明显，在诊断上较为困难。在鉴别诊断上，主要与引起腹痛的疾病，例如消化性溃疡、胆道疾病、肠系膜血管病变等鉴别。临床上根据疾病的临床表现和病程进行分期（表17-2），也可以简单分为代偿期和失代偿期。

表17-2　慢性胰腺炎临床分期[5]

临床分期	临床特征
0期（亚临床期）	无症状
1期（无胰腺功能不全）	腹痛或急性胰腺炎
2期（部分胰腺功能不全）	胰腺内分泌或外分泌功能不全
3期（完全胰腺功能不全）	同时出现胰腺内外分泌功能不全
4期（无痛终末期）	同时出现胰腺内外分泌功能不全，且无疼痛症状

六、营养筛查与评定

营养管理是慢性胰腺炎的重要治疗手段，因此首先需要了解患者的营养状况及影响营养的相关问题，对病情进行评估。

（一）常用筛查和评估工具

临床上常用的营养筛查与评估的工具为NRS 2002和PG-SGA，NRS 2002是住院患者通用的营养筛查工具，PG-SGA适合于慢性疾病的营养评估，可以对慢性胰腺炎患者进行较为全面的营养评估。

（二）临床评估

由于胰酶分泌不足，慢性胰腺炎患者的临床表现对其营养摄入产生明显的影响，需要对其进行评估，以指导患者的进食。主要的症状包括恶心、呕吐、腹泻、脂肪泻、厌食、过饱、腹胀。

（三）胰腺外分泌评估

胰腺外分泌的不足直接影响脂肪和蛋白质的消化，表现为大便性状改变、粪便可见油脂或脂肪泻，但根据临床表现进行评估准确性差，对胰腺外分泌进行定量的评估对诊断和营养管理都有重要的意义。胰腺外分泌的评估是测量胰酶的分泌量，根据检测的原理分为直接胰功能检测和间接胰功能检测。

1. 直接胰功能检测

直接胰功能检测是利用胃肠激素刺激胰腺，直接收集并测定胰液和胰酶的分泌量的一种方法，是检测胰腺外分泌最准确、最特异的方法[6]，可以作为金标准，但需要在内镜等方式下置管收集胰液，操作复杂，并给患者带来一定的不适。常见的方法是胃泌素试验、胃泌素-胆囊收缩素试验。胃泌素试验主要原理：静脉注射胃泌素，测定胰液的分泌量、碳酸氢盐浓度和胰酶量，由于胰酶成分众多，一般测定的胰酶是胰淀粉酶。胃泌素-胆囊收缩素试验与胃泌素试验原理相同，不同的是静脉注射胃泌素和胆囊收缩素两种胃肠激素可以促进更多的胰酶分泌。目前的检测尚未标准化，也没有公认的正常值标准，需要各实验室建立自己的标准。Lundh试验是另一种直接胰腺功能检测方法，口服300 mL的试验餐，收集胰液，并测定胰蛋白、胰脂肪酶和胰淀粉酶的含量，本试验餐包括5%的蛋白质、6%的脂肪和15%的糖。

2. 间接胰功能检测

间接胰功能检测的方式多样，包括：①利用试剂餐刺激胃肠分泌胃肠激素，进而测定胰腺的外分泌功能；②食物中未消化的脂肪和蛋白质增加，血或粪便中酶含量降低；③合成物质在肠腔内被分解，通过测定血、尿、粪或呼出气体，评估胰腺外分泌功能。目前主要的监测方法如下。

（1）^{13}C呼气试验。

以^{13}C标记淀粉、脂肪或蛋白质，这些被标记的物质在肠道被胰腺分泌的消化酶分解，被消化吸收的^{13}C进入体内，并从肺的呼气中以$^{13}CO_2$的形式排出，通过同位素比质谱仪可以测定其剂量。^{13}C呼气试验的优点是可重复、可量化、无创，也可用于早期诊断，但设备价格昂贵，在有肺部疾病的情况下可能影响准确性。

（2）粪脂测定。

检查前2天患者维持高脂饮食，然后每日口服100 g脂肪，维持3天，粪便排出量为7 g/24 h为异常。该法简单、易操作，对伴有脂肪泻者准确率高，对轻中度慢性胰腺炎患者准确性差。胆道疾病影响胆汁的分泌，或小肠疾病影响吸收，也可影响其准确性。当慢性胰腺炎发展为严重的消化不良时，准确性差，失去诊断和评估意义。

（3）粪糜蛋白酶测定。

测定粪便中糜蛋白酶的含量，以评估胰腺的外分泌功能，要求测定前3天停止胰酶替代治疗。该法操作简单、价格便宜，方便广泛应用。对重度的慢性胰腺炎敏感性好，对轻中度的慢性胰腺炎敏感性较差。

（4）粪弹性蛋白酶测定。

粪弹性蛋白酶的含量，可以较准确地反映胰腺的外分泌功能，其优缺点与粪糜蛋白酶测定一样，但敏感性更高，与病情相关性好[7]，不足之处是价格较高。

（5）其他试验。

N–苯甲酰–L–酪氨酸–对氨基苯甲酸（BT–PABA）可被胰糜蛋白酶消化，经小肠吸收并被肝脏摄取，经肾脏排出，测定尿液中的分解产物，可以评估胰腺的外分泌功能，该试验被称为BT–PABA试验。月桂酸荧光素与BT–PABA具有相似的消化吸收原理，测定黏液中的荧光素比值，也可反映胰腺的外分泌功能，该试验被称为胰月桂酸试验。这两种试验都可受到胃肠和肝肾功能的影响，对晚期的慢性胰腺炎准确性好，对轻中度的慢性胰腺炎准确性较差。

以上检测手段中以粪脂含量和胰糜蛋白酶、胰弹性蛋白酶的检测方法较为简便，其他检测方法操作复杂，并需要昂贵的设备，可以开展的医疗单位不多。这些检查的正常值也受试剂、器械和方法的影响，没有统一的正常值标准，需要各实验室建立自己的诊断标准。

（四）胰腺（胰岛）内分泌

胰腺的纤维化可逐渐影响胰岛，当胰岛的功能受损时，慢性胰腺炎往往处于疾病的晚期。临床上可测定血糖、糖化血红蛋白的水平，必要时可做糖耐量试验。

（五）人体测量

慢性胰腺炎患者多数存在体重逐渐减轻、营养不良的情况，测量体重、身高、BMI、上臂中围等数据有利于推测人体的营养状况。由于蛋白质的消化受损，患者往往存在肌少症，单独使用BMI或其他人体测量指标不能准确反映机体的实际营养状况，如对慢性胰腺炎合并肥胖的患者无法发现肌少症[8]，人体成分分析可全面反映机体的营养状况，有条件的医疗单位应尽量进行检测。手握力检测是检测肌少症的重要手段之一[9]，其测量原理是肌少症导致的功能下降。

（六）实验室检查

患者应进行血常规等全面的实验室检查，重点包括营养评估相关的指标，如前白蛋白、白蛋白、视黄醇结合蛋白、转铁蛋白等。慢性胰腺炎患者往往存在维生素和微量元素的缺乏或隐性缺乏，有条件时应尽量对机体的维生素和微量元素情况进行检测。

七、营养管理

慢性胰腺炎的治疗主要包括内科治疗、内镜治疗、外科治疗、疼痛管理、营养管理。营养治疗可以降低慢性胰腺炎的死亡率[10]，在慢性胰腺炎的治疗中有重要的作用。胰腺外分泌不足可引起宏量营养素和微量营养素的缺乏和其他相关症状，营养管理应该根据慢性胰腺炎的病理生理改变采取循序渐进的措施，在慢性胰腺炎疾病的早期，胰腺外分泌改变不大，需要注意营养监测，定期进行检查评估，在疾病的后期营养干预成为保证机体营养的必要措施，同时还需注意血糖的管理。由于胰腺外分泌不足引起的症状和体征是因脂肪消化不良，因此主要基于脂肪消化和吸收恢复的程度来指导营养治疗或营养管理，但笔者认为预防和干预肌少症也是重要的措施之一。

（一）饮食干预

慢性胰腺炎患者食欲差、食物摄入减少，消化吸收差，使用外源性的胰酶协助消化成为重要的营养管理措施，也是营养管理的核心问题。

1. 饮食管理

在饮食管理上，均衡的饮食和针对特定营养素缺乏的针对性处理是目前重要的原则[11]，无须严格限制饮食[12]，主要的措施如下。

（1）尽量满足患者每天的能量需求，每天摄入能量35 kcal/kg、蛋白质1.2～1.5 g/kg，目的是保证足够的热量供应和合适的热氮比，也可根据具体的人体测定结果结合运动量制订能量需求。

（2）食物的风味主要由脂肪决定，低脂饮食影响能量的摄入量，并且口味差，影响食欲，影响患者进食量，因此不提倡。

（3）可采用多餐模式，并搭配丰富的水果蔬菜，以提供足够的维生素。

（4）如普通饮食无法提供足够的能量或均衡的营养素，可给予口服营养支持[13]：先服用整蛋白型制剂，进一步服用含短肽和中链三酰甘油制剂，同时口服多种维生素制剂和微量元素。

2. 胰酶替代疗法

正常的胰腺分泌功能分泌的胰液超过机体的日常消化需求，具有较为强大的储备能量，一般胰酶分泌的脂肪酶和蛋白酶减少90%以上才可能出现脂肪溢出性固氮腹泻（粪便或尿液中氮排除过多）[14]，因此并非所有的慢性胰腺炎患者都需要使用胰酶替代疗法。胰腺外分泌功能少于正常的5%的失代偿期患者，即使进食易消化的食物，40%的营养素还是会进入结肠而排出[14]。治疗胰腺外分泌功能不全的主要措施是口服外源性的胰酶，这也是唯一有效的措施，以帮助消化吸收，满足机体营养需要，但不能减轻患者的腹痛。此外，虽然胰酶替代疗法是有效的营养管理措施，但个体化的营养管理具有不可替代的作用，是强制性的[15]。

（1）胰酶替代疗法的适应证。

应用胰酶替代疗法的目的是保证患者正常的营养状态和营养均衡，纠正或预防体重减轻，减轻腹泻等症状，改善患者生活质量。对于胰酶替代疗法的适应证并没有一致的标准，对于出现胰腺外分泌不全或脂肪消化不良的患者，为了预防可能存在的营养物质缺乏，均应给予胰酶替代疗法。

（2）胰酶制剂。

胰酶制剂要求：①含有高活性的酶，尤其是脂肪酶；②被肠衣或聚合物包裹以避免其活性在胃和十二指肠中被破坏；③可与食物同步进入小肠，颗粒大小适合快速释放出胰酶参与消化。因此，为了保证疗效，胰酶的直径需小于2 mm。外源性的胰酶主要为胰淀粉酶、胰脂肪酶和胰蛋白酶的混合物，或单独的胰脂肪酶制剂。目前已获得美国食品药品监督管理局（FDA）批准的6种胰酶均为猪源性胰酶，分别是Creon（得每通）、Pancreaze（胰脂肪酶胶囊）、Pertzye（胰脂肪酶控释胶囊）、Ultrase（胰酶缓释胶囊）、Viokase（胰脂肪酶片）和Zenpep（胰脂肪酶缓释胶囊）。国内的胰酶制剂有复方胰酶片、胰胆舒、胰酶肠溶胶囊、米曲菌胰酶片等。

（3）使用方法。

胰酶制剂与正餐或加餐一起口服，推荐正餐最少脂肪酶剂量为40 000～50 000 USPU（美国药典单位），加餐剂量减半。为了提高胰酶的疗效，可在少量进食后服用1/3的剂量，进餐中间服用1/3的剂量，接近用餐结束时服用剩余1/3的剂量。胰酶的使用应尽量个体化，但尚无标准的疗效判断标准，剂量的调整一般基于以下情况：症状的改变，如腹泻症状；大便脂肪含量；体重变化；进餐量；患者营养状态。如疗效不佳，需要重新评估胰腺的外分泌功能，如无评估胰腺外分泌功能的条件，可采取以下措施[16]：①将胰酶的剂量加倍；②联合使用质子泵抑制剂，以减少胃酸对胰酶活性的破坏；③寻找引起消化不良的其他病因。

3. 肠道微生态治疗

由于慢性胰腺炎患者存在肠道微生态的异常，使用肠道微生态制剂，如双歧杆菌等，对患者恢复正常的肠道微生态有利。

（二）肠内肠外营养支持治疗

当经口进食无法满足需求，或存在胃排空延迟、胰腺囊肿或其他引起上消化道梗阻原因时，或者患者疼痛激烈，无法进食时，可采用肠内及肠外营养支持治疗。由于同时存在胰腺内分泌功能不足，胰源性糖尿病对胰岛素治疗敏感，血糖控制困难，以及导管相关感染等原因，应尽量避免肠外营养。肠内营养支持治疗是主要手段，可以是短期的肠内营养支持治疗，如果需要长期肠内营养支持治疗，建议采取空肠造口管喂养。肠内营养制剂建议选择短肽型和中链三酰甘油为基础的制剂，也可同时补充胰消化酶。

八、血糖管理

胰源性糖尿病的治疗也是从饮食管理开始并逐渐过渡到药物治疗，因此也是营养管理的一部分。慢性胰腺炎合并糖尿病患者，血糖波动大[17]，胰酶替代疗法也可引起血糖升高，血糖管理较为困难，建议请内分泌专家参与血糖的管理。慢性胰腺炎合并糖尿病的病理生理是胰岛细胞的减少，也可能存在不同程度的胰岛素抵抗，因此口服二甲双胍类药物有效，但多数需要胰岛素治疗，在空腹血糖>10 mmol/L（180 mg/dL）、糖化血红蛋白>8.5%时，胰岛素治疗是唯一有效的方法。胰源性糖尿病治疗的目标：糖化血红蛋白尽可能接近正常水平，同时尽量避免危及生命的低血糖。胰源性糖尿病的胰岛素使用剂量低于其他胰岛素依赖型糖尿病。胰源性糖尿病的初始治疗可于睡前给予10 U/kg或0.2 U/kg的中效或长效胰岛素，随后根据空腹或餐后血糖调整胰岛素的剂量。强化胰岛素治疗的方案：三餐前给予短效或超短效胰岛素以控制餐后血糖，并在睡前使用长效胰岛素提供基础胰岛素剂量。

九、骨质疏松的管理

由于慢性胰腺炎患者常出现维生素和微量元素吸收不足,尤其是维生素D和Ca^{2+}的不足[18],导致骨质疏松,需要定期对患者进行评估,每1～2年通过双能X线吸收法或其他方式进行评估,确诊患者需要邀请骨科进行联合干预。

十、定期进行全面病情评估与营养评估

慢性胰腺炎患者应该每年检查一次[19],对病情和营养问题进行全面的评估,包括人体测量或人体成分分析、胰腺内外分泌情况、骨质变化等,并调整营养管理方案。

参考文献

[1] 么国旺,吴艳丽,张大鹏,等. 慢性胰腺炎病理学分类研究 [J]. 中华胰腺病杂志,2018,18(3):216-217.

[2] PERBTANI Y, FORSMARK C E. Update on the diagnosis and management of exocrine pancreatic insufficiency [J]. F1000 Research,2019,8:F1000 Faculty Rev-1991.

[3] KANAKIS A, VIPPERLA K, PAPACHRISTOU G I, et al. Bone health assessment in clinical practice is infrequenty performed in patients with chronic pancreatitis [J]. Pancreatology,2020,20(6):1109-1114.

[4] 孟雨亭,周春华,徐佳佳,等. 肠道微生态与慢性胰腺炎 [J]. 中华胰腺病杂志,2019,19(6):470-474.

[5] 中国医师协会胰腺病专业委员会慢性胰腺炎专委会. 慢性胰腺炎诊治指南(2018,广州) [J]. 临床肝胆病杂志,2019,35(1):45-51.

[6] 张昀昊,崔乃强. 慢性胰腺炎胰腺外分泌功能不全的诊断与治疗 [J]. 中国中西医结合外科杂志,2018,24(6):789-792.

[7] SHANDRO B M, RITEHNIA J, CHEN J, et al. The investigation and management of pancreatic exocrine insufficiency:a retrospective cohort study [J]. Clin Med(Lond),2020,20(6):535-540.

[8] 陈彬林. 2020年ESPEN急慢性胰腺炎临床营养指南要点 [J]. 医师在线,2020,10(20):31-33.

[9] RIVELSRUD M, PAUR I, SYGNESTVEIT K, et al. Nutritional treatment is associated with longer survival in patients with pancreatic disease and concomitant risk of malnutrition [J]. Clin Nutr,2021,40(4):2128-2137.

[10] MADRO A. Malnutrition in chronic pancreatitis:causes,assessment methods,and therapeutic management [J]. Can J Gastroenterol Hepatol,2020,2020(1):1-6.

[11] WIESE M, GÄRTNER S, DOLLER J, et al. Nutritional management of chronic pancreatitis:A systematic review and meta-analysis of randomized controlled trials [J]. J Gastroenterol Hepatol. 2021,36(3):588-600.

[12] ARVANITAKIS M, OCKENGA J, BEZMAREVIC M, et al. ESPEN guideline on clinical nutrition in acute and chronic pancreatitis [J]. Clin Nutr,2020,39(3):612-631.

［13］朱桂英，王长淼，廖诗瑶，等. 2020 年《欧洲临床营养和代谢学会急慢性胰腺炎临床营养指南》解读［J］. 中国实用外科杂志，2020，40（11）：1259-1262.

［14］BEGER H G, WARSHAW A L, HRUBAN R H. 胰腺疾病的基础与临床［M］. 赵玉沛，译. 3版. 北京：中国科学技术出版社，2020：450-459.

［15］ARUTLA M, SARKAR S, UNNISA M, et al. Malnutrition after pancreatic enzyme replacement therapy in chronic pancreatitis：Risk factors in real world practice［J］. Pancreatology，2020（20）：30860-30867.

［16］吴东. 解读欧洲消化病学会慢性胰腺炎指南［J］. 中华胰腺病杂志，2019，19（3）：168-170.

［17］JOHNSTON P C, THOMPSON J, MCKEE A, et al. Diabetes and chronic pancreatitis：considerations in the holistic management of an often neglected disease［J］. J Diabetes Res，2019，167：1-5.

［18］BARKIN J A, BARKIN J S. Chronic pancreatitis and bone disease［J］. J Clin Densitom，2020，23（2）：237-243.

［19］BEYER G, HABTEZION A, WERNER J, et al. Chronic pancreatitis［J］. Lancet，2020，396（10249）：499-512.

（李亮　林月钰　邹湘才　郝腾飞）

第十八章　炎症性肠病的营养支持治疗

炎症性肠病（inflammatory bowel disease，IBD）包括克罗恩病（Crohn's disease，CD）和溃疡性结肠炎（ulcerative colitis，UC），炎症性肠病的任何阶段都可以出现营养不良，尤其以克罗恩病最为明显。由于克罗恩病可以出现从口腔到肛门的全消化道病变，极易出现营养不良，因此营养支持治疗不仅可以改善患者的营养状况，还可以诱导疾病的缓解，是克罗恩病重要的支持和治疗手段。本章主要介绍克罗恩病的营养问题及营养支持治疗。

一、克罗恩病营养不良的原因

由于克罗恩病可以出现从口腔到肛门的全消化道病变，因此下列与消化吸收有关的所有因素都可能出现异常，并导致营养不良。

（一）摄入不足

由于炎症性肠病的炎性作用等，患者往往厌食，食欲减少，无法摄入足够的食物。或者由于疾病的活动期需要对患者进行过度的限制饮食，导致患者摄入减少。

（二）营养吸收减少

由于消化道病变，出现溃疡、瘢痕等，或手术切除了部分肠管，导致吸收面积减少，进而引起营养不良；由于肠道狭窄，肠道内容物停留时间长，导致肠道菌群中某些细菌过度繁殖而失衡，使肠道微生态发生改变，也可影响消化吸收；此外，手术切除回盲瓣后，肝肠循环受到影响，也会影响吸收，尤其是维生素B_{12}的吸收。

（三）营养物质丢失过多

克罗恩病炎症活动期，经肠道溃疡可丢失较多的蛋白质，也可能因为肠道的渗血而丢失蛋白质等物质；克罗恩病形成肠外瘘，大量营养物质直接丢失到体外；或克罗恩病形成肠内瘘，肠内容物直接进入结肠，未经吸收而排出，也可造成营养物质的丢失。

（四）营养需求增加

持续的炎症活动导致持续分解代谢，消耗大量营养物质；或患者处于生长发育期，但营养摄入不足，造成营养不良。

二、营养不良的特点

炎症性肠病营养不良发生率高，造成肌少症、呼吸和免疫功能障碍、贫血、生长发育障碍等。炎症性肠病的营养不良属于蛋白质-能量营养不良，同时伴有维生素、微量元素、矿物质不足。维生素缺乏包括水溶性维生素和脂溶性维生素的不足。

三、营养筛查与评估、营养评定

常用的营养筛查与评估工具为NRS 2002、SGA或PG-SGA。由于炎症性肠病患者存在各种营养素均缺乏的现象，一些在其他疾病中较少缺乏的微量元素，例如硒[1]，在炎症性肠病中也明显缺乏，因此需要做较为全面的检查，包括人体测量、人体成分分析、生化检查、间接代谢测定仪测定能量需求。与肌少症相关的肌肉评估也是重要的内容之一[2]，CT测量L3与L4腰大肌的厚度是重要的方法之一。关于生化检查，除因病情需要进行的检查外，转铁蛋白、视黄醇结合蛋白、前白蛋白、血脂谱等为必须检查项目，有条件应进行维生素和微量元素的检查。人体成分分析的动态测量可准确评估患者营养状态的变化，对营养支持治疗有重要的指导意义。

四、营养支持治疗

克罗恩病的营养支持治疗，既有提供营养底物的支持意义，也可诱导病情缓解，具有明确的治疗意义，所以营养支持治疗在克罗恩病的治疗中有重要的价值。

（一）能量需求

成人的能量需求按25～30 kcal/kg计算，最理想的方式是用间接热量测定仪测定静息能量消耗（REE），非卧床者按REE的1.2～1.5倍供给能量。由于炎症活动或感染、应激等特殊情况，需要增加热量的供应：发热每增加1℃，热量供应增加10%～15%；脓毒血症增加20%。生长发育阶段的青少年除每天正常能量需求外，还需要额外的能量供给生长发育，因此，按计算值的110%～120%供给能量。每日蛋白质的摄入与肌少症的发展有密切的关系[3]，克罗恩病患者的蛋白质需求为每天1.0～1.5 g/kg。

（二）日常膳食管理

进行日常膳食管理也需要专业的膳食营养知识，建议由营养师进行日常膳食管理，一般的要求是低纤维素、低乳糖、低脂饮食，注意补充足量的各种微量元素、维生素，但膳食管理需要个体化才能实现最大获益[4]。对于儿童和青少年患者，膳食管理对生长发育非常重要，也可以有效地改善骨质的情况[5]。患者在生活中进食某种食物可能会加重症状，避免或减少进食后可能会减轻症状，患者可结合自己的知识和经验[6]，改善膳食管理。

（三）肠内营养支持治疗

肠内营养支持治疗是克罗恩病重要的治疗措施，临床观察表明肠内营养支持可以降低炎症指标，缓解肠道炎症，抑制纤维化，减轻肠道狭窄症状，促进黏膜愈合，但具体机制未明。虽然肠内营养支持治疗的意义明确，但无论是口服还是管饲，肠内营养支持的缺点是难以长期坚持，其原因包括营养液的气味和口感问题，也有管饲长期置管的不适问题。

1. 肠内营养支持治疗的适应证

以下情况为克罗恩病肠内营养支持的适应证：①3～6个月体重下降5%；②重度营养不良；③中度营养不良，预计摄入不足＞5天；④营养状况正常，但预计摄入不足＞10天；⑤体质指数低于18.5 kg/m²；⑥尽管药物治疗有效，但体重持续下降。

2. 肠内营养支持治疗的禁忌证

克罗恩病肠内营养支持治疗的禁忌证是出现肠道的并发症，包括出血、穿孔、梗阻、中毒性巨结肠等情况。

3. 肠内营养支持的分类

根据肠内营养支持治疗的目的和占总热量比例的不同，肠内营养支持治疗可分为全肠内营养（exclusive enteral nutrition，EEN）支持治疗和部分肠内营养（partial enteral nutrition，PEN）支持治疗。

（1）全肠内营养支持治疗。

该治疗的目的是诱导克罗恩病炎症的缓解，针对儿童为一线方案，针对成人为激素治疗失败或不耐受的二线方案。患者所需的全部营养物质由肠内营养支持供应，不摄入普通食物。

（2）部分肠内营养支持治疗。

该治疗的目的是进行饮食辅助治疗，补充饮食摄入的不足，以纠正营养不良。患者所需的营养物质主要由普通食物提供，肠内营养支持治疗只提供其不足部分。

4. 肠内营养支持治疗的途径

肠内营养支持治疗的途径分为经口进食和管饲，其中管饲也分为鼻胃管管饲和鼻肠管管饲，在出现肠外瘘的情况下，也可经瘘管插管进行肠内营养支持治疗。不同的人对管饲和经口进食营养支持治疗的耐受性差异很大，应个体化选择，一般原则是当营养支持的热量超过600 kcal/d时建议管饲[7]。鼻饲的优点是可以持续输注营养物质，营养物质较好地被吸收。临床上一般建议首选管饲[8]，不建议口服[9]，但对于是否应用口服营养支持存在较大争议，目前尚无定论。

5. 营养制剂的选择

临床实践表明，整蛋白型肠内营养剂与短肽型肠内营养剂在诱导和缓解并发症上无差异，但临床上一般选择短肽型制剂，以降低其免疫原性。低脂对诱导缓解并发症有利，但长期补充低脂制剂容易导致必需脂肪酸不足，谷氨酰胺对肠黏膜修复有利，有利于黏膜的愈合。无论选择何种营养制剂，必须注意营养均衡，补充各种营养素。

（四）肠外营养支持治疗

肠外营养支持治疗主要在克罗恩病出现并发症时使用，有时也用于手术后，其适应证为：①短肠综合征早期；②顽固性腹泻；③高流量瘘；④肠梗阻；⑤高位肠内瘘；⑥腹腔感染未控制；⑦肠内营养不耐受。肠外营养支持的营养底物供给原则与肠内营养支持相同，通常选择中长链脂肪乳，一般脂肪占热量的30%～50%。

（五）药理营养素

ω-3多不饱和脂肪酸可以改善患者的免疫状态，对病情缓解有利，但ω-6多不饱和脂肪酸有促进炎症发展的作用[10]，不宜应用；谷氨酰胺是肠黏膜的营养物质，适当补充有利于肠黏膜的恢复和愈合。

（六）肠道微生态

人体肠道微生物群参与宿主的营养和代谢[11]，维持肠道细胞增殖和分化，调节宿主免疫系统。克罗恩病患者肠道微生态异常已经被普遍认可，使用益生菌、益生元等既有利于改善肠道的微生态，还有利于营养物质的消化吸收和肠黏膜的愈合。粪菌移植本质上也是一种微生态治疗。膳食纤维有时也被看成药理营养素，其使用总剂量与克罗恩病的发病率呈负相关[12]。

（七）适当的运动

无论是膳食管理、肠内营养支持治疗还是肠外营养支持治疗，在身体条件允许的情况下，都必须结合适当的有氧运动和阻抗运动，以促进蛋白质的合成和骨质中矿物质的沉积。

（八）溃疡性结肠炎的营养支持治疗

溃疡性结肠炎与克罗恩病不同在于病变局限在结直肠，因此对营养的影响比克罗恩病要小，但营养代谢的改变与克罗恩病类似，可借鉴克罗恩病营养支持治疗的原则。

（九）围手术期营养支持治疗

炎症性肠病的择期手术一般用于出现疾病并发症的治疗，但当患者出现疾病并发症时，一般也存在明显的营养问题，另外，炎症性肠病手术并发症发生率高，尤其是吻合口瘘。营养不良和肌少症是炎症性肠病普遍存在的营养问题[13]，也是其营养代谢特点，需要按照炎症性肠病的营养代谢特点做扎实的围手术期营养支持。对于正在使用激素和生物制剂的患者，手术前需要停用，以减少手术相关并发症，但停用也可导致疾病加重，可以使用肠内营养支持治疗诱导和维持克罗恩病的缓解[14]。

参考文献

[1] ALA M, KHEYRI Z. The rationale for selenium supplementation in inflammatory bowel disease: A mechanism-based point of view [J]. Nutrition, 2021, 85: 111153.

[2] SASSON A N, INGRAM R J M, RAMAN M, et al. Nutrition in the management of inflammatory bowel diseases [J]. Gastroenterology clinic of North America, 2021, 50 (1): 151-167.

[3] DAVIES A, NIXON A, TSINTZAS K, et al. Skeletal muscle anabolic and insulin sensitivity responses to a mixed meal in adult patients with active Crohn's disease [J]. Clinical nutrition ESPEN, 2021, 41: 305-313.

[4] DE CASTRO M M, PASCOAL L B, STEIGLEDER K M, et al. Role of diet and nutrition in inflammatory bowel disease [J]. World journal of experimental medicine, 2021, 11 (1): 1-16.

[5] LEV-TZION R, BEN-MOSHE T, ABITBOL G, et al. The effect of nutritional therapy on bone mineral density and bone metabolism in pediatric crohn's disease [J]. Journal of pediatric gastroenterology and nutrition, 2021, 72 (6): 877-882.

[6] NOWLIN S, MANNING L, KEEFER L, et al. Perceptive eating as part of the journey in inflammatory bowel disease: lessons learned from lived experience [J]. Clinical nutrition ESPEN, 2021, 41: 299-304.

[7] 任建安, 赵允召. 克罗恩病外科并发症 [M]. 北京: 科学出版社, 2020: 121-134.

[8] 刘笑, 方淼, 王方, 等. 克罗恩病营养支持治疗进展 [J]. 南京医科大学学报（自然科学版）, 2020, 40 (12): 1874-1878, 1884.

[9] 周建平. 克罗恩病营养支持治疗 [J]. 中国实用外科杂志, 2017, 37 (3): 306-308.

[10] 张韵婷, 季梦遥, 董卫国. 克罗恩病的营养支持治疗 [J]. 临床内科杂志, 2016, 33 (11): 790-792.

[11] AHLAWAT S, KUMAR P, MOHAN H, et al. Inflammatory bowel disease: tri-directional relationship between microbiota, immune system and intestinal

epithelium［J］. Critical reviews in microbiology，2021，12：1-20.

［12］MILAJERDI A，EBRAHIMI-DARYANI N，DIELEMAN L A，et al. Association of dietary fiber，fruit，and vegetable consumption with risk of inflammatory bowel disease：a systematic review and meta-analysis［J］. Advances in nutrition，2020，13（33）：nmaa145.

［13］ÜNAL N G，ORUÇ N，TOMEY O，et al. Malnutrition and sarcopenia are prevalent among inflammatory bowel disease patients with clinical remission［J］. European journal of gastroenterology hepatology，2021，33（11）：1367-1375.

［14］葛媛媛，李毅，龚剑峰，等. 克罗恩病的营养支持治疗［J］. 胃肠病学，2016，21（12）：711-713.

（林月钰　邹湘才　谢肖俊　李亮）

第十九章　腹腔开放疗法的液体管理与营养支持治疗

腹腔开放疗法（open abdomen，OA）是指手术后将腹腔敞开，是外科重症医学的一个重要治疗手段，在腹部创伤和外科重症中时有应用，并与损伤性控制理念密切相关。

一、腹腔开放疗法与损伤性控制

腹腔开放疗法与损伤性控制（damage control，DC）理念直接相关，腹腔开放疗法也是控制性损伤的措施之一，是抢救患者生命的手段之一。

（一）损伤性控制理念

损伤性控制原是灾害管理的术语，是指灾害发生后快速评估灾害的情况，评估整体与局部的关系，将灾害损伤控制在对整体影响最小的范围。医学上的损伤性控制理念是首先抢救对生命影响最大的创伤，而不做确定性的手术，待病情稳定后再做确定性的手术。在重症医学中，酸中毒、凝血功能障碍和低体温被称为"死亡三角"，对复苏知识的深入研究发现，在创伤中避免形成"死亡三角"对抢救患者生命至关重要。损伤性控制措施的病理生理基础就是避免和纠正"死亡三角"的形成，主要步骤如下。

第一阶段：适当输注晶体液，按1∶1∶1的比例输入红细胞、新鲜血浆和血小板，同时改善低体温。

第二阶段：初步手术，处理消化道穿孔、修补脏器破裂、结扎出血血管，清除腹腔污染，肠造口行临时转流，但不做确定性的手术，可以临时开放腹腔或临时关腹。

第三阶段：送ICU复苏，纠正死亡三联征，注意控制补液，减轻脏器水肿。

第四阶段：患者生理状态恢复时再次手术，探查有无合并伤，行损伤组织切除等，并争取确定性手术。可临缝合时关闭腹部皮肤，但不缝合筋膜，以避免腹内压增高，同时注意监测腹内压，这一步骤就是所谓的计划性腹壁疝。

第五阶段：确定性手术，关闭腹壁筋膜缺损。

损伤性控制在腹部外科的应用除了避免和纠正"死亡三角"的病理生理问题外，另一个重要目的就是避免腹内压的增高。在腹部外科中，控制性损伤的原则除了在外伤中应用，在腹部感染、吻合口瘘、急性重症胰腺炎等疾病中也有应用。

（二）腹腔开放疗法的过程

腹腔开放疗法大致可分为3个步骤：第一步为临时开放腹腔，可用各种人造材料临时遮盖腹腔，例如补片、布单、Bogota袋等；第二步为计划性腹壁疝，一般在腹部创伤得到确定性处理后进行，恢复腹腔的内环境；第三步为确定性腹壁修复，一般在手术后3～6个月进行[1]。有时不需要计划性腹壁疝，而是直接确定性缝合修复腹壁缺损。在腹腔开放期间，应用负压辅助技术是最理想的情况，将多孔的聚乙烯薄膜覆盖在腹腔最内侧，其上覆盖泡沫海绵和引流管，最外一层贴薄膜封闭，将引流管接负压，可以将腹腔的渗出液吸引出来，有效减轻腹腔水肿，同时封闭腹腔，有效减少腹腔感染。在此过程中，需要监测腹内压。正常人的腹内压为5～7 mmHg，病态肥胖者可达15 mmHg。当腹内压上升至10～15 mmHg时，可出现腹腔脏器血液灌注减少，大于20 mmHg时可出现器官功能障碍。

二、腹腔开放的病理生理

腹腔开放的情况下，腹腔内压力下降，组织血供恢复。主要病理生理问题是组织水肿，由于腹腔的开放，水分蒸发增多；同时，由于创伤，组织出现毛细血管通透性增加，或毛细血管渗漏综合征，大量液体渗出到组织间隙和腹腔，这些渗出液含有较高浓度的蛋白质，渗出液含氮量为2～4.6 g/L[2]，导致机体蛋白质丢失。创伤还引起胃肠动力障碍、胃肠道麻痹，影响消化吸收。有的患者还合并严重的腹腔感染、肠瘘（空气瘘），因此往往合并脓毒血症或多器官功能障碍，病情危重。

三、腹腔开放的液体管理

腹腔开放的情况下，腹腔脏器水肿明显，同时腹腔渗出明显，液体管理相对复杂，原则上应采取目标导向的液体管理策略，在最初的6小时内液体复苏达到以下目标[3]：①中心静脉压8～12 mmHg；②平均动脉压（MAP）≥60 mmHg；③尿量≥0.5 mL/（kg·h）；④中心静脉血氧饱和度（ScVO$_2$）≥70%或混合静脉血饱和度（SVO$_2$）≥65%。首先可以使用晶体液输注，在此基础上，可以选择胶体液、白蛋白和血浆，但应避免输液过多引起脏器明显水肿。

四、腹腔开放疗法的营养支持治疗

腹腔开放疗法除了注意液体管理、腹内压监测外，还需注意感染的治疗和多器官功能衰竭的防治，由于腹腔开放疗法持续时间较长，多数为3～10天，营养支持治疗也是重要的措施之一，早期开始肠内营养支持可以降低死亡率[4]，建议在24～48 h内尽快开始肠内营养支持治疗。

（一）热量供给

应用腹腔开放疗法治疗的患者处于持续的炎症免疫抑制和分解代谢的状态，持续出现蛋白质分解、脂肪分解，患者营养状态极差。营养支持治疗可以改善高分解代谢，改善免疫功能。由于代谢改变明显，通过体重估算热量需求准确性差，因此以间接代谢测定仪测定静息热量需求最为理想，以指导营养处方制订。虽然患者处于持续的蛋白质分解状态，难以利用外源性蛋白质，但一般主张供应足够的蛋白质，蛋白质供应量为每天1.5～2.5 g/kg[3]。为减轻炎症反应，可使用ω-3多不饱和脂肪酸等药理营养素。

（二）营养支持治疗的方式

研究表明[5]，相对于肠外营养支持，肠内营养支持可以降低死亡率。原则上所有腹腔开放者都需要进行肠内营养支持治疗[6]，以鼻肠管为首选，能量不足部分由肠外营养支持补充。但又有研究表明[7]，肠内营养支持可提供机体能量需求的一半，联合使用肠外营养并没有使患者受益。尽管如此，联合使用肠外营养也没有增加相应的风险，且可提供足够的营养底物，笔者主张联合应用肠内与肠外营养支持治疗。腹腔开放的情况下，患者存在肠外瘘、肠空气瘘的问题，但不影响肠内营养的实施，必要时可采取肠液回输技术或经肠瘘插管进行营养支持。

（三）注意喂养技术

腹腔开放的情况下，容易出现肠内营养支持治疗喂养不耐受的问题，尤其是实施的早期，表现为腹泻或肠瘘排出大量液体。肠内营养支持治疗由小剂量开始，从10 mL/h[8]甚至更低的剂量开始，逐渐增加到20 mL/h，最终达到100～200 mL/h后，可维持稳定的输注速度。

腹腔开放疗法多数情况下用于疾病的危重状态，此时患者处于特殊的代谢状态，营养支持治疗应尽量做到精准，避免发生代谢并发症而加重病情。

参考文献

［1］KHANSA I, JANIS J E. Management of skin and subcutaneous tissue in complex open abdominal wall reconstruction［J］. Hernia, 2017, 22（2）: 293-301.

［2］CHABOT E, NIRULA R. Open abdomen critical care management principles: resuscitation, fluid balance, nutrition, and ventilator management［J］. Trauma surgery & acute care open, 2017, 2（1）: e000063.

［3］任建安, 赵允召. 腹腔开放疗法［M］. 北京: 科学出版社, 2017: 69-76.

［4］LI X, WEI J, ZHANG Y, et al. Open abdomen treatment for complicated intra-abdominal infection patients with gastrointestinal fistula can reduce the mortality［J］. Medicine （Baltimore）, 2020, 99（16）: e19692.

［5］GOH E L, CHIDAMBARAM S, SEGARAN E, et al. A meta-analysis of the outcomes following enteral vs parenteral nutrition in the open abdomen in trauma patients［J］. Journal of critical care, 2020, 56（3）: 42-48.

［6］GUILLEN B, CASSARO S. Traumatic Open Abdomen［M］. StatPearls［Internet］. Treasure Island（FL）: StatPearls Publishing, 2020 Jan-. PMID: 29262207.

［7］YANDELL R, WANG S, BAUTZ P, et al. A retrospective evaluation of nutrition support in relation to clinical outcomes in critically ill patients with an open abdomen［J］. Australian critical care, 2019, 32（3）: 237-242.

［8］马云丽, 罗娟, 叶向红. 腹腔开放患者肠内营养支持的研究进展［J］. 护士进修杂志, 2020, 35（9）: 789-792.

（李亮　江燕飞　邹湘才　邝沁文）

第二十章 吻合口漏（瘘）的治疗

吻合口漏和吻合口瘘是胃肠手术的特殊并发症，可统称为吻合口漏（瘘）。虽然外科技术在不断进步，但是吻合口漏（瘘）现象始终存在，也是胃肠肿瘤外科医生必须面对的问题。吻合口漏和吻合口瘘是同一问题的不同病理阶段，其病理生理影响差异较大，治疗原则也有差异。吻合口漏（anastomotic leakage）是指吻合口不完整而导致消化道内容物外漏，一般吻合口早期破裂称为吻合口漏。吻合口瘘（anastomotic fistula）在吻合口漏的后续阶段形成，是指吻合口不完整并形成体表与空腔脏器的病理性管道或窦道。吻合口漏（瘘）的治疗涉及外科、重症医学、介入及肠外肠内营养等方面，其中肠外肠内营养是重要的治疗手段之一。

一、吻合口漏的原因

在腹部外科中，吻合口是空腔脏器的接口，由于吻合口瘘是吻合口漏的后续病理改变，因此病因上应考虑的是导致吻合口破裂或不完整的因素，即吻合口漏的原因。吻合口手术的成功包括技术的成功和愈合的成功两个方面，手术中的技术因素和手术后的治疗、患者的身体状态、吻合的脏器是否健康、吻合口是否有张力、吻合口的血供是否充足、术后腹腔感染等都可以影响吻合口的愈合，导致吻合口漏的发生。此外，手术后的放射治疗也可以影响吻合口，导致吻合口漏。一项国际大宗病例研究证明[1]，腹膜炎、小肠吻合口、负压、口服或肠内营养不是吻合口漏的危险因素。由于本书为临床营养学专著，因此不对相关的技术因素进行深入的探讨，感兴趣者可以参阅相关的专著。

二、吻合口瘘的分类

吻合口瘘是肠瘘的一种，肠瘘包括肠外瘘和肠内瘘，肠内瘘主要是空腔脏器之间形成病理性的窦道，多见于炎症性肠病，胃肠肿瘤手术引起肠内瘘不多见，不在本书讨论范围内。胃肠肿瘤手术后的吻合口瘘基本上是肠外瘘，根据形态、部位及瘘口流出量的不同，可以分为不同的类型，吻合口瘘的分类主要是基于吻合口瘘形态、排出量和位置来划分。

（一）根据形态分：管状瘘、唇状瘘与断端瘘

吻合口与腹壁之间形成管状的窦道为管状瘘，窦道可以是直的，也可以是弯曲的，这种吻合口瘘容易经非手术治疗而愈合。肠管部分外露，肠黏膜外翻，形成唇状，称为唇状瘘，唇状瘘多数需要手术治疗才能愈合。吻合口全部或接近全部离断为断端瘘，这种情况相当少见，需要急诊手术治疗。

（二）根据瘘口的排出量分：高流量瘘、低流量瘘

一般将每日经吻合口瘘排出液体的总量超过500 mL的称为高流量瘘，总量少于500 mL的称为低流量瘘。高流量瘘流失大量的体液或肠液，对内环境影响大。

（三）根据部位分：高位瘘和低位瘘

吻合口位于胃、十二指肠、距十二指肠悬韧带100 cm以内的空肠的瘘称为高位瘘，在此以下的空肠、结肠的吻合口瘘为低位瘘。一般来说，高位瘘多数为高流量瘘，低位瘘多数为低流量瘘。

三、吻合口漏（瘘）的病理生理

吻合口漏和吻合口瘘两个阶段的病理生理差异较大，对机体造成的影响也不同，治疗原则也有较大的差异。

（一）吻合口漏阶段的病理生理

不同的吻合口漏，其病理生理表现差异很大，主要与吻合口漏的位置和流量有关，结肠的吻合口漏，肠道内容物含有大量的细菌，容易引起感染性休克，而胃和十二指肠的吻合口漏，易导致大量胆汁进入腹腔，容易引起化学性腹膜炎，也可发展为不同程度的感染。由于消化液的丢失，患者开始出现等渗性脱水，加上腹腔炎症的炎性渗出、手术等原因引起的腹腔脏器水肿，使大量的水分潴留在第三间隙，导致有效循环血容量不足或低血容量，低血容量和感染性休克相互促进，容易发展为多器官功能衰竭，导致患者死亡。当患者病情稳定后，持续高流量的消化液排除，即可出现水不足和电解质紊乱，具体可表现为低钠血症、低钾血症、低钙血症、低镁血症等，或出现复杂的水电解质酸碱平衡紊乱的问题。

（二）吻合口瘘阶段的病理生理

低位的吻合口瘘，如果已经形成稳定的窦道，因多数为低流量瘘，对机体的内环境影响小。高位的吻合口瘘，流出物为小肠液，流量大，并含有大量的电解质，对内环境影响大，可造成慢性的体液平衡问题。进食不足、长期肠外肠内营养支持实施不规范，可造成营养障碍。

四、吻合口漏（瘘）的临床表现

由于吻合口漏和吻合口瘘的病理生理差异大，吻合口漏主要表现为急诊和重症问题，而吻合口瘘主要表现为类似肠造口的改变。

（一）吻合口漏阶段的临床表现

多数吻合口漏的临床表现发生在手术后7～9天，一部分吻合口漏发生在术后2～4天，开始表现为局部的腹部疼痛，为消化液刺激壁腹膜引起，然后逐渐发展为感染性休克，出现心率加快、血压下降、表情淡漠、昏迷等体征，处理不及时可出现呼吸循环衰竭。直肠癌手术的吻合口漏往往发生在肛门恢复排气时，原因可能是质量欠佳的吻合口在肠管内气体压力的作用下表现出来，出现下腹部疼痛、盆腔引流管引出粪性液体等。由于腹腔感染，肠管处于麻痹状态，可出现腹胀等麻痹性肠梗阻的表现。有时病情相对较轻，表现为局限性腹膜炎，吻合口漏流出的消化液和腹腔的感染性物质通过引流管或腹壁切口流出，一般为胆汁样的液体或脓性物质，可逐渐局限并发展为腹腔脓肿和肠外瘘（吻合口瘘）。严重的病例，在病情稳定前，可能反复出现消化道出血、心肺肝肾功能衰竭等并发症。

（二）吻合口瘘阶段的临床表现

吻合口漏经过引流等治疗后逐渐转变成吻合口瘘，表现为经引流管引流出消化液或粪性液体，引流物的性质与吻合口瘘的部位有直接的关系，与小肠有关的吻合口瘘，特别是高位瘘引出的为含有胆汁样的液体，结肠的吻合口或结肠直肠吻合口，特别是远端结肠，引流出的物质为粪样液体。高流量瘘排出大量的消化液，也导致慢性的液体代谢失衡和营养障碍。吻合口瘘可同时合并腹腔、盆腔脓肿，有的吻合口瘘消化液腐蚀周围的皮肤，可能出现皮炎或皮肤破溃。

五、吻合口漏（瘘）的辅助检查

吻合口漏（瘘）辅助检查的目的是协助诊断、评估患者的身体状态和营养状态，指导诊断与治疗的实施。

（一）实验室检查

（1）吻合口漏阶段的肠道内容物进入腹腔，腹水或引流液生化检查可发现淀粉酶明显升高。

（2）血常规等检查提示感染的征象。

（3）体液代谢营养评估相关的检查，包括检查血白蛋白、前白蛋白、转铁蛋白、视黄醇结合蛋白、肝肾功能、肝酶、电解质等浓度，并定期监测。

（二）定量营养测定

由于吻合口漏（瘘）的病情差异大，机体对能量的需求差异大，估算有时并不准确，条件具备时最好行人体成分分析及间接热量测定，以精确指导营养支持。

（三）影像学检查

超声检查可发现腹腔广泛积液或局限性积液，积液的部位与吻合口所在的部位相关。CT等检查可发现与超声检查类似的改变。吻合口瘘阶段可行窦道造影，根据窦道部位，可口服造影剂或经窦道注射造影剂，以了解窦道的大小形态，为制订确定性的治疗方案提供依据。

六、吻合口漏（瘘）的诊断

典型的吻合口漏（瘘）诊断并不困难，根据手术方式、手术性质及临床表现，特别是引流物的性质或者切口渗出物的性质，可以做出初步的诊断，高位的吻合口漏（瘘），还可口服美兰等，根据引流物的性质和颜色做出判断。不典型的病例可以根据超声、CT、造影等辅助检查进行综合判断。在做出诊断时，还需要明确诊断问题以指导治疗，包括：①吻合口漏（瘘）发生的原因；②吻合口漏（瘘）的类型及部位；③瘘管的走行情况；④是否有吻合口离断或大部分离断；⑤吻合口漏（瘘）的远端有无肠梗阻或其他病变；⑥有无合并未引流的脓肿。

七、吻合口漏（瘘）的治疗

对肠漏（瘘）的全面管理需要在营养支持、造口治疗、脓毒症消除、手术时机和实施方面进行综合治疗。吻合口漏（瘘）的治疗分为2个阶段，即吻合口漏阶段和吻合口瘘阶段，两者的治疗重点不同：吻合口漏阶段主要是处理急诊相关的问题，这一阶段的治疗正确与否对后续的治疗产生重要的影响；吻合口瘘阶段的治疗重点是营养支持和吻合口瘘确定性的治疗。

（一）吻合口漏的外科治疗

由于肠内容物进入腹腔，引起对腹腔的污染和感染，吻合口漏往往需要急诊处理，包括控制感染和纠正体液的失衡、转流或引流肠内容物、维护重要脏器的功能。对于不同的吻合口漏，外科处理原则也有差异，同时应注意监测重要脏器的功能。脓毒症、多器官功能障碍综合征、出血、导管相关性感染是肠外瘘患者的主要死因[2]，实施主动冲洗引流是改善肠外瘘患者预后的重要手段[2]。正确的治疗可以为后续的治疗创造良好的条件，但处理不恰当可致腹腔感染。器官功能障碍和营养障碍相互促进，形成恶性循环，使后续治疗复杂化。

（1）对于结肠或结直肠的吻合口漏，一般行肠造口术，暂时转流肠道内容物，以利于吻合口的愈合，同时充分清洗腹腔，留置引流管。

（2）对于小肠的吻合口，一般通过手术重新吻合，留置引流管，并充分清洗腹腔；特殊的情况，如遇克罗恩病等导致小肠愈合能力差或身体条件差不适合吻合的情况，也可选择肠造口，暂时转流肠内容物。

（3）如果患者的腹膜炎比较局限，没有感染性休克的表现或前期表现，引流管引流通畅，可以禁食，暂时观察引流的情况和病情变化，采取保守治疗措施。

①根据具体的情况，可利用原来的引流管引流，或更换可以同时冲洗和引流的双套管，进行连续的冲洗和引流，同时使用足够剂量的生长抑素，抑制肠道的分泌，以减少吻合口漏的流量。

②对于食管癌手术后的吻合口漏，需要采用持续的胸腔冲洗和闭式引流[3]。

经过保守治疗，部分患者腹腔感染逐渐局限和缩小，形成腹腔脓肿和吻合口瘘，最后形成管状瘘或唇状瘘。

食管癌手术后的食管胃吻合口位于胸部或颈部，所致吻合口漏主要影响胸腔和颈部，与腹部的吻合口漏处理原则相同，但技术上有所差异。

（1）食管胃吻合口漏以引流和肠内营养支持为主，根据病情采取相应的引流方式，可以利用原来的胸腔闭式引流管或腹腔引流管，也有学者在胃镜下将经鼻放置的导管通过吻合口裂开部位放至食管外的脓腔进行引流[4]，即所谓的内引流，也有良好的治疗效果。

（2）由于食管癌手术吻合口漏发生概率相对较高，并且通过引流和肠内营养支持治疗可以有效地治疗，因此国内很多学者都在手术时留置经腹壁的空肠营养管[5]或术前、术中留置经鼻的空肠营养管，但Álvarez–Sarrado E等[6]研究认为，该治疗手段获益并不明显并且有较多的并发症，不主张常规留置空肠营养管。

（二）吻合口漏治疗的同时确定营养支持的置管方式

营养支持治疗是吻合口漏（瘘）治疗的重要手段，胃肠外科医生在对吻合口漏治疗时，一定要考虑营养支持的途径，并留置相应的导管，以便长期治疗和实施营养支持计划。

（1）食管癌的手术对小肠等胃肠道影响小，应充分利用胃肠道的功能进行肠内营养支持，以肠内营养支持为主要的营养支持方式。留置经鼻的鼻肠管，可以在胃镜引导下或放射指导下留置。鼻胃管的喂养方式，容易出现胃内容物反流至吻合口，但如果无法留置鼻空肠营养管，也可以用鼻胃管喂养，进行肠内营养支持治疗，同时注意引流经吻合口流出的营养液。

（2）保守治疗的小肠或结直肠吻合口漏，需要患者长时间禁食，多数情况下开始阶段以全肠外营养支持为唯一的营养支持方式，以避免肠内容物持续流出和污染腹腔，可利用原来手术中留置的中心静脉或重新留置中心静脉做营养支持的途径。当病情稳定后，可以在持续冲洗和引流的同时，采用肠外与肠内营养结合的方式进行营养支持，肠内营养可以采用口服营养支持的方式进行，但不宜进食形成太多粪便的食物，以免影响吻合口的冲洗和引流。

（3）高位的吻合口漏，如采用保守治疗的方式，也可以充分利用远端的肠管，置管的方式可以灵活掌握。经鼻留置空肠营养管通过原来的吻合口30 cm以上，当形成吻合口瘘以后，也可以经瘘管留置空肠营养管进行喂养，同时进行肠液回输，Dong-Guang Niu 等[7]报道了1例小肠高流量瘘在X线引导下成功置入空肠营养管的病例。

（三）营养支持治疗

吻合口漏（瘘）的病情差异很大，特别是吻合口漏阶段的代谢改变仍然有很多未明的问题，各种营养评估技术也不能完全准确反映病情，因此治疗方式和时间差异也很大，短期的治疗在1～2周内即可愈合，多数的患者则需要2～5个月的营养支持时间，营养支持的方式也根据吻合口漏和吻合口瘘的阶段而不同。

1. 吻合口漏急诊处理期间的营养支持

吻合口漏的急诊处理以处理腹腔内的污染和转流肠内容物或重新行肠吻合为主，对于治疗感染性休克、纠正体液的平衡和电解质的紊乱，营养支持治疗不是主要的方式。当急诊处置完成，患者生命体征平稳时，即可开始营养支持治疗。

2. 吻合口漏（瘘）营养支持方案的制订

（1）营养不良的类型。

胃肠肿瘤患者多数存在营养不良基础，在吻合口漏（瘘）发生后问题更加突出。若营养物质得不到及时补充，加上手术应激、吻合口漏危重症阶段的机体消耗等各种因素，将导致蛋白质、热量均不足的混合型营养不良。

（2）营养支持的目标。

多数吻合口漏（瘘）患者胃肠功能不足以维持机体的细胞群，营养支持是贯穿整个治疗过程的一个措施，任何情况下，营养支持的目标是预防营养不良的发生，而不是等评估出营养不良后再干预。吻合口漏与吻合口瘘阶段的营养支持治疗目的不同，吻合口漏阶段的营养支持目的是维持机体组织、器官和细胞的功能和代谢；吻合口瘘阶段患者的病情已经稳定，在加强引流的同时，营养支持治疗的目的是供给足够的能量，保持正氮平衡，促进机体机能的恢复和组织的修复。

（3）营养评定。

营养评定包括静态营养评定和动态营养评定，由于吻合口漏（瘘）的能量需求差异大，估算往往不准确，如条件具备，可以做人体成分分析和间接热量测定，以了解机体的能量需求和营养成分的组成，定量评估患者的营养状态，制订相应的营养支持方案，相关的评估细则可参阅本书的相关章节。吻合口漏（瘘）营养评估还需评估患者的饮食情况，评估近1周内的进食能力，如患者1周内可恢复进食，无须特殊处理；如无法在1周内恢复进食，存在胃肠道解剖和功能缺陷，即应进行营养支持；如患者已经存在营养不良或恶病质，营养支持应立即开始。

（4）营养处方。

按照能量测定或估算的结果，按葡萄糖供给能量需求的60%、脂肪乳供给能量的40%计算需求量，由于需要足够的蛋白质进行身体修复，可适当增加蛋白质或氨基酸的供给，但也需要考虑患者的代谢状态对蛋白质代谢的影响。一般按非蛋白质热卡（NPC）与氮（N）之比供给蛋白质，无负氮平衡者NPC∶N为150∶1，存在明显负氮平衡者，NPC∶N可为100∶1～150∶1。

（5）营养制剂的选择。

少渣食物使粪便量减少，有利于低位吻合口漏（瘘）的治疗，因此低位吻合口漏（瘘）的情况下可选择低渣的肠内营养制剂，当形成稳定的瘘管后，可酌情改为非低渣的肠内营养制剂。

（6）肠液回输。

肠液含有大量消化吸收相关的酶类，肠液的大量丢失也会引起体液平衡和电解质紊乱，因此肠液回输也是营养支持的重要措施之一，可改善消化吸收功能，调整体液，平衡电解质。

3. 活动对营养支持治疗和吻合口瘘治疗的重要性

骨骼肌也是一种内分泌器官，在肌肉纤维收缩的过程中，骨骼肌产生并向血流中释放细胞因子和其他肽，这些肽被称为肌动蛋白。在这些肽的作用下，骨骼肌既可以与肌肉内局部的细胞进行自分泌和旁分泌的交流，也可以与其他远处的组织进行交流，并通过IL-6、IL-15、IL-7等细胞因子刺激蛋白质的合成[8]，从而发挥其内分泌作用。由于活动时肌肉的收缩，可以促进机体对蛋白质的需求，从而促进肌肉的合成，恢复体力的同时恢复机体的合成代谢，从而达到正氮平衡的目的，有利于营养的实施且更易取得营养支持的效果。在吻合口漏（瘘）的治疗过程中，吻合口漏稳定后，或吻合口瘘营养支持期间，鼓励患者下床活动，并且达到一定的活动量，对促进机体机能的恢复、瘘管的更快形成和稳定有积极的意义。

4. 定期监测并调整营养支持方案

随着患者病情的好转或恶化，营养物质的需求出现差异，需要定期监测相关营养指标，包括体重、白蛋白、前白蛋白、肝肾功能等，有条件的医疗单位可以进行人体成分分析等检查，并根据病情和营养监测的指标动态调整营养支持方案。

（四）吻合口瘘的确定性治疗

经肠造口转流肠内容物后，原吻合口一般可愈合，转流手术的肠造口回纳术一般选择在术后3个月。对于形成吻合口瘘者，管状瘘一般在充分冲洗和引流后可自行愈合，部分管状瘘可予生物蛋白胶填充瘘管而愈合。对于管状瘘，尤其是食管癌和结直肠手术后的吻合口瘘，近年来内镜也作为其确定性治疗的重要手段，包括[9, 10]：内镜下置入覆膜支架阻断消化道内容物流出，促进瘘管愈合；内镜下真空辅助闭合瘘管；内镜下夹闭吻合口瘘内口；内镜下注射生物蛋白胶堵塞瘘管；等等。手术治疗一般在保守治疗失败12周后进行[11]，但唇状瘘愈合的可能性不大，多数需要进行手术，切除吻合口以使其重新吻合，恢复肠道的连续性。

参考文献

［1］COCCOLINI F，CERESOLI M，KLUGER Y，et al. Open abdomen and entero-atmospheric fistulae：an interim analysis from the International Register of Open Abdomen （IROA）［J］. Injury，2019，50（1）：160-166.

［2］郑涛，解好好，吴秀文，等. 全国多中心肠外瘘诊治情况调查及预后风险因素分析［J］. 中华胃肠外科杂志，2019，22（11）：1041-1050.

［3］王仕琛，张明金，赵成功，等. 持续冲洗联合胸腔闭式引流用于食管空肠吻合口瘘合并纵隔和胸腔及腹腔感染的治疗效果［J］. 中华胃肠外科杂志，2018，21（12）：1380-1386.

［4］ZHANG Y，ZHANG Y X，HU J W，et al. Endoscopic naso-leakage drainage：a safe and effective method for the management of intrathoracic anastomotic leakage after esophagectomy［J］. Journal of thoratic disease，2017，9（9）：3052-3061.

［5］SIMOES P K，WOO K M，SHIKE M，et al. Direct percutaneous endoscopic jejunostomy：procedural and nutrition outcomes in a large patient cohort［J］. JPEN J parenter enteral nutr，2018，42（5）：898-906.

［6］ÁLVAREZ-SARRADO E，MINGOL NAVARRO F，J ROSELLÓN R，et al. Feeding jejunostomy after esophagectomy cannot be routinely recommended. Analysis of nutritional benefits and catheter-related complications［J］. American journal of surgery，2019，217

（1）：114-120.

［7］DONG-GUANG NIU M D，FAN YANG M D，WEI-LIANG TIAN M D，et al. A technique to establish fistuloclysis for high-output jejunocutaneous fistula through percutaneous enterostomy：a case report［J］. Medicine，2019，98（10）：e14653.

［8］ROMAGNOLI C，PAMPALONI B，BRANDI M L. Muscle endocrinology and its relation with nutrition［J］. Aging clin exp res，2019，31（6）：783-792.

［9］徐义军，张文杰. 消化道吻合口瘘内镜微创治疗的现状及进展［J］. 中国普通外科杂志，2019，28（4）：491-497.

［10］FAMIGLIETTI A，LAZAR J F，HENDERSON H，et al. Management of anastomotic leaks after esophagectomy and gastric pull-up［J］. Journal of thoratic disease，2020，12（3）：1022-1030.

［11］ISLAM M S，GAFUR M A，MAHMUD A A，et al. Clinicopathological study of enterocutaneous fistula in Mymensingh Medical College Hospital［J］. Mymensingh medical journal，2018，27（3）：513-519.

（李亮　卢锐敏　邰沁文　谢肖俊）

第三部分

管理篇

第二十一章　肠外肠内营养支持治疗的并发症及处理

无论是肠外营养支持治疗还是肠内营养支持治疗，都可能出现导管相关并发症、代谢相关并发症等，但这些并发症各有特点，肠内营养支持治疗还可能出现胃肠道和肺部的并发症，有些并发症可能导致生命危险，需要尽早识别和处理。

一、导管相关并发症及处理

肠外营养支持治疗常采用深静脉插管，而肠内营养支持治疗常采用鼻胃管、鼻肠管、空肠营养管等，其并发症也各有特点。

（一）肠外营养导管相关并发症

常见导管相关并发症包括技术并发症和护理相关的并发症。技术并发症发生在穿刺置管的过程中，包括血胸、气胸、空气栓塞等。护理相关的并发症包括导管堵塞、药物外渗、导管移位、导管相关感染等。罕见的情况还可能出现导管断裂。通过专业的操作和护理可以极大程度地避免这些并发症，其中导管相关感染是静脉通路最严重的并发症，往往需要重新置管。感染的主要来源可能有穿刺置管操作不当、输液系统污染、营养液污染等。感染并发症重在预防，需要在多个环节采取措施，包括患者教育、严格无菌操作等。出现感染症状时，首先要排除其他感染，如肺炎、肠道菌群移位等。其次要判断污染源，如果输注污染的营养液产生感染，可能会导致败血症，需要加强肠外营养配置的规范流程和无菌管理。如发现导管处皮肤异常或出现不能以其他原因解释的发热时，应考虑感染源来自导管并停止输液，最初予抗生素治疗是必要的[1]，有时可避免导管的拔除，但多数的感染需要在无菌操作下拔出导管，剪下导管尖端部分1～2 cm做细菌培养，同时给予对症处理，根据药敏结果进行抗感染治疗。

（二）肠内营养导管相关并发症

长期留置肠内营养导管可导致鼻咽、食管、胃损伤，压迫鼻咽、食管、胃黏膜，引起糜烂、坏死、溃疡、出血等，主要发生在通过经皮内镜下胃造口术（percutaneous endoscopic gastrostomy，PEG）和经皮内镜下空肠造口术

（percutaneous endoscopic jejunostomy，PEJ）行肠内营养的患者上。很多消化道肿瘤患者需要长期肠内营养支持，如食管癌患者，行PEG和PEJ者较多。喂养管周围瘘表现为导管周围有胃液或肠液溢出，四周皮肤发红、糜烂，甚至化脓。在肠内营养的实施过程中，常易出现导管堵塞，影响肠内营养的实施。应选用质地软、口径细的聚氨酯和硅胶导管，加强护理，以尽量减少并发症的发生。常见原因是膳食残渣、粉碎不全的药片碎片黏附于管腔内，或药物、膳食不相容造成混合液凝固。应注重预防，输注营养液前后及每输注4～6 h应给予生理盐水30～50 mL冲管，发现阻力大应随时冲洗。另外配制肠内营养液时一定要搅拌均匀，最好采用匀浆机配制。鼻肠管的管径最小，因此最容易发生堵管，配置鼻肠管营养液时，必须过筛，筛除粒径较大的物质，尽量避免通过鼻肠管喂食中药、黏稠或粉碎不全的药物。出现导管堵塞后，可用温水、胰酶等冲洗，必要时可用导丝疏通管腔，如疏通失败，须拔除堵塞的喂养管，重新置管。

二、代谢性并发症

肠外营养的代谢性并发症包括高血糖、高渗性非酮性昏迷、低血糖、高脂血症、氨基酸代谢异常、水电解质紊乱、胆汁淤积性肝病等。这些并发症多数由肠外营养液的处方不当和实施过程中操作不规范造成，因此在操作时应严格遵守相关规程。胆汁淤积性肝病与长期肠外营养支持有关，表现为黄疸和结合胆红素升高，在恢复经口进食或肠内营养后可改善，或进而治愈。肠内营养也可出现代谢性的并发症，但出现率较低，一般见于特殊代谢状态的患者。无论是肠外营养还是肠内营养，最严重的代谢并发症为再喂养综合征。再喂养综合征是由于过快、过多摄入营养物质而引起的一种危险并发症，患者长期处于营养物质摄入不足的状态，机体适应了饥饿代谢，而饥饿代谢的特点是脂肪和蛋白质氧化供给能量，机体以分解代谢为主，糖异生明显。若过多、过快地摄入营养物质，机体的代谢将发生过快地转变，由分解代谢为主转变为以合成代谢为主，磷、镁、钾等需求量增加，导致一系列快速而明显的病理生理改变，但机体没有足够的储备来应付这种变化，因而出现严重的并发症，最突出的特点是低磷血症，血清磷通常低于0.3 mmol/L，血清镁和血清钾也常常降低，患者出现感觉异常、烦躁不安、意识错乱、癫痫发作、骨骼肌无力或收缩不良，严重者可出现呼吸衰竭而死亡。再喂养综合征没有特征性的临床表现[2]，预防是避免再喂养综合征的重要措施，任何长时间无法进食的患者，例如食管癌、厌食等导致营养物质摄入减少，开始进行营养支持前都要注意发生再喂养综合征的可能性。营养支持从小剂量开始，营养液的配置要均衡[3]，含有磷、镁、钾等各种必需营养素，逐渐增加剂量。在实施过程中，注意密切监测血清磷、镁、钾等电解质浓度，并注意观察患者的精神状态。

三、肠内营养支持治疗的胃肠道和肺部并发症

肠内营养支持治疗将营养液输注到胃或空肠，其效果与消化道的消化吸收功能和胃肠动力有关，呕吐或胃内容物的反流也可以引起严重的肺部并发症。

1. 腹泻

腹泻是肠内营养支持治疗中最常见的并发症，常见原因有：肠道感染，如伪膜性肠炎；小肠吸收力下降；治疗性药物的副作用；乳糖酶、脂肪酶缺乏；血清蛋白水平低；使用高渗性肠内营养液；食品安全问题，如细菌污染；抗生素的应用；营养液温度过低；输注速度过快，单次推注液量过多等。一旦发生腹泻，则应立刻查明原因，祛除病因后，症状常能改善。选择合适的肠内营养液或个体化配置营养液，调整营养液的浓度、输注速度、温度，尽量使用接近等渗（分子浓度为300 mmol/L）的营养液，遵循从少到多、从慢到快、循序渐进原则；营养液适当加温，保持40℃左右为宜。如症状严重，可给予药物治疗，包括收敛和止泻剂，如蒙脱石散、盐酸洛哌丁胺等药物。

2. 胃潴留

胃潴留的原因主要有胃肠蠕动功能下降导致胃排空延迟、营养液输注速度过快等。患者取半卧位，每次喂养前回抽胃液，评估胃排空情况。一旦出现胃潴留液＞100 mL的情况，应暂停营养液输入2～8 h。控制输注速度，根据患者的实际情况，逐步增加至患者能够耐受的程度，有条件的情况下可采用输注泵匀速输入。输注速度开始一般为30～60 mL/h，6～8 h后检查胃内残留，如无异常，增加10～20 mL/h，最大速度为80～120 mL/h，3～5天后也可根据营养液的总量在24 h内匀速输入。对于胃肠道运动功能差者，可给予胃肠动力药。如常规处理无效时，可暂停鼻胃管喂养，考虑置鼻空肠管、PEJ喂养或全肠外营养。

3. 呕吐、反流

呕吐、反流主要由胃潴留、贲门括约肌松弛及胃内压增高等引起，喂养方式不当也是主要原因，如一次性推注营养液超过300 mL、推注速度过快等。一旦发生呕吐、反流，应马上停止鼻饲，取侧卧位，及时吸尽反流液，抽尽胃内容物，防止进一步反流造成严重后果。胃内容物反流导致的误吸可并发吸入性肺炎，最容易发生于胃内喂养者。吸入性肺炎是肠内营养最严重的并发症，常见于幼儿、老年及意识障碍患者。误吸一旦发生，对支气管黏膜和肺组织将产生严重损害，可引起急性肺水肿，出现低血压、气促、呼吸困难、发绀、氧饱和度下降等症状，严重者可导致窒息性死亡。预防吸入性肺炎是营养护理中重要的研究内

容，为了预防吸入性肺炎，胃内喂养时应注意以下几点：①在灌注营养液时及灌注后1 h内患者的床头应抬高30°～45°；②尽量采用间歇性或连续性灌注而不用一次性灌注；③定时检查胃残液量，若胃残液量大于150 mL，应暂停肠内营养液输注，并每2 h复查一次，如连续两次大于150 mL应停止输注；④对因胃蠕动功能不佳等发生误吸的高危患者，应采用鼻肠管或空肠造口的喂养方式，喂养管送至幽门以下可以大大减少误吸，但不能完全避免误吸，仍须密切监测；⑤应注意保持呼吸道通畅，防止因呼吸不畅导致的呛咳使喂养管移位。

一旦发现患者有吸入内容物征象应立即采取以下措施：①立即停止营养液输注，吸尽内容物；②立即行气管内吸引，尽可能吸出液体及误吸食物；③鼓励并帮助患者咳嗽，吸出误吸液体；④正常进食的患者，应尽早行支气管镜检查，清除食物颗粒；⑤进行静脉输液支持，输入白蛋白以减轻肺水肿；⑥有血气异常时，行人工机械呼吸；⑦应用抗生素防止肺部感染。

4. 便秘

便秘的常见原因为脱水、脱水剂的使用、膳食纤维不足和长期卧床致肠蠕动减弱。

在便秘的治疗方面，应鼓励患者多饮水，详细记录出入量。调整肠内营养成分，增加膳食纤维的用量。排便困难者可使用缓泻剂和灌肠剂，观察疗效，必要时行人工取便。

本章只讨论部分主要的并发症，实际上，肠外肠内营养支持的并发症远超以上论述，预防的关键是按规范操作，处理的关键是早期识别和治疗。肠外肠内营养支持涉及临床医生、营养师、药师、护理人员等多学科合作的问题，在临床、药学、代谢和护理环节都可能发生并发症。由于肠外肠内营养多由护理人员实施，早期识别和处理护理相关的并发症是基础性因素，因此一支高素质的护理队伍也是预防和处理并发症的关键因素。

参考文献

［1］罗艳丽，杨轶. 完全植入式输液港——中长期临床应用与管理［M］. 北京：科学出版社，2019：145-149.

［2］MATTHEWS K L, CAPRA S M, PALMER M A. Throw caution to the wind：is refeeding syndrome really a cause of death in acute care［J］. European journal of clinical nutrition，2018，72（1）：93-98.

［3］邓菲菲，赵智芳，邓辉. 再喂养综合征的研究进展［J］. 中国老年学杂志，2020，40（23）：5130-5133.

（伍友春　李亮　邰沁文　谢肖俊）

第二十二章　肠外、肠内营养的血糖管理

接受肠外、肠内营养支持治疗的患者容易出现血糖升高，无论患者原来是否有糖尿病，出现高血糖相关性并发症及死亡的风险都会增加。研究显示，接受肠内营养（enteral nutrition，EN）治疗的患者中有30%出现高血糖[1]，而接受肠外营养（parenteral nutrition，PN）治疗的患者中约有50%以上出现高血糖[2]。导致患者血糖升高的原因包括肝脏葡萄糖输出增加、应激激素（如皮质醇、儿茶酚胺、胰高血糖素）水平升高、卧床导致的体力活动减少，以上均可加重胰岛素抵抗。同时，患者通过肠内或肠外途径过量输注葡萄糖和/或糖异生底物也可导致血糖升高。尽管公认的是，控制血糖达标可减少患者的不良结局，但是接受营养支持治疗患者的高血糖控制情况并不理想，究其可能原因如下：①临床医生担心低血糖发生，不能及时对血糖超过10 mmol/L（180 mg/dL）的患者给予胰岛素治疗；②未能根据患者血糖情况及时调整营养支持治疗方案。本章将就管理肠外、肠内营养支持治疗患者的血糖提供建议。

一、肠外营养的血糖管理

在接受PN治疗的患者中，有超过50%的患者出现高血糖。在一项纳入6项随机试验的荟萃分析中，在营养摄入相似的情况下，接受PN治疗的患者高血糖发生率约为接受EN治疗患者的2倍[3]。这种差异的原因尚不完全清楚，尽管肠促胰酶素效应和EN期间内源性胰岛素水平升高可能是原因之一。此外，原因还可能包括PN中碳水化合物的热占比（50%～75%）通常高于EN中碳水化合物的热占比（40%～55%）。现有研究证实，住院期间PN导致的高血糖与更高的死亡率和并发症风险是独立相关的：根据不同的研究背景和高血糖的定义，PN相关性高血糖患者的死亡率是正常血糖患者的2～11倍。在血糖≥6.3 mmol/L（124 mg/dL）的基础上，血糖每升高0.56 mmol/L（10 mg/dL），出现感染和器官功能障碍的风险增加7%～9%[4]。鉴于接受PN的患者与高血糖相关的死亡率和并发症风险增加，同时血糖<6.1 mmol/L（110 mg/dL）的状态下并不能进一步改善患者的预后，而低血糖风险却显著增高，美国肠外肠内营养学会（American Society for Parenteral and Enteral Nutrition，ASPEN）建议接受PN营养

支持的患者血糖控制目标为7.8~10 mmol/L（140~180 mg/dL）[5]。无论患者是否有糖尿病病史，均应在接受PN时开始监测血糖，起始监测频率为Q 4~6 h。

（一）PN期间高血糖的预防

1. 降低PN中葡萄糖的含量

葡萄糖是PN的主要热量来源，其含量因疾病的严重程度、患者的热量需求和患者可耐受的液体量等因素而异。《肠外营养临床药学共识（第二版）》推荐住院成年患者全营养混合液（total nutrient admixture，TNA）输注速度不应超过葡萄糖的最大氧化速率［4~5 mg/（kg·min）］，危重患者TNA最大输注速率为3~4 mg/（kg·min）[6]。多项研究表明，PN中葡萄糖含量超过4 mg/（kg·min）可增加非糖尿病患者高血糖的风险。一项纳入88例无糖尿病的ICU患者的研究发现：PN的葡萄糖输注率每天1.8±1.3 g/kg相较于每天2.6±1.4 g/kg，前者的高血糖发生率、胰岛素使用率和死亡率更低[7]。有研究显示，在全肠外营养（total parenteral nutrition，TPN）治疗期间减少高血糖发生的一种方法是将全天葡萄糖输注量降低到150 g，这个葡萄糖负荷足以满足大脑代谢需求和维持基本细胞功能[8]。因此，在PN中将葡萄糖的负荷限制在每天150~200 g是预防PN期间高血糖的合理措施之一。

2. 给予低热量PN

患者明确PN适应证后，应全面评估患者的代谢状态，以及疾病对代谢的影响，确定合适的能量摄入目标：非肥胖成人每日热量目标为25~30 kcal/kg，肥胖患者根据ASPEN发布的《ASPEN临床指南：成人肥胖住院患者的营养支持》推荐能量摄入量为正常量的50%~70%[9]。与标准热量PN相比，低热量PN可降低高血糖风险。因此，ASPEN的指南建议在住院的第1周给予低热量的PN（每天≤20 kcal/kg或≤估计所需能量的80%）和充分的蛋白质（每天≥1.2 g/kg），这样可降低高血糖和胰岛素抵抗的风险。

3. PN中使用非葡萄糖的碳水化合物

与EN相比，在PN中使用非糖碳水化合物的数据有限。在一项对138例糖尿病患者的随机对照研究中，在PN中以2∶1∶1的比例使用葡萄糖、果糖、木糖醇，并不能改善高血糖和减少胰岛素使用量[10]。谷氨酰胺属于非必需氨基酸，在感染、炎症、代谢应激和营养不良状态下转变为条件必需氨基酸，虽然谷氨酰胺补充剂被证明可以降低高血糖和减少胰岛素需求，但包括2013年发表在《新英格兰医学杂志》（*The New England Journal of Medicine*）上的REDOXS研究在内的几项大样本量、多中心、随机对照试验对危重患者肠外给予谷氨酰胺的安全性和有效性提出了质疑[11]。因此，目前的ASPEN临床指南建议危重症患者不常规使用肠外谷氨酰胺补充剂。铬属于维持机体生理功能所必需的9种微量元素之一，具有控制血糖、减轻胰岛素抵抗的功能，ASPEN推荐PN中微量元素铬的含量为每天10～15 μg，对于存在高度营养风险并伴有严重胰岛素抵抗或者持续性低碳水化合物摄入状态下的糖尿病患者，可以添加铬元素进行经验性治疗[12]。尽管目前尚没有关于长期接受PN的患者出现铬中毒的报道，但人体组织和血清内较高浓度的铬对人体的毒性仍未知。

4. 调节PN中脂肪乳剂占总热量的比重及选择合适脂肪酸

脂肪乳剂是PN中理想的能源物质，可提供能量、生物合成碳原子及必需脂肪酸。一般情况下，PN中脂肪乳剂应占总能量的30%～40%，每天剂量为0.7～1.3 g/kg。常用的脂肪乳有豆油长链脂肪乳、中/长链脂肪乳、结构脂肪乳、橄榄油长链脂肪乳、鱼油长链脂肪乳、多种油脂肪乳。目前关于静脉内脂肪乳剂（intravenous lipid emulsion，ILE）在糖代谢方面的直接作用的相关研究几乎没有，但有研究提示，其实验中3组使用不同营养液的PN组与盐溶液组相比引起糖代谢的改变与糖负荷量有关而与ILE无关[13]。另有研究显示，不同的脂肪酸对糖代谢有不同的作用，以豆油为基础的ILE可能对出生几天内新生儿的低血糖的预防和治疗有价值，而以橄榄油为基础的ILE在对高血糖的预防和治疗方面有帮助[14]。脂肪乳剂在糖代谢方面的作用及其作用机制仍需要更多的临床证据。脂肪乳剂在使用时应避免过量、过速，注意评估患者的脂肪廓清能力并密切监测甘油三酯（TG）水平。《2018年欧洲肠外肠内营养学会重症营养治疗指南》中建议PN常规包含静脉脂肪乳制剂，静脉脂质补充量（包含非营养性脂质成分）每天不应该超过1.5 g/kg。《肠外营养临床药学共识（第二版）》建议脂肪占总能量比一般不超过60%，伴有明显高脂血症的患者应限制脂肪的供给，使用胰岛素来维持血糖稳定[6]。

5. PN联合EN治疗

PN与EN的联合营养治疗（EN提供30%的营养需求）可降低血糖、减轻胰岛素抵抗、增加肠促胰酶素和改善肠道通透性[15]。为了降低高血糖与PN的不利影响，需要持续评估患者的营养状况和临床情况，随着患者对EN耐受性的增强，可逐渐减少PN的能量比例，当患者>60%的能量需求源于EN时可停止PN[8]。

（二）PN期间高血糖的治疗

如果采取了上述积极的预防措施，但PN期间血糖仍持续超过7.8 mmol/L（140 mg/dL），无论既往有无糖尿病病史，都需要及时开始给予药物降糖治疗。胰岛素是PN期间控制高血糖的首选方案，皮下和静脉注射胰岛素均是有效的给药方式。2012年美国内分泌学会及2016年美国医院医学学会推荐如下[16-17]。

1. 持续静脉输注短效胰岛素

与皮下注射胰岛素相比，通过静脉注射泵持续泵入短效胰岛素的优势在于它能更严格地控制血糖，它允许更频繁、更灵活的剂量调整，因此更适合危重患者或血流动力学受损的患者。持续静脉输注短效胰岛素方案的缺点包括：需要更多护理资源；如果停止PN而不及时停止胰岛素输注，则有发生低血糖的风险。

2. 每日多次皮下注射胰岛素

基础胰岛素（长效/中效胰岛素）联合短效/超短效胰岛素皮下注射，这种方法的优点是护理时间少，缺点是如果停用PN而长效/中效胰岛素仍在持续起效，则有低血糖的风险。一项回顾性研究比较皮下注射胰岛素与静脉输注胰岛素在PN治疗中控制高血糖的效果，结果显示静脉输注组平均血糖更低，在不增加低血糖的情况下血糖达标时间（time in range，TIR）更长。

3. PN袋中加入短效胰岛素+皮下胰岛素注射

研究表明，在PN袋中添加短效胰岛素是一种安全、有效的方案。该方案的优点是护理时间少，停止PN的同时停用胰岛素，可减少低血糖风险；缺点包括需要考虑胰岛素与输液袋、输液管的结合，以及在低血糖时不能立即调整胰岛素输注速度。

非糖尿病患者如果在PN期间出现持续性高血糖（血糖＞7.8 mmol/L，时间超过12～24 h），可以采用PN袋中加入短效胰岛素+皮下注射短效/超短效胰岛素（Q 4～6 h）的方案控制血糖。PN袋中加入短效胰岛素的剂量可以从每20 g葡萄糖：1 U胰岛素开始，如果血糖持续高于7.8 mmol/L，则可增加胰岛素的剂量，根据血糖滴定至合适的葡萄糖和胰岛素比例。一般而言，非糖尿病的高血糖患者的葡萄糖和胰岛素比例约为15：1，每日平均总胰岛素剂量为0.3 ± 0.2 U/kg。

对于糖尿病患者，同样采用PN袋中加入短效胰岛素+皮下注射基础胰岛素（长效/中效胰岛素）+皮下短效/超短效胰岛素（Q 4～6 h）的降糖方案。PN袋中葡萄糖与胰岛素的比例可以从10：1～15：1起始，根据血糖调整葡萄糖和胰岛素比例。糖尿病患者入院前基础胰岛素的剂量可以继续，但如果患者存在肾功能不全，应警惕低血糖风险。如果入院前使用中效胰岛素，可以将其替换为长效胰岛素（地特或甘精胰岛素），并作为基础胰岛素，按每天0.1～0.2 U/kg起始，这样可以减少低血糖风险。如果患者因血流动力学不稳定需要使用升压药物、类固醇激素，或存在肾功能不全，PN袋中应慎用胰岛素。在此情况下，应采取单独静脉或/和皮下注射胰岛素，直到患者病情相对稳定后，再将每日胰岛素总剂量的80%作为常规胰岛素添加到后续的PN袋中，必要时给予皮下注射短效/超短效胰岛素（Q 4～6 h）。

二、肠内营养的血糖管理

肠内营养是指通过胃肠道途径提供营养物质的一种营养支持治疗方式，它具有符合生理状态、维持肠道结构和功能的完整、费用低、使用和监护简便、并发症少等优点，是临床营养支持的首选方法。只要患者的胃肠道具有吸收所提供营养物质的能力，且胃肠道能耐受肠内营养制剂，原则上在患者因原发疾病或因治疗需要不能或不愿自然饮食，或者摄食量不足总能量需求60%时均应考虑开始EN。EN与PN相比能更好地控制血糖，同时具有维持胃肠道和免疫系统正常功能的优势：在营养不良的情况下，EN可减少全身炎症，PN联合EN的营养支持治疗可减少PN的输液管道感染风险[16]。

EN的给予方式包括口服及管饲，目前常见的管饲方式包括持续性、每日分次或夜间输注。持续性的EN为患者提供连续的营养来源，每日分次管饲是最符合生理特点的，它模拟了人体的生理饮食模式。夜间输注通常在晚上8点以后开始，持续输注时间为12~14 h。标准EN配方的热量密度为1~2 cal/mL，由蛋白质、长链甘油三酯形式的脂质和碳水化合物组成。目前已有针对特定疾病的不同EN配方，为临床提供了更多的营养补充选择，例如糖尿病专用配方（瑞代、益力佳、康全力）、脂代谢障碍配方（康全甘）、高能配方（瑞先、瑞高）等。

30%~47%的成年住院患者和近一半的养老院老年患者在接受EN治疗期间会出现高血糖，其中约50%患者既往无糖尿病病史。这种代谢不良事件不仅限于糖尿病患者，接受EN治疗的非糖尿病患者也可能发生高血糖并导致死亡风险增加[2]。接受EN治疗的患者发生高血糖的确切机制尚不清楚。理论上认为是由于葡萄糖在肠道内持续暴露，从而影响肠促胰酶素［胰高血糖素样肽-1（glucagon-like peptide-1，GLP-1）和胃抑肽（gastric inhibitory peptides，GIP）］的分泌和作用。其他影响因素包括肝脏葡萄糖输出增加及由于细胞因子和应激激素（如胰高血糖素、皮质醇和儿茶酚胺）水平的增加导致的外周胰岛素抵抗。无论患者EN期间是否出现高血糖或既往有无糖尿病病史，推荐的每日摄入热量均为25~30 kcal/kg[19]。

（一）EN期间高血糖的预防

1. 肠内营养配方

肠内营养配方可分为标准配方、元素（半元素）配方和疾病专用配方。就碳水化合物含量而言，各种配方的碳水化合物含量从112~204 g/L不等。开发糖尿病专用配方（diabetic specific formulas，DSFs）的目的是减少接受EN的糖尿病患者的血糖波动。相对于标准配方，DSFs具有如下特点：①糖类含量较低（含糖量100～132 g/L），且由降解速度相对更慢的复合糖（如将淀粉聚集成淀粉–脂质复合物）构成糖类的缓释系统，降低肠内制剂的升糖指数（glycemic index，GI）和血糖负荷（glycemic load，GL）[15]；②单不饱和脂肪酸（monounsaturated fatty acid，MUFA）含量增高，在三大产热营养素中脂肪供能比可升高至50%，而MUFA产热占脂肪产热的60%～70%；③添加可溶性膳食纤维（12～15 g/L）；④蛋白质可以来自整蛋白、短肽和游离氨基酸。

虽然很多临床研究和荟萃分析证实使用DSFs可以降低糖尿病患者的血糖，但是目前尚缺乏充分的循证证据支持DSFs可同步降低患者的高血糖性并发症的风险和死亡率，所以ASPEN临床指南并未推荐在接受EN的患者中将DSFs作为控制高血糖的有效措施[20]。但是考虑ASPEN参考的数据仅源于2003年和2005年的两篇文献，且很多临床研究和荟萃分析证实使用DSFs可以降低糖尿病患者的血糖[21]，欧洲临床营养与代谢学会专家组支持在糖尿病或肥胖的患者中使用DSFs[22]。

2. 适度的热量限制

如前所述，严重应激状态下部分患者出现胰岛素抵抗加重，虽然应激性血糖升高，但机体对葡萄糖、酮体、游离脂肪酸和氨基酸的利用存在障碍，因此对于糖尿病患者或者应激性高血糖（stress hyperglycemia）的患者建议采用"允许性低摄入（permissive under feeding）"原则，在EN治疗初期（1～2周）予以每天20 kcal/kg甚至更低的热量更有利于控制患者的高血糖及改善其预后。

3. EN期间的血糖监测及控制目标

无论患者是否有糖尿病，均应在启动EN时即开始监测患者的血糖水平，监测频率为4～6 h/次（或根据EN的给予形式采取合适的监测频率）。无糖尿病病史的患者，如24～48 h后未出现血糖升高（>7.8 mmol/L），可停止血糖监测。ASPEN临床指南推荐通过EN接受特殊营养的住院成人患者的血糖控制目标为7.8～10.0 mmol/L（140～180 mg/dL）[23]。

（二）EN期间高血糖的药物治疗

1. 胰岛素治疗

对于接受EN治疗期间血糖>7.8 mmol/L（140 mg/dL）超过12～24 h的患者，无论既往有无糖尿病病史，均建议给予规律的胰岛素治疗。具体的胰岛素治疗方案应根据胰岛素制剂的药代动力学/药效学匹配特定的EN输注方式（持续性、每日分次或夜间输注）。接受持续性管饲的患者基本上处于持续性餐后状态。因此，持续静脉注射短效胰岛素被认为是一种安全、有效的给药方式，尤其是那些在ICU环境下接受护理的重症患者。但是考虑到安全、有效地持续静脉输注胰岛素所需的医疗资源（护理人员配备、更频繁的血糖监测等），在非重症监护环境下推荐皮下注射胰岛素的治疗策略。如果是从静脉胰岛素过渡到皮下胰岛素治疗，建议以每日静脉胰岛素剂量的80%起始。不同的管饲方式推荐不同的皮下胰岛素注射方式[17, 24]。

（1）持续性管饲。

糖尿病患者：基础胰岛素（甘精胰岛素/德谷胰岛素，占全天胰岛素剂量40%～50%），每日一次（quaque die，QD）+短效/超短效胰岛素皮下注射，Q 4～6 h（占总剂量的50%～60%）。

非糖尿病患者：全天胰岛素剂量以短效/超短效胰岛素Q 4～6 h皮下注射的形式给予。

（2）每日分次管饲。

一般每日分次管饲为3～4 h/次，因此胰岛素治疗方案可以为短效胰岛素（重组人胰岛素），Q 4～6 h皮下注射或者每次管饲前即刻予以超短效胰岛素（门冬胰岛素/赖脯胰岛素）皮下注射。对于糖尿病患者，如果短效/超短效胰岛素皮下注射后血糖不能控制达标，可以加用基础胰岛素（甘精胰岛素/德谷胰岛素）皮下注射、QD（可按每天0.2 U/kg起始）。

（3）夜间管饲。

夜间管饲多见于白天不能持续管饲（例如需要接受加速康复治疗的术后患者），只能在夜间给予EN治疗的患者，但是这样也对血糖管理提出了更大的挑战。夜间管饲的持续时间一般为12～14 h，为尽量减少对患者睡眠的影响，建议在夜间管饲前皮下注射预混胰岛素70/30（中效胰岛素占70%，短效/超短效胰岛素占30%），以后Q 4～6 h注射短效胰岛素（重组人胰岛素）。如果既往有糖尿病病史，则可将最后1次短效胰岛素替换为预混胰岛素70/30。起始监测血糖频率为Q 2～4 h，血糖达标后可减为Q 4～6 h，以减少对睡眠的影响。

2. 非胰岛素治疗

目前有少量在接受EN治疗的高血糖患者中使用胰高糖素样肽-1受体激动剂（GLP-1RA）、二肽基肽酶4抑制剂（DPP-4i）等非胰岛素类降糖药的研究，但是由于缺乏在EN治疗的高血糖患者中使用这些药物有效性、安全性的充分证据，目前不推荐使用非胰岛素类降糖药治疗此类高血糖患者。

三、小结

接受肠外、肠内营养支持治疗的患者是发生高血糖的高危人群，无论患者既往有无糖尿病病史，PN和EN期间的高血糖均可增加患者并发症风险和死亡率。

PN、EN期间高血糖的管理主要包括合理的总热量摄入、优化碳水化合物含量和静脉/皮下胰岛素治疗。接受PN治疗的患者，如果患者为非危重患者，推荐PN袋中加入短效胰岛素联合皮下胰岛素控制高血糖，对于危重患者，则首选持续静脉输注短效胰岛素。对于接受EN的患者，则需要根据不同的管饲方式选择合适的皮下胰岛素治疗方案。

参考文献

［1］PLEVA M，MIRTALLO J M，STEINBERG S M. Hyperglycemic events in non-intensive care unit patients receiving parenteral nutrition［J］. Nutrition in Clinical Practice，2009，24（5）：626-634.

［2］ARINZON Z，SHABAT S，SHUVAL I，et al. Prevalence of diabetes mellitus in elderly patients received enteral nutrition long-term care service［J］. Arch Gerontol Geriatr，2008，47（3）：383-393.

［3］PETROV M S，ZAGAINOV V E. Influence of enteral versus parenteral nutrition on blood glucose control in acute pancreatitis：a systematic review［J］. Clinical Nutrition，2007，26（5）：514-523.

［4］CHEUNG N W，NAPIER B，ZACCARIA C，et al. Hyperglycemia is associated with adverse outcomes in patients receiving total parenteral nutrition［J］. Diabetes Care，2005，28（10）：2367-2371.

［5］MCMAHON M M，NYSTROM E M，et al. A.S.P.E.N. Clinical guidelines：nutrition support of adult patients with hyperglycemia［J］. J Parenter Enteral Nutr，2013，37（1）：23-36.

［6］广东省药学会. 肠外营养临床药学共识（第二版）［J］. 今日药学，2017，27（5）：289-303.

［7］LEE H，KOH S O，PARK M S. Higher dextrose delivery via PN related to the development of hyperglycemia in non-diabetic critically ill patients［J］. Nutr Res Pract，2011，5（5）：450-454.

［8］MCCLAVE S A，TAYLOR B E，MARTINDALE R G，et al. The Society of Critical Care Medicine and the American Society for Parenteral and Enteral Nutrition Guidelines for the provision and assessment of nutrition support therapy in the adult critically ill patient：Society of Critical Care Medicine（SCCM）and American Society for Parenteral and Enteral Nutrition（A.S.P.E.N.）［J］. J Parenter Enteral Nutr，2016，40（2）：159-211.

［9］CHOBAN P，DICKERSON R，MALONE A，et al. A.S.P.E.N. Clinical guidelines：nutrition support of hospitalized adult patients with obesity［J］. J Parenter Enteral Nutr，2013，37（6）：714-744.

［10］VALERO M A，LEÓN-SANZ M，ESCOBAR I，et al. Evaluation of non-glucose carbohydrates in parenteral nutrition for diabetic patients［J］. Eur J Clin Nutr，2001，55（12）：1111-1116.

［11］HEYLAND D，MUSCEDERE J，WISCHMEYER P E，et al. A randomized trial of glutamine and antioxidants in critically ill patients［J］. N Engl J Med，2013，368（16）：1489-1497.

［12］VIA M A, MECHANICK J I. Inpatient enteral and parenteral ［corrected］ nutrition for patients with diabetes.［J］. Curr Diab Rep, 2011, 11（2）: 99-105.

［13］JOSELITA S, DAWN S, CHRISTOPHER N, et al. Substitution of standard soybean oil with olive oil-based lipid emulsion in parenteral nutrition: comparison of vascular, metabolic, and inflammatory effects［J］. The journal of clinical endocrinology and metabolism, 2011, 96（10）: 3207-3216.

［14］KEMPEN VAN A, VAN DER CRABBEN S N. Stimulation of gluconeogenesis by intravenous lipids in preterm infants: response depends on fatty acid profile［J］. AJP Endocrinology & Metabolism, 2005, 290（4）: E723-730.

［15］LIDDER P, FLANAGAN D, FLEMING S, et al. Combining enteral with parenteral nutrition to improve postoperative glucose control［J］. British journal of nutrition, 2010, 103（11）: 1635-1641.

［16］UMPIERREZ G E, HELLMAN R, KORYTKOWSKI M T, et al. Endocrine society management of hyperglycemia in hospitalized patients in non-critical care setting: an endocrine society clinical practice guideline［J］. J Clin Endocrinol Metab, 2012, 97（1）: 16-38.

［17］MAYNARD G, WESORICK D H, O'MALLEY C, et al. Subcutaneous insulin order sets and protocols: effective design and implementation strategies［J］. Journal of Hospital Medicine, 2010, 3（5 Suppl）: 29-41.

［18］ALEJANDRO SANZ-PARIS, JULIA ÁLVAREZ HERNÁNDEZ, MARÍA D BALLESTEROS-POMAR, et al. Evidence-based recommendations and expert consensus on enteral nutrition in the adult patient with diabetes mellitus or hyperglycemia［J］. Nutrition, 2017, 41（9）: 58-67.

［19］BROWN B, ROEHL K, BETZ M. Enteral nutrition formula selection current evidence and implications for practice［J］. Nutrition in clinical practice official publication of the American Society for Parenteral & Enteral Nutrition, 2015, 30（1）: 72.

［20］MORI Y, OHTA T, YOKOYAMA J, et al. Effects of low-carbohydrate/high-monounsaturated fatty acid liquid diets on diurnal glucose variability and insulin dose in type 2 diabetes patients on tube feeding who require insulin therapy［J］. Diabetes Technology & Therapeutics, 2013, 15（9）: 762-767.

［21］MCMAHON M M, NYSTROM E, BRAUNSCHWEIG C, et al. A.S.P.E.N. Clinical guidelines: nutrition support of adult patients with hyperglycemia［J］. J Parenter Enteral Nutr, 2013, 37（1）: 23-36.

［22］BARAZZONI R, DEUTZ N E P, BIOLO G, et al. Carbohydrates and insulin resistance in clinical nutrition: recommendations from the ESPEN expert group［J］. Clin Nutr, 2017, 36（2）: 355-363.

［23］American Diabetes Association. 14. Diabetes care in the hospital［J］. Diabetes Care, 2017, 40（Suppl 1）: S120-S127.

（云鹏　邹湘才　谢肖俊　邰沁文）

第二十三章　全治疗周期营养管理与家庭营养

营养支持的目的是增强抗肿瘤治疗的效果，维持器官功能，减少并发症和毒副作用的发生。营养是生命的物质基础，营养状态的好坏与手术的治疗质量密切相关，包括手术治疗、化学治疗（化疗）、放射治疗（放疗）等，也与患者在治疗期间的体力状态和主观体验密切相关。营养状态的改善和维持，除了围手术期的营养支持外，对患者的营养支持应该贯穿整个治疗周期，包括从住院手术到全部化疗等措施结束后的一段时间，此期间患者可能接触不同专业的医生，入住不同的病房，各专业从业人员的营养知识差异大，因此需要对患者的全治疗周期营养问题进行统一的管理，同时也涉及患者在家庭期间的营养支持问题。由于腹部外科的治疗对消化吸收功能影响大，全治疗周期的营养管理显得更加重要。

一、全治疗周期营养管理的意义

腹部外科治疗对患者的消化吸收造成较长时间的影响，营养管理和科学的营养支持对治疗有重要的作用，主要表现在以下方面。

（1）营养不良引起机体结构和功能受损，营养支持可以改善机体功能，患者能更好地耐受各种治疗措施。

（2）良好的营养可以让患者保持良好的心态，有利于患者的治疗。

（3）营养支持治疗可以使患者保持良好的身体状态，提高晚期癌症患者的生存质量，延长生存时间。

所以，营养支持可以从生理、心理上改善患者的生存状态，全治疗周期的营养支持可以使腹部外科各种疾病，尤其使恶性肿瘤的各种治疗发挥最大功效。

二、团队组建

营养治疗的实施过程中需要定期进行评估、营养状况监测、营养方案调整、营养教育和相关并发症处理等，无论是在医院还是患者回归家庭后实施营养治疗，这些工作都需要由营养支持小组或者家庭营养小组来完成。营养支持小组的工作目的在于改善患者的营养状况，提高生活质量，同时帮助患者减轻痛苦，减少不便，使其尽可能恢复正常的生活、学习和工作。

（一）团队的组成

营养支持小组是由多学科人员组成的团队，包括医师、药剂师、营养师、护士等，同时它可以包括社会工作者、营养专业科研人员及在营养支持小组轮转的受训者。家庭营养支持小组的建立有利于为患者提供合理、安全、全面、有效的营养支持治疗方案，主要负责家庭营养支持，并对患者在营养支持相关方面进行监测，包括营养评估、营养相关检测结果的评价、营养方案调整和建立详细的患者资料数据库。

（二）团队的分工

关于团队人员的具体分工，医师可担当营养支持小组的主要负责人，评估患者是否需要营养支持，选择和建立合适的营养支持路径，汇总小组其他成员提供的信息和建议，制订合理的营养支持治疗方案及随访计划。营养师负责评估患者的营养状况，在营养支持过程中监测营养支持的有效性和安全性，负责营养制剂种类的选择，提供膳食咨询和服务。药剂师负责审核营养处方，配制、检查静脉营养制剂，防止污染。护士对患者及家属进行营养支持的培训和相关教育，负责营养支持方案的实施，包括营养液的输注技术、管道护理、预防和处理并发症等。此外，还需要专人负责随访、家庭营养的技术指导和档案管理。如果可以与当地的社康中心建立合作关系，可与社区医生和护理人员合作，指导社区医生和护理人员进行随访和家庭营养支持。

三、实施

由于患者多数存在营养相关的问题，营养筛查、评估和干预是常规的工作，需要在分工上明确护理人员、临床医生、营养师之间的责任。一般而言，护理人员负责初步的筛查与评估；临床医生负责营养评定，特别是基于病情和治疗上的全面评定；营养评定也可由营养师负责，营养师还负责更专业的营养评估，指导患者饮食方面的问题。

（一）筛查

1. 筛查工具

目前唯一有循证医学依据的营养筛查量表是营养风险筛查2002（NRS 2002），也是为护理人员开发的营养筛查量表，NRS 2002量表简洁，可以快速对患者的营养风险进行分类，以进行进一步的检查和评估。

2. 患者教育

由于受专业知识的限制、传统饮食文化的影响，以及相关营养概念的错误理解，患者往往不具备正确的营养知识。对患者进行教育，让患者建立正确的营养观念，形成新的知识–态度–行为模式，是保证全程营养管理的基础之一。

（1）一对一指导与集体指导。

患者入院时，可以对患者进行初步指导，每周集中举办一到两次患者教育会，将患者和家属集中起来，进行营养方面的知识培训，重点是纠正患者和家属错误的营养观念，特别是纠正一些错误的传统营养观念，让患者认识营养的重要性和本质。

（2）手术前指导。

手术前对患者进行辅导，对围手术期营养支持治疗的顺利实施有促进作用，尤其可以加速康复外科营养，也可使患者更加主动在术后下床活动。

（3）出院前指导。

出院前对患者进行宣教或指导，重点是饮食宣教，常见并发症的监测、预防和处理，可能出现的问题及应对方式等。在营养方面，务必让患者正确认识什么是真正的营养，以及不良饮食习惯对康复和疾病的影响，让患者在脱离医院直接监护的条件下，也可以维持较好的营养状态。

3. 建立档案

为患者建立完整的档案，并贯穿治疗过程，条件具备时，可以开发相应的软件，或利用微信平台进行远程交流。档案的建立以结构化的数据模式最理想，可以为后续的研究和工作积累重要的数据。负责随访和档案管理的护士需要根据档案和营养管理的计划，定期检查各种营养支持措施是否落实，以及落实的效果，并及时通知患者复诊。

（二）确定全程营养管理的目标

以目标管理为导向，全程跟踪患者的营养状况，并监督在相应环节落实营养管理的目标，根据实际的病情，小组成员应在讨论后进行调整。

1. 术前营养管理的目标

术前营养支持的主要目标是降低营养风险，但是恶性肿瘤的治疗不能进行太长时间的营养支持，因此一般在营养支持10～14天后重新评估患者的营养状况，根据具体的病情决定是否需要继续进行营养支持。

2. 术后营养管理的目标

手术后患者处于恢复的过程中，根据患者的代谢状况，供应足够的代谢底物，以满足机体能量和各种营养物质的需求。

3. 出院后家庭营养管理的目标

由于术前和术后的营养支持在医院内实施，在医生和护士的监督下进行可以取得较好的实施效果。由于手术创伤等影响，患者出院后体重仍然有下降的趋势，全程的营养管理可以减轻体重下降的程度[1]，但是无法逆转其体重下降的趋势，研究表明，术后体重下降10%对恶性肿瘤的预后产生影响。患者出院后，脱离了专业人员的支持，加上术后的不适，患者进食往往不足，使营养问题更加突出。因此出院后的营养管理目标是确保患者和家属掌握相应的营养支持知识和技能，了解应该在什么情况下求助医务人员，以达到维持体重的营养目标。

4. 化疗期间的营养管理目标

化疗是胃肠肿瘤的重要治疗手段，患者可能在手术科室化疗，也可能在肿瘤科化疗，化疗期间患者的病情通常允许其自由进食，但是化疗引起一系列的消化系统症状，包括肠麻痹、恶心、呕吐、腹胀、腹泻等，影响患者摄食的欲望和消化吸收，因此营养管理的目标是维持患者足够的摄入。

（三）心理干预

恶性肿瘤等疾病对患者的心理造成较大的影响，患者可能长期处于不利的心境之中，治疗过程中的各种不适也对患者心理造成影响，对饮食和营养也造成直接的影响，需要加强对患者的心理干预，协助和鼓励患者做好情绪管理。不同的患者对疾病的认知也存在很大的差异，因此需要个体化的管理。

（四）记录重要节点的营养相关指标数据

应在患者入院时和出院时测定并记录相应的数据，作为以后评估和对比的基础，包括体重、身体质量指数（BMI）、小腿围、总蛋白、前白蛋白、白蛋白、淋巴细胞计数、血红蛋白等。

四、门诊随诊

调整饮食结构和症状管理可以显著改善患者的营养状态和提高饮食的依从性[2]，出院前应介绍相应的就诊信息，包括营养门诊的就诊指南、如何进行饮食调整与症状管理、保持适当的体重。同时指导患者书写饮食日记，记录一天的饮食情况，方便营养师分析膳食和营养状况。此外还应鼓励患者坚持适当运动，保持良好的机能。

五、化疗期间的营养

化疗对胃肠道产生较大影响，为保证营养，需要肿瘤科医生或胃肠外科医生对其症状进行干预，减轻患者的不适，增加食欲；营养师应定期查房，指导患者饮食和配餐，如口服无法摄入足够的能量，可以考虑以肠外途径补充营养的不足。

六、家庭营养

家庭营养是指在专业营养支持小组的指导下，病情相对平稳的患者在家中接受营养支持治疗。根据给予途径的不同，可分为家庭肠内营养和家庭肠外营养。家庭营养支持一方面有利于改善和维持出院患者的营养状况，提高生活质量，减少医疗费用；另一方面有利于缩短住院时间，加快病床周转。目前，在美国，家庭肠内营养（home enteral nutrition，HEM）使用率每年为360人/百万人，家庭肠外营养（home parenteral nutrition，HPN）使用率每年为120人/百万人。欧美国家病例数每年以20%~25%递增。而在国内，原南京军区总医院自2003年6月起组成家庭营养支持小组，至今为多名患者实施家庭肠内营养及家庭肠外营养，并逐渐规范我国家庭营养支持的治疗。根据国内外家庭营养治疗的专业指南，可以进行家庭营养支持的实施和管理[3]。

（一）家庭营养支持的实施与管理

家庭营养支持主要针对院内住院患者中基础疾病平稳、住院所行的治疗能在家中进行的患者。

（1）预期进行营养支持时间在4周以上。

（2）患者及家属均渴望和要求出院后能在家中继续营养支持治疗。

（3）患者及家属必须得到足够的营养支持护理方面的培训，社会和家庭环境能保证家庭营养支持的安全实施。

（4）患者本身没有精神疾病，能遵医嘱实施家庭营养支持。

（5）患者有家庭营养支持小组支持指导服务。

（二）家庭营养支持的评估

对于适合家庭营养支持治疗的患者，应定期进行全面评估。评估内容包括以下4个方面。

1. 疾病的评估

评估原发疾病的治疗情况和一般情况，如生命体征、机体内环境、水电解质酸碱平衡，以及是否有高血压、糖尿病、贫血等，及时了解患者肝、肾功能和心、肺功能等。

2. 营养状况的评估

通过身体测量（身高、体重），计算身体质量指数，了解患者营养状况；同时通过膳食调查、实验室检查、体格检查全面评估患者营养状况。通过人体组成分析仪监测准确获得患者身体肌肉、脂肪、水分、蛋白质等结果。通过间接能量测定获得患者静息能量消耗，用于指导患者个体化的热量供给。

3. 胃肠道功能的评估

详细了解胃肠道手术史，以及解剖结构的具体改变（如手术切除的部位、切除肠管的长度及剩余胃肠道的消化吸收功能）。

4. 营养处方的评估

了解患者营养支持途径及制剂类型，有针对性地指导家属掌握相关技术。

（三）家庭营养支持方案的选择

对适合家庭营养支持的患者必须根据患者的实际情况，综合评估后决定实施何种营养支持方式。常见的营养支持方式包括：自然饮食+口服补充性肠内营养制剂；自然饮食+管饲肠内营养制剂；全肠内营养；肠内营养+外周静脉补液；肠内营养+补充性肠外营养；全肠外营养；等等。实施家庭营养支持治疗的患者采取何种营养支持方案，应当由专业的家庭营养支持小组来决定，并且在治疗过程中根据患者情况进行调整。

（四）家庭营养支持的监测

当患者出院行家庭营养支持治疗时，监测营养支持治疗效果的随访工作应该同步进行。营养监测的目的是确保治疗的安全性及有效性，使患者获得更好的生活质量。

（五）对实施家庭营养支持的患者和照护者的教育培训

对患者和家属的培训和教育是家庭营养支持顺利实施的前提和保障，家庭营养支持小组医护人员通过出院前对患者详细评估，制订出个体化的出院培训计划，确保患者和家属掌握相关技术。具体可采用多样化的方式对患者和家属进行教育。如定期开展营养健康宣教会，营养小组成员宣讲、发放健康宣传单页，将培训教育内容以文字、图片、视频形式上传至网络平台，以供学习。主要培训内容包括：

（1）营养输注技术和营养管道的常规护理。

（2）常见并发症的监测、预防和处理。

（3）建立与医师及小组成员的联系方法。

（4）实施家庭营养支持的患者的营养液保存和供应渠道。

（六）家庭营养支持规范化随访

根据患者情况制订随访计划，定期进行随访。可采用电话随访、微信随访、上门随访、门诊随访、网络访视平台随访等多种方式。随访内容包括疾病情况、营养支持情况及其他影响因素的评估。

1. 电话随访

在患者出院后第一天进行电话随访或微信随访，了解患者在家中是否顺利，询问有无并发症，并及时处理患者出现的问题。若无异常，电话随访或微信随访2次/周，之后改为1次/周，再更改为1次/2周、1次/1个月、1次/3个月、1次/6个月。

2. 微信随访

建立微信随访群，将使用微信的患者或家属加入微信群。微信随访的优点是上传图片方便，可直接与患者及其家属视频电话，方便处理并发症。

3. 上门访视

对于医院附近的患者，营养支持小组可以无偿进行上门访视，了解患者营养支持是否顺利、进行营养监测、处理并发症、采集血液行实验室检查。

4. 门诊随访

门诊随访沟通直接，包括医疗门诊随访和护理门诊随访。主要用于调整营养支持方案、处理并发症及宣教指导等。

5. 网络访视平台随访

有条件的医院可建立网络访视平台系统，开放式平台可为医患提供交流平台，了解、反馈、解决各种问题。

（七）实施家庭营养支持的患者档案的管理

加强对实施家庭营养支持的患者档案的管理，有利于工作的总结、研究资料的收集和随访工作的有序进行。传统的纸质采集存在重复录入、保存不便等缺点，采用现代化的采集工具可提高工作效率，便于资料的分析和统计。

（1）采用微型无线终端（如平板电脑）采集患者资料及开展各项评估工作。

（2）使用网络访视平台、医院信息系统（HIS）等登记资料，每位患者的信息是一个独立的档案，包括一般资料、营养评估、实验室检查结果、人体成分分析结果、间接能量测定结果、营养支持方案、随访记录和照片等。将所有资料保存于数据库内，并可以用Excel表格形式导出，便于后期统计分析。

参考文献

［1］刘祖平，白鍊，简斌，等. 胃肠道肿瘤患者全程化营养管理的效果分析［J］. 世界最新医学信息文摘，2019，19（16）：11-12，14.

［2］王芳，张林颖，刘静. 饮食调整与症状管理对胃切除术后患者营养状态的影响［J］. 中国普外基础与临床杂志，2019，26（5）：551-556.

［3］王新颖，黄迎春. 家庭营养操作流程［M］. 南京：东南大学出版社，2019.

（伍友春　谢肖俊　邰沁文　邹湘才）